Louis Cozolino

Warum Psychotherapie wirkt

Louis Cozolino

Warum Psychotherapie wirkt

Mit unserem Geist das Gehirn verändern

Aus dem amerikanischen Englisch von Richard Reschika

arbor
Arbor Verlag
Freiburg im Breisgau

Die Originalausgabe erschien unter dem Titel:
Why Therapy Works: Using our minds to change our brains

1. Auflage 2017
Lektorat: Lothar Scholl-Röse
Druck und Bindung: Kösel, Krugzell
Hergestellt von mediengenossen.de

Dieses Buch wurde auf 100% Altpapier gedruckt und ist alterungsbeständig.
Weitere Informationen über unser Umweltengagement finden Sie unter
www.arbor-verlag.de /umwelt

www.arbor-verlag.de

978-3-86781-180-4

Dieses Buch ist Lennart Heimer gewidmet,
einem großen Mann und wunderbaren Lehrer.

Inhalt

Vorwort 9

Teil I **Das denkende Gehirn**
Bewusstsein und Selbstwahrnehmung

1 Warum Menschen der Therapie bedürfen 17
2 Warum Therapie wirkt 32
3 Das sich verbergende Problem 50
4 Mit unserem Geist das Gehirn verändern 66
5 Jene Dinge, an die wir uns nicht erinnern, sie aber auch nie vergessen 85

Teil II **Das soziale Gehirn**
verkörpert und verankert

6 Das soziale Gehirn und das Versäumnis zu wachsen 103
7 Bindung und intime Beziehungen 120
8 Urscham 137

9 Das soziale Rangordnungsschema: Unser Platz in der sozialen Welt 155

10 Wie man Klienten hilft, Alpha-Menschen zu werden 176

Teil III Dissoziation und Integration
Anwendungen der Psychotherapie

11 Angst und Stress 203

12 Trauma verstehen und behandeln 218

13 Komplexes Trauma: Eine Entwicklungsperspektive 242

14 Die Kraft kohärenter Erzählungen 261

15 Schmerz ist unvermeidlich, Leiden nicht zwingend 277

Über den Autor 288

Danksagungen 289

Vorwort

Nach einem Dutzend Schuljahren, Tausenden von Supervisionsstunden und einem Berg gelesener Bücher begann ich schließlich mit der Psychotherapiepraxis. Obgleich immer noch kläglich unvorbereitet, versuchte ich so vorzugehen, als wüsste ich, was ich tat. Natürlich dauerte es nicht lange, bis ein neuer Klient, ein nüchterner Geschäftsmann, die einfache, direkte Frage stellte: „Wie funktioniert diese Psychotherapiearbeit eigentlich?"

So fing ich an, ihm von der Zeitplanerstellung, der Vergütung, der Rücktrittsregelung usw. zu berichten. „Nein", unterbrach er mich, „nicht diese Dinge. Wie hilft einem die Psychotherapie?"

Ich entschuldigte mich dafür, seine Frage missverstanden zu haben, und sagte ihm, dass wir zunächst unsere Beziehung aufbauen würden, dass er so offen und ehrlich wie nur möglich sein könnte und dass wir zusammenarbeiten würden, um unbewusste Probleme aufzudecken. Danach würden wir versuchen, im wirklichen Leben sein Gefühls- und Verhaltensrepertoire zu erweitern. Während ich sprach, konnte ich sehen, dass bei ihm eine Frustration einsetzte, doch ich beschloss, es ein weiteres Mal zu versuchen. „Nein. Ich weiß alles über die Anleitungen zur Therapie." Er strengte sein Hirn auf der Suche nach anderen Begriffen an und stellte schließlich eine Frage, die mich seither nicht mehr loslässt.

„Was sind die Wirkmechanismen des Vorgangs? Wie führt das Ausüben dieser Dinge zu den Veränderungen, die ich vornehmen muss?"

„Eine gute Frage", entgegnete ich, während ich nach einer Antwort suchte, davon ausgehend, dass mein Geist irgendwo eine bereithielt. Was ich besaß, das waren Erklärungen aufgrund eines Dutzend unterschiedlicher Therapiemethoden, in denen ich ausgebildet worden war. Ich dachte daran, ihm zu erklären, warum Therapie in der Sprache der

Systemtheorie, der Objektbeziehungstheorie und der Kognitiven Verhaltenstherapie funktionierte – dann hielt ich inne. Ich erinnerte mich daran, dass mich keine dieser Erklärungen gänzlich zufriedengestellt und ich es irgendwann aufgegeben hatte, nach einer zu suchen. Meine zögerliche Antwort untergrub sein Vertrauen in mich und mein Vertrauen zu mir selbst. In jenem Augenblick erkannte ich, dass ich eine rationale Erklärung, einen Wirkmechanismus jenseits der üblichen therapeutischen Philosophien und Metaphern finden musste.

Dass Psychotherapie wirkt, gehörte zu den Grundannahmen meiner Ausbildung, und all meine Ausbildung war auf die Praxis hin ausgerichtet. Wie Mönche und Soldaten gehen auch Therapeuten aller Konfessionen davon aus, dass Gott auf ihrer Seite ist. Die verschiedenen Formen der Psychotherapie wurden auf Erfahrung aufgebaut – das, was wirkt, und das, was nicht wirkt. Und während ich lernte, Behandlungen vorzunehmen, fand ich niemals eine zufriedenstellende Erklärung dafür, warum sie wirkten. Viel davon schien auf Glauben zu beruhen.

Ich war zuversichtlich, dass jede Form von Psychotherapie, die ich studiert hatte, das Potenzial besaß, einer Gruppe von Klienten zu helfen, ihre Symptome in den Griff zu bekommen und höhere Stufen des Funktionierens, des Glücks und der Einsicht zu erlangen. Ich erkannte auch, dass das Sektierertum der therapeutischen Schulen unser Verständnis der zugrunde liegenden heilenden Elemente der Psychotherapie begrenzte.

Ich entwickelte den Glauben, dass wir, um zu verstehen, wie Psychotherapie wirkt, ganz von vorne beginnen müssen, angefangen mit dem Gehirn, wie es sich entwickelte, und vor allem damit, zu verlernen und wieder zu lernen. Wir müssen verstehen, wie das Gehirn auf Stress antwortet und wie diese Antwort Symptome und Leiden zeitigen kann. Wir müssen auch erkennen, dass das Gehirn ein soziales Organ ist und dass wir uns die Kraft menschlicher Beziehungen zunutze machen können, um Angst zu regulieren und Lernen anzuregen.

Wenn derselbe Klient heute zu mir käme und mich fragte, warum Therapie wirkt, hätte ich nach wie vor keine perfekte Antwort. Trotzdem wäre ich in der Lage, ihm eine Erklärung auf wissenschaftlicher Grundlage zu liefern, die für zahllose Behandlungsformen gilt. Und obgleich Wissenschaft in vielerlei Hinsicht nur eine weitere Metapher ist, liefert sie eine Erklärung für die menschlichen Kämpfe und die Wirkmechanismen des therapeutischen Prozesses, die nicht anprangert beziehungsweise bloßstellt. Einige dieser Ideen könnten uns sogar dabei helfen, unsere Fallkonzeptionen* zu erweitern, um die Gehirnfunktionen einzubeziehen und den Wert multidisziplinären Zusammenarbeitens besser wertzuschätzen.

Dieses Buch ist in drei Teile gegliedert. Der erste, *Das denkende Gehirn: Bewusstsein und Selbstwahrnehmung*, schafft einen weiten wissenschaftlichen Rahmen für die Art und Weise, wie die Evolution uns für psychische Störungen anfällig macht, während sie uns zugleich die Werkzeuge zur Verfügung stellt, uns gegenseitig zu heilen. Ich beschreibe, warum wir jenseits der Worte, Diagnosen und Problemdarstellungen tief in die Geschichte unserer Spezies und der inneren Geschichten eines jeden unserer Klienten blicken müssen, um Wege für eine positive Veränderung zu entdecken.

Der zweite Teil, *Das soziale Gehirn: verkörpert und verankert*, konzentriert sich auf die Art und Weise, wie sich unser Gehirn zu einem sozialen Organ entwickelte und unsere zwischenmenschlichen Beziehungen sowohl zu einer Quelle der Schmerzen wie der Kraft wurden. Ich untersuche durch das Studium des Bindungsschemas, wie unser Gehirn dazu programmiert wurde, intime Beziehungen einzugehen und sich mithilfe des sozialen Statusschemas in Gruppen zu verhalten. Ich gebe mir dabei alle Mühe, Gründe dafür zu liefern, dass Bindung und sozialer Status sowohl für die Gesundheit als auch die Krankheit von zentraler Bedeutung sind. Der Text erforscht desgleichen die Urscham**, ein Auswuchs primitiver Instinkte, welche die Zusammenarbeit, die Koordination und

---

* Sogenannte „Fallkonzeptionen“, engl. „case conceptualizations“, stellen in der Psychotherapie die Basis für ein auf den Einzelfall zugeschnittenes therapeutisches Vorgehen dar, A. d. Ü.

** „Urscham“, engl. „core shame“, also eigentlich „Kernscham“, ist ein von Léon Wurmser, einem aus der Schweiz stammenden, 1931 geborenen US-amerikanischen Psychiater und Psychoanalytiker geprägter Begriff, vgl. u. a. sein Buch „Die Modelle der Scham. Die Psychoanalyse von Schamaffekten und Schamkonflikten“, Berlin 19932, A. d. Ü.

die Kontrolle der Gruppe verstärken. Dann versuche ich, die Bedeutung des richtigen Umgangs mit Scham für die Gesundheit und das Erreichen der Therapieziele aufzuzeigen, die uns dazu verhelfen, besser zu lieben und zu arbeiten.

In einem dritten und letzten Teil, *Dissoziation und Integration: Anwendungen der Psychotherapie*, konzentriere ich mich auf die Mechanismen und Auswirkungen von Angst, Stress und Trauma. Ein zentrales Thema unserer Arbeit, die wir verrichten, besteht darin, den Einfluss negativer Erfahrungen auf das Gehirn, den Geist und die Beziehungen zu heilen. Wichtig zu unterscheiden ist zwischen kurzzeitigen Stressoren und dem frühen chronischen Stress, den unsere herausforderndsten Klienten häufig erfahren. Danach konzentriere ich mich auf die Bedeutung von Geschichten für die Selbstregulation, die neuronale Integration und die positive Veränderung. Ich schließe, indem ich einige grundlegende philosophische Ideen des Buddhismus streife, die mir dazu verhalfen, unterschiedliche Perspektiven in verschiedenen Bereichen, die Natur- und Geisteswissenschaften eingeschlossen, einzunehmen.

Um die Prozesse aufzudecken, auf denen die therapeutischen Veränderungen beruhen, müssen wir jenseits der Besonderheiten spezifischer Therapieformen auf die Gemeinsamkeiten der menschlichen Evolution, Biologie und Erfahrung blicken. Die Antworten auf die Frage, warum Therapie wirkt, sind eingebettet in den zugrunde liegenden Anpassungs- und Veränderungsmechanismen innerhalb unseres Gehirns, unseres Geistes und unserer Beziehungen.

Warum Psychotherapie wirkt

Teil I

Das denkende Gehirn

Bewusstsein und Selbstwahrnehmung

1

Warum Menschen der Therapie bedürfen

Die Evolution ist sowohl ein Problem schaffender als auch ein Problem lösender Prozess.

JONAS SALK

Wenn Notwendigkeit die Mutter der Erfindung ist, welche Notwendigkeit führte dann zur Erfindung der Psychotherapie? Die Antwort auf diese Frage liegt in unserer Evolutionsgeschichte und in der Art und Weise, wie sie in unserer Biologie, unseren Beziehungen und Alltagserfahrungen zum Ausdruck kommt. Obgleich die Evolution ein Prozess der Anpassung ist, führt jede Anpassung zu neuen Herausforderungen, die wiederum Anlass für neue Anpassungen geben. Wie die meisten von uns erfahren haben, können Dinge, die anfangs den Anschein einer guten Idee hatten, unvorhergesehene Konsequenzen zeitigen und sich am Ende als problematisch herausstellen.

Der menschliche Geist wird von einem Flechtwerk aus Genen, Biologie und Beziehungen gebildet, die es uns erlauben, in jene Superorganismen eingeflochten zu sein, die wir Familien, Stämme und Kulturen nennen. Unsere weit zurückreichende Evolutionsgeschichte ist der Grund für unsere tiefen Verbindungen zwischen unserem Körper, unserem Geist und der Natur und Qualität unserer Beziehungen. Sie hat uns desgleichen mit der Fähigkeit ausgestattet, andere in der Psychotherapie zu heilen.

Anatomisch betrachtet, entwickelten sich die modernen Menschen aus unseren primatenhaften Vorgängern vor rund 100 000 Jahren. Es scheint, dass unser Gehirn und unsere Kulturen noch weitere 50 000 Jahre gebraucht haben, um uns zur Sprache, Planung und Kreativität zu befähigen. Doch leider führte genau diese Komplexität zu neuen Herausforderungen. Die in jüngster Zeit entstandenen logischen, imaginativen und empathischen Fähigkeiten bauen auf primitiven säugetierischen und reptilischen Netzwerken auf, die unsere Ängste, unseren Aberglauben und unsere Vorurteile steuern. Die Auswertungen neuronaler Systeme aus unterschiedlichen Evolutionsstufen zu koordinieren, schafft ein derart hohes Maß an Komplexität, dass unser Gehirn extrem anfällig für Dysregulation, Dissoziation und Fehler im Denken und Urteilen ist.

Die in den Museen ausgestellten Artefakte aus der menschlichen Frühgeschichte – wie etwa Schädel, Schmuckstücke und Steinwerkzeuge – verblassen im Vergleich zu jenen in unserem Schädelinneren. Im Laufe einer Million von Jahren der Konservierung, Erneuerung und Mutation ist unser Gehirn zu einem Stückwerk aus alten und neuen Systemen geworden, viele davon mit unterschiedlichen Sprachen, Betriebssystemen und Verarbeitungsgeschwindigkeiten. An jedem Punkt unserer Evolution wurden das Überleben sichernde Selektionen vorgenommen, die es unserer Spezies erlaubten, sich neuen Herausforderungen anzupassen. Diese Anpassungen bereiteten auch den Weg für neue, in der Zukunft auftauchende Probleme. Leider stellt die Evolution keinen strategischen Plan für die Zukunft dar, sondern lediglich eine Anpassung an gegenwärtige Bedingungen.

Hier tauchen mehrere evolutionäre Störsignale auf, die für einen Großteil psychischer Leiden verantwortlich sind, die uns und unsere Klienten zur Psychotherapie führen. Obwohl sie hier aus Gründen der Definition unterteilt sind, werden Sie bald erkennen, dass diese Aspekte der Gehirnfunktionen ineinandergreifen und sich gegenseitig verstärken. Diese Grundprinzipien dienen uns als konzeptionelle Grundlage für die kommenden Kapitel.

Evolutionäre Strategien, die zu psychologischem Stress führen

1 Die vitale zweite Hälfte

Der Mensch ist ein überaus komplizierter Organismus, der durch den Wunsch nach Einfachheit aussterben könnte.

EZRA POUND

Wie Freud, Charcot und viele andere vor ihnen erkannt haben, verfügt unser Gehirn über eine Vielzahl parallel laufender Gleise, um bewusste wie unbewusste Informationen zu verarbeiten. Das erste ist eine Reihe früh auftauchender schneller Systeme für unsere Sinne, motorischen Bewegungen und körperlichen Vorgänge, die wir mit anderen Tieren teilen. Diese primitiven Systeme, die nonverbal und der bewussten Reflexion unzugänglich sind, werden als implizites Gedächtnis, unbewusstes oder somatisches Gedächtnis bezeichnet. Dies sind die Erinnerungen, an die wir uns nicht bewusst erinnern, sie aber auch nie vergessen. Diese schnellen Systeme waren fast alles, was unsere Vorfahren bis zum jüngsten Aufkommen bewusster Wahrnehmung hatten.

Die sich später entwickelnden Systeme, die an der bewussten Wahrnehmung beteiligt sind und auch als langsame Systeme bezeichnet werden, ließen schließlich Erzählungen, Imagination und abstrakte Gedanken entstehen. Dieses langsame System, das sich infolge komplexer sozialer Interaktionen und des Erfordernisses eines größeren Gehirns entwickelte, führte zu Selbstbewusstsein und Selbstreflexion. Der Unterschied bei der Verarbeitungsgeschwindigkeit zwischen den schnellen und langsamen Systemen beträgt ungefähr eine halbe Sekunde. Diese entscheidende halbe Sekunde ist einer der primären Gründe dafür, dass wir Psychotherapie brauchen. Lassen Sie mich es erklären.

Eine halbe Sekunde scheint nicht viel zu sein, aber sie ist eine lange Zeit für das Gehirn. Während die Gehirnaktivität 500–600 Millisekunden (eine halbe Sekunde) für eine bewusste Wahrnehmung benötigt, verarbeitet unser Gehirn sensorische, motorische und emotionale Informationen innerhalb von 10–50 Millisekunden. Der Grund dafür ist, dass das bewusste Verarbeiten die Beteiligung von so viel mehr Neuronen und neuronalen Systemen erforderlich macht. Wenn wir eine heiße Herdplatte berühren oder uns beim Fahren die Vorfahrt genommen wird, reagiert unser Körper schneller als unsere bewusste Wahrnehmung. Dies ist schwer zu verstehen, weil unser Geist zugleich die Illusion schafft, dass wir unsere Reflexe bewusst kontrollieren.

Obwohl eine halbe Sekunde im Hinblick auf die neuronale Kommunikation eine lange Zeit darstellt, ist sie für die bewusste Wahrnehmung kaum nachzuvollziehen. Während dieser entscheidenden halben Sekunde arbeitet unser Gehirn wie eine Suchmaschine, scannt unbewusst unsere Erinnerungen, unseren Körper und unsere Gefühle nach wichtigen Informationen ab. Tatsächlich kommen 90 Prozent des Inputs an den Kortex [dt. = Großhirnrinde, A. d. Ü.] aus der internen neuronalen Verarbeitung, und nicht aus der Außenwelt. Diese halbe Sekunde ermöglicht es unserem Gehirn, unsere gegenwärtige Erfahrung auf einer Schablone aus der Vergangenheit zu konstruieren, die unser Geist als eine objektive Realität ansieht. Die Folge ist, dass wir im gegenwärtigen Moment zu leben vermeinen, während wir in Wirklichkeit eine halbe Sekunde zurückliegen. Die Verarbeitungslücke zwischen den beiden Systemen hilft uns auch zu verstehen, warum so viele von uns – trotz wiederholter Misserfolge – an alten, ineffektiven Verhaltensmustern festhalten.

Mit der Zeit werden wir uns einer Erfahrung bewusst, die schon viele Male stattgefunden, die Erinnerungen aktiviert und komplexe Verhaltensmuster ausgelöst hat. Beispiele für diesen Prozess sind das Bindungsschema und die Übertragung*, wo das Gehirn vergangene Beziehungen benutzt, um unsere Wahrnehmung von Gedanken, Gefüh-

---

* Der Begriff der „Übertragung", engl. „transference", stammt aus der Tiefenpsychologie, insbesondere der Psychoanalyse, und bezeichnet einen Vorgang, bei dem ein Mensch alte – oftmals verdrängte – Gefühle, Affekte, Erwartungen, Wünsche und Befürchtungen aus der Kindheit unbewusst auf neue soziale Beziehungen überträgt und reaktiviert, A. d. Ü.

len und Absichten anderer zu formen. In diesen projektiven Prozess eingebettete Verzerrungen können Beziehungen ein Leben lang schädigen, ohne dass wir uns dessen überhaupt bewusst werden. Die Tatsache, dass so viele unserer bewussten Erfahrungen auf unbewussten Vorgängen im Gehirn beruhen, macht uns für Fehlwahrnehmungen und -informationen, die unser Geist für wirklich hält, extrem anfällig. Je größer die Verzerrungen, umso schwieriger ist es, erfolgreich zu lieben und zu arbeiten. Das Unbewusste bewusst zu machen, war Freuds vornehmliches Ziel, während die Korrektur von Schieflagen bei impliziten Vorgängen im Zentrum der Kognitiven Verhaltenstherapie steht. Alle Therapien versuchen, die aufgrund der entscheidenden halben Sekunde auf ihre eigene Art und Weise entstandenen kognitiven Verzerrungen zu behandeln.

2 Der Vorrang des frühen Lernens

Es gibt keine Gegenwart oder Zukunft,
nur die Vergangenheit, die sich ständig wiederholt, jetzt.

EUGENE O'NEILL

Nicht nur, dass die schnellen Systeme zuerst auftauchten, sie entwickeln sich auch in der Kindheit als erste. Diese schnellen Systeme lernen, erinnern und beeinflussen die Art und Weise, wie unser Gehirn und unser Geist bewusste Erfahrungen für den Rest unseres Lebens konstruieren. Denn sich daran zu erinnern, was wir lernen, ist eine Funktion der sich später entwickelnden langsamen Systeme. Wir erinnern uns nicht bewusst an das, was wir als Säuglinge und Kleinkinder gelernt haben. Dies ist einer der Gründe dafür, warum frühes Lernen zeitlebens einen derart starken Einfluss auf uns ausübt. Die Psychotherapie ist die Gelegenheit, ein paar geistige Zeitreisen zu unternehmen, um herauszufinden, was wir als Kleinkinder gelernt haben, und um die fortdauernden Effekte kennenzulernen, die diese Lektionen auf uns hatten.

Sogar vor unserer Geburt werden die primitiven Bereiche unseres Gehirns tief von unseren biologischen, sozialen und emotionalen Erfahrungen geprägt. Tatsächlich findet ein Großteil unseres wichtigsten Lernens im Laufe unserer ersten Lebensjahre statt, wenn unser primitives Gehirn die Kontrolle übernimmt. Beispielsweise ist die Amygdala (unser leitendes Zentrum der Angstverarbeitung) im achten Schwangerschaftsmonat voll entwickelt. Die Amygdala spielt zugleich eine zentrale Rolle bei der Entwicklung unseres Bindungs- und sozialen Rangordnungs- bzw. Statusschemas, unserer Fähigkeit, unsere Emotionen zu regulieren, und unseres Selbstwertgefühls. Andererseits wird das kortikale Netzwerk, das für die Regulierung und Hemmung der Amygdala zuständig ist, zwei Jahrzehnte und mehr brauchen, um auszureifen.

Die Tatsache, dass ein Großteil des Lernens zu Beginn des Lebens stattfindet, ist eine Standardvorgehensweise der Natur. In der Gebärmutter wird die Biologie des Kindes durch die Alltagserfahrungen der Mutter geformt. Nach der Geburt wird das Gehirn durch die Interaktionen des Babys mit der Mutter, anderen Betreuern und dem äußeren Umfeld geformt. Diese Strategie erlaubt es jedem menschlichen Gehirn, sich einem sehr spezifischen Umfeld anzupassen. Kultur, Sprache, Klima, Nahrung und Eltern – Faktoren, die sich von Kultur zu Kultur, von Generation zu Generation und sogar von Tag zu Tag radikal unterscheiden, formen jedes unserer Gehirne auf einzigartige Art und Weise. Dies ist deshalb so überaus anpassungsfähig, weil jedes menschliche Baby, anders als die meisten Tiere, zu lernen vermag, sich jedem äußeren und sozialen Umfeld, in das es hineingeboren wurde, anzupassen.

Da die ersten Lebensjahre eine Periode übermäßiger Gehirnentwicklung darstellen, übt die frühe Erfahrung einen unverhältnismäßig großen Einfluss auf die Entwicklung der Datenautobahnen im Gehirn aus. Die nonverbalen Kommunikationen und Antwortmuster der Eltern auf die Grundbedürfnisse des Kleinkindes formen das Gehirn des Babys und auch die Art und Weise, wie das Baby die Welt wahrnimmt. In guten Zeiten und mithilfe guter Eltern wird dieser frühe Aufbau des Gehirns dem Kind zeitlebens gute Dienste erweisen. Schlecht sieht es indes aus, wenn die Faktoren nicht so günstig sind, beispielsweise im

Falle elterlicher Psychopathologie, wenn das Gehirn auf eine Art und Weise geformt werden könnte, die sich später als schlecht angepasst herausstellt.

Nicht oder schlecht auf ihre Kinder abgestimmte Eltern, brutale soziale Systeme, Krieg und Vorurteile können einen gewaltigen Einfluss auf die frühe Gehirnentwicklung ausüben. Für die meisten von uns bleiben diese Erinnerungen unserer bewussten Betrachtung oder Umgestaltung für immer unzugänglich. Zur Selbstwahrnehmung reifen wir erst Jahre später heran, nachdem wir durch frühe Erfahrungen mit Gefühlen, Empfindungen und Glaubensinhalten, die wir automatisch für wahr halten, programmiert wurden. In Ermangelung der Fähigkeit, unsere Gefühle und Gedanken bewusst mit vergangenen Erfahrungen zu verknüpfen, scheinen unsere negativen Gefühle und Verhaltensweisen grundlos aus dem Inneren aufzutauchen. Es bleibt uns selbst überlassen, der Verwirrung, der Angst und dem Schmerz Sinn und Bedeutung abzugewinnen, mithilfe negativer Selbst- und Weltzuschreibungen, die auf verzerrten und unzulänglichen Informationen beruhen.

Als Jugendliche und Erwachsene suchen wir nach Therapiemöglichkeiten, weil wir uns selbst als unfähig erachten, bedeutsame Beziehungen einzugehen, unsere Emotionen zu steuern oder uns für liebenswert zu halten. Die Gründe für unsere Kämpfe bleiben häufig in den Netzwerken des impliziten Gedächtnisses begraben, der bewussten Reflexion unzugänglich. Die Psychotherapie begleitet uns bei einer sicheren Erforschung unserer frühen Erfahrungen und hilft uns, eine Erzählung anzufertigen, die diese frühen Erfahrungen mit den Arten und Weisen verknüpft, in denen unser Gehirn und unser Geist unser jetziges Leben verformen. Im Laufe dieses Prozesses werden unsere Symptome als Formen des impliziten Gedächtnisses verstanden, statt als Krankheit, Persönlichkeitsstörung oder einfach als Dummheit. Dieser Prozess kann die Tür zu einem größeren Selbstmitgefühl, einer Offenheit gegenüber anderen und der Möglichkeit der Heilung aufstoßen.

3 Urscham

Nichts, was du getan hast, ist falsch,
und nichts, das du tun kannst, kann es wieder gutmachen.

GERSHEN KAUFMAN

Die Erfahrung der Scham ist ein zentraler Aspekt frühen sozialen und emotionalen Lernens. Die Urscham muss von der situationsgerechten Scham und Schuld, die später in der Kindheit auftauchen, unterschieden werden. Die situationsgerechte Scham (*appropriate shame*) ist eine Anpassung an das Sozialverhalten, das von einer Gruppe gefordert wird. Urscham wiederum ist ein instinktives Urteil über einen selbst und resultiert aus einem Gefühl der Wertlosigkeit, der Angst, erwischt zu werden, und dem verzweifelten Streben nach Vollkommenheit. Im Wesentlichen ist die Urscham mit unserem primitiven Instinkt verbunden, ein wertvoller Teil des Stammes sein zu wollen; es ist ein Fehler, ein tiefes Gefühl der damit verknüpften Zugehörigkeit zu verinnerlichen. Eine Folge davon ist, dass sich Menschen mit Urscham verletzt, nicht liebenswert und verlassen fühlen. So wird die Urscham zu einem zentralen Faktor bei der Wiederholung unsicherer Bindung und des sozialen Statusschemas.

Während des ersten Lebensjahres sind die Eltern-Kind-Interaktionen hauptsächlich positiv, zärtlich und spielerisch. Sobald die Babys zu Krabbelkindern werden, bringen ihre wachsenden motorischen Fähigkeiten, ihre Impulsivität und ihr Erkundungsdrang sie dazu, sich kopfüber in Gefahr zu begeben. Die bedingungslose Liebe des ersten Jahres weicht lauten Ausrufen wie „Nein!“, „Nicht!“, „Stopp!“ und einem Wandel im Gebrauch des Namens des Kindes von einem liebevollen Ausdruck hin zu einem Befehl oder einer Warnung. Dieser Eltern-Kind-Warnmechanismus, der bei vielen Tieren beobachtet werden kann, ist dazu bestimmt, Kinder bei ihrem Vorgehen erstarren zu lassen, um sie vor Räubern und anderen Gefahren zu schützen. Dieses Erstarren spiegelt sich im autonomen Nervensystem durch einen raschen Wechsel von sympathischer Neugier hin zu parasympathischer Hemmung wider. Erfahrungsgemäß werden Kinder aus einem Zustand der Erkundung in eine erschreckte Starrheit katapultiert. Als Folge davon hält das Kind inne, senkt den Blick und lässt Kopf und Schultern hängen.

Dieser Zustand demütiger Befangenheit gleicht dem eines Hundes, der den Rücken krümmt, seinen Schwanz zwischen die Beine klemmt und sich davonschleicht, nachdem er ausgeschimpft wurde. Ähnliche Körperhaltungen stellen sich infolge sozialer Ausgrenzung, Hilflosigkeit und Unterwerfung bei nahezu allen sozialen Tieren ein. Es ist die Art und Weise der Natur, auszudrücken, was ein Erwachsener mit den Worten „Bitte, tu mir nicht weh!“ oder „Okay, du bist der Chef!“ sagen würde. Doch für viele Kinder wird dieser rasche Wechsel von sympathischer Erforschung zu parasympathischem Rückzug verinnerlicht im Sinne von „Ich bin nicht liebenswert“ und „meine Familienzugehörigkeit wird infrage gestellt“, was beides einem Kind, dessen Überleben von bedingungsloser Akzeptanz abhängt, als lebensbedrohlich erscheint.

Eine Parallele zu diesen Erfahrungen könnte in frühen Bindungsbeziehungen auftauchen, wenn der aufgeregten Erwartung eines Kindes nach Bindung mit Gleichgültigkeit, Missbilligung oder Zorn seitens eines Elternteils oder Betreuers begegnet wird. Dieses Nicht-aufeinander-abgestimmt-Sein in der Bindungsbeziehung wird wahrscheinlich den gleichen raschen Wechsel von sympathischer zu parasympathischer Dominanz auslösen und von der sich entwickelnden Psyche als Scham, Zurückweisung und Verlassenheit übersetzt werden.

Temperaments- oder Persönlichkeitsunterschiede zwischen Eltern und Kind und das sich daraus ergebene Nicht-aufeinander-abgestimmt-Sein können zur Entwicklung von Urscham beitragen. In anderen Familien könnten Eltern, die als Kinder selbst verlassen, vernachlässigt oder missbraucht wurden, Schande, Kritik und Sarkasmus als vorherrschenden Erziehungsstil bei ihren eigenen Kindern anwenden. Dies kommt bei rigiden und autoritären Eltern, religiösen Kulten und Familien von Militärs recht häufig vor, oder wenn ein Elternteil oder beide von Geisteskrankheit oder Trauma betroffen sind.

Was als Überlebensstrategie zum Schutz unserer Jungen begann, wurde zu einem Teil der biologischen Infrastruktur sich später entwickelnder psychologischer Prozesse in Bindung, Sicherheit und Selbstwert. Deshalb wurde die fundamentale Frage „Bin ich sicher?“ mit der Frage „Bin ich liebenswert?“ verknüpft. Mit Urscham ist die Antwort darauf ein schmerzhaftes „Nein!“. Als Folge davon haben Menschen mit Urscham oftmals Schwierigkeiten, Risiken einzugehen, suchen sich missbräuchliche oder nicht unterstützende Partner aus und können es nicht ertragen, allein zu sein. Obgleich Urscham nicht geheilt werden kann, gibt die Therapie den Klienten die Mittel an die Hand, um ihre schlecht angepassten Glaubensinhalte, Verhaltensweisen und Emotionen mit der Wirklichkeit abzugleichen.

4 Der Hang zur Ängstlichkeit und die Unterdrückung der Sprache unter Stress

Die Evolution bevorzugt ein ängstliches Gen.

AARON BECK

Das Leitprinzip des Überlebens eines jeden Organismus, von den Einzellern bis zum Menschen, besteht darin, das anzustreben, was das Leben erhält, und das zu vermeiden, was es in Gefahr bringt. Je besser und schneller eine Spezies zwischen den beiden zu unterscheiden vermag, umso wahrscheinlicher ist ihr Überleben. Reptilien bildeten eine Struktur namens Amygdala aus, die von später sich entwickelnden Säugetieren, Primaten und Menschen beibehalten wurde. Die Hauptaufgabe der Amygdala ist es, die Begehrtheit oder Gefahr von Dingen in unserer Welt abzuschätzen und uns, abhängig von ihrer Entscheidung, dazu anzuregen, uns darauf zu- oder davon wegzubewegen.

Wenn die Amygdala einer Gefahr gewahr wird, sendet sie Signale zum autonomen Nervensystem aus, um sich auf Kampf oder Flucht einzustellen. Eine halbe Sekunde später erfahren wir bewusst alles, von Angst bis Panik. Einige Dinge, die Angstsignale in der Amygdala auslösen, wie

Schlangen und Höhen, scheinen fest „verdrahtete" genetische Erinnerungen zu sein, die auf unsere auf den Bäumen lebenden Vorfahren zurückblicken. Andere sind erlernte, auf Erfahrung beruhende, während der entscheidenden halben Sekunde ausgelöste Assoziationen, die uns dazu veranlassen, den Hunden, dem Sprechen in der Öffentlichkeit oder der Intimität aus dem Weg zu gehen.

Es scheint, dass die Evolution unser Gehirn dahin gehend geformt hat, uns im Zweifelsfall für die sichere Seite zu entscheiden, so oft es auch nur entfernt nützlich sein kann. Keine so schlechte Idee für Beutetiere in der Wildnis, aber eine wirklich schlechte Idee für Menschen. Wir haben richtig große Gehirne, die große, komplexe und stressige Gesellschaften bilden. Die Amygdala reagiert auf Verkehrsstau, den Gedanken, dass Asteroide die Erde treffen könnten, die als Bedrohung für Leib und Leben erachtete Note Zwei bei einer Prüfung, – ein Konstruktionsfehler, der Psychotherapeuten mit einem Übermaß an Jobsicherheit ausstattet.

Angst hemmt das exekutive Funktionieren*, die problemlösenden Fähigkeiten und die Emotionsregulation**. Mit anderen Worten, Angst macht uns starr, unbeugsam und dumm. Wir werden ängstlich, Risiken einzugehen und neue Dinge zu erlernen, werden dazu verleitet, gestörte Verhaltensmuster beizubehalten, an erfolglosen Strategien festzuhalten und in zerstörerischen Beziehungen zu bleiben. Die Amygdala scheint das Überleben als Rechtfertigung ihrer Strategie zu gebrauchen, indem sie etwa den Agoraphobiker zu der Annahme verleitet: „Ich habe meinen Fuß seit zehn Jahren nicht mehr nach draußen gesetzt, und ich bin immer noch am Leben, was damit zusammenhängen *muss*, dass ich meinen Fuß seit zehn Jahren nicht mehr nach draußen gesetzt habe." Die

* Als „exekutive Funktionen" (EF), engl. „executive functioning", werden in der Hirnforschung und Neuropsychologie geistige Funktionen bezeichnet, mit denen Menschen (im weiteren Sinne: höhere Lebewesen) ihr eigenes Verhalten unter Berücksichtigung der Bedingungen ihrer Umwelt steuern, A. d. Ü.

** Die „Emotionsregulation", engl. „emotional regulation", bezieht sich auf Prozesse, mit denen Individuen versuchen, die Art, die Intensität oder die Dauer von Emotionen in eine bestimmte Richtung zu beeinflussen, A. d. Ü.

Aufgabe der Amygdala ist es, uns am Leben zu erhalten, und sie besitzt die neuronale Autorität, um des Überlebens willen gegen Glück und Wohlbefinden Einspruch zu erheben. Die Psychotherapie muss diese geschlossene logische Schleife durchbrechen, indem sie dysfunktionales Denken und Verstärken unterbricht.

Wenn Tiere ein lautes oder bedrohliches Geräusch hören, schrecken sie zusammen, halten in ihrem Tun inne, scannen ihre Umgebung nach Gefahr ab und verhalten sich leise. Die Logik ist ziemlich klar: das Entdecktwerden vermeiden, die Gefahrenquelle verorten und darauf reagieren. Diese alten Reaktionen haben sich zusammen mit den sie unterstützenden Strukturen beim Menschen erhalten. Während starker Erregungszustände wird die Gehirnregion, die für den sprachlichen Ausdruck zuständig ist (das Broca-Areal), gehemmt. Dies mag eine Reihe menschlicher Phänomene erklären, von der Sprachlosigkeit, wenn man mit dem Chef sprechen will, bis zum sprachlosen Gefühl des Terrors, das mit einem Trauma einhergeht.

Während die zeitweise Hemmung, Geräusche von sich zu geben, keine negativen Folgen für andere Tiere haben dürfte, kann sie für Menschen verheerend sein. Für uns bedeutet das Unterdrücken von Geräuschen, die Sprache zu verlieren, die wir brauchen, um uns mit anderen zu verbinden und unsere bewussten Erfahrungen zu organisieren. Die Sprache dient der Integration neuronaler Netzwerke emotionaler und kognitiver Art, welche die Emotionsregulation und Bindung unterstützt. Gefühle in Worte zu fassen und aus unseren Erfahrungen Erzählungen zu gestalten, stellt einen unschätzbaren Beitrag zu einem stimmigen Selbstempfinden dar.

Zu den zentralen Grundsätzen der Psychotherapie gehören das Ausdrücken des Nichtausgedrückten, das Bewusstmachen des Unbewussten und die Integration von Gedanken und Gefühlen. Erfahrungen, die vor der Sprachentwicklung oder im Zusammenhang mit einem Trauma stattfanden, bleiben unintegriert in getrennten neuronalen Netzwerken. Indem wir das Broca-Areal anregen, Worte mit Gefühlen verbinden und den Klienten beistehen, eine kohärente Geschichte ihrer Erfahrungen zu bilden, helfen wir, einen Sinn für Perspektive und

Kontrolle und die Fähigkeit, zerrüttete Lebensgeschichten aufzubereiten, wiederherzustellen. Die Sprache wurde entwickelt, um uns mit anderen und uns selbst zu verbinden, ein Hauptgrund für den Erfolg der Gesprächstherapie.

5 Illusion

Wir leben nicht, um zu denken … Wir denken, um am Leben zu bleiben.

JOSÉ ORTEGA Y GASSET

Unser Geist ist ein Meister der Illusion. Hoch motivierte Psychoanalytiker, Neurowissenschaftler und Buddhisten haben ihr Leben damit zugebracht, diese Illusion zu durchschauen, um die wahre Wirklichkeit zu erkennen. Doch einen Illusionsgenerator zu verwenden, um hinter die Illusionen zu blicken, hat seine Grenzen. Während vieles ein Geheimnis bleibt, ist eine Sache klar: Die bewusste Erfahrung ist voll von Verzerrungen. Obgleich viele dieser Verzerrungen dazu bestimmt sind, unser Überleben zu verbessern, machen sie uns zugleich verwundbar für viele Formen des Leidens, welche zahlreiche Menschen zur Psychotherapie führen.

Verteidigungsmechanismen und all die Attributionstendenzen*, die von Sozialpsychologen entdeckt wurden, liefern ausreichendes Beweismaterial dafür, dass unser Denken befangen ist, und zwar in das Ich begünstigenden und angstreduzierenden Arten und Weisen. Tatsächlich wurde häufig die These unterbreitet, dass Depression aus einer allzu genauen Realitätswahrnehmung resultiert – eine Art Verneinungsstörung. Gruppendenken,

* Ein „Attributionsfehler", auch „Korrespondenzverzerrung" genannt, nach dem engl. „correspondence bias", ist ein Begriff der Sozialpsychologie, der die Neigung bezeichnet, den Einfluss von Faktoren wie Persönlichkeitseigenschaften, Einstellungen und Meinungen auf das Verhalten anderer systematisch zu überschätzen und äußere Faktoren zu unterschätzen, A. d. Ü.

Halo-Effekte* und Humor schmieren die sozialen Räder genauso, indem sie uns erlauben, dem Verhalten unserer Familie und unserer Freunde einen positiven Dreh zu verleihen.

Obgleich Selbsttäuschung Angst vermindert, erhöht sie zugleich die Wahrscheinlichkeit, dass wir andere erfolgreich täuschen werden. Wenn wir an unsere Selbsttäuschungen glauben, werden wir unsere wirklichen Gedanken und Absichten wahrscheinlich weniger durch nonverbale Zeichen und Verhaltensweisen preisgeben. Reaktionsbildung** oder Verhaltensweisen und Gefühle, die unseren wahren Wünschen entgegensetzt sind, erweisen sich häufig als recht wirksam bei der Täuschung anderer. Dergestalt sind wir alle geborene Betrüger, die zuallererst sich selbst betrügen.

Kurzum, Verzerrungen des bewussten Gewahrseins sind kein Charakterfehler, sondern vorprogrammierte Nebenprodukte unserer Evolutionsgeschichte, die auf ihrem bewährten Überlebenswert beruhen. Sie helfen uns, angesichts einer Bedrohung stark, durchsetzungsfähig und selbstbewusst zu sein. Unsere Verzerrungen machen uns alle glauben, dass wir über dem Durchschnitt liegen und dass von zwei kriegführenden Nationen jede daran glaubt, dass Gott auf ihrer Seite ist. Die Kehrseite dieser Verzerrungen kommt dann zum Vorschein, wenn wir so viel Vertrauen in unsere Sichtweise haben, dass wir die gleichen dysfunktionalen Verhaltensweisen, aller Gegenbeweise zum Trotz, wiederholen. Die Verbreitung von Illusionen, Verzerrungen und Fehlwahrnehmungen ist der Grund dafür, dass die Realitätsprüfung*** so wichtig in fast allen Therapieformen ist. Der naivste Beobachter, der mit einem ausgebildeten

---

* Der „Halo-Effekt", von engl. „halo" für „Heiligenschein", ist eine aus der Sozialpsychologie bekannte kognitive Verzerrung, die darin besteht, von bekannten Eigenschaften einer Person auf unbekannte Eigenschaften zu schließen, A. d. Ü.

** Die „Reaktionsbildung", engl. „reaction formation", steht in der Psychoanalyse für einen Abwehrmechanismus, bei dem ein Triebimpuls aus dem Unbewussten abgewehrt wird, indem eine entgegengesetzte Verhaltensweise entwickelt wird, A. d. Ü.

*** In der Psychologie versteht man unter „Realitätsprüfung", engl. „reality testing", den Vorgang der Unterscheidung zwischen tatsächlichem Geschehen und fiktiver Wahrnehmung, A. d. Ü.

Therapeuten allein gelassen wird, kann sehr viele Dinge über uns selbst viel klarer sehen, als wir es selbst vermöchten. Seine eigenen Annahmen und verinnerlichten Deutungen infrage zu stellen und zu lernen, wie das Gehirn Informationen fehlleitet, stellen allesamt potenzielle Wege zu einer positiven Veränderung dar.

Als Therapeuten versuchen wir, unseren Klienten alternative Perspektiven und neue Informationen zu geben, um ein geschlossenes logisches und sich selbst verstärkendes System zu durchbrechen. Am nützlichsten ist Therapie dann, wenn die Klienten in der Lage sind, Wahrnehmungen und Einsichten von anderen zu internalisieren, die ihre Fähigkeiten verbessern, die Realität ihrer Erfahrung jenseits ihrer gewöhnlichen Verzerrungen zu überprüfen. Die Psychotherapie gibt uns die Gelegenheit, unser Unbewusstes bewusst zu machen, indem sie eine Plattform für die Erforschung unserer schädlichen Illusionen schafft.

2

Warum Therapie wirkt

Die einzige Person, die gebildet ist, ist diejenige, die gelernt hat, wie man lernt, sich zu verändern.

CARL ROGERS

Glücklicherweise gaben uns die gleichen Evolutionsprozesse, die für uns zu Quellen des Leidens wurden, auch die Mittel an die Hand zu heilen: unsere Fähigkeiten, uns zu verbinden, uns aufeinander einzustimmen und mit anderen mitzufühlen. Die Psychotherapie ist keine moderne Intervention, sondern ein auf Beziehungen beruhendes Lernumfeld, das auf der Geschichte unseres sozialen Gehirns gründet. Dergestalt liegen die Wurzeln der Psychotherapie in der Mutter-Kind-Bindung, in der Bindung zu Familie und Freunden und in der Anleitung durch weise Ältere.

Der potenzielle Erfolg der Therapie beruht auf drei grundlegenden Wirkmechanismen des Gehirns, des Geistes und der Beziehungen.

1. Das Gehirn ist ein soziales Organ der Anpassung, das von der Evolution dazu geformt wurde, sich mit anderen zu verbinden und sich durch Interaktionen mit ihnen zu verändern. Die Psychotherapie macht sich die Fähigkeiten des Gehirns zunutze, sich auf andere einzustimmen und voneinander zu lernen, um sich anpassend zu verändern. Diese intime Interaktion zwischen menschlicher Verbindung und Lernen ist über Äonen im Schmelztiegel der sozialen Evolution geschmiedet worden.

2. Veränderung hängt von der Aktivierung neuroplastischer Prozesse ab. Jeder stattfindenden Veränderung müssen strukturelle Veränderungen im Gehirn vorausgehen, die in unseren Gedanken, Gefühlen und Verhaltensweisen widergespiegelt werden. Demnach hängt der Erfolg der Psychotherapie von der Fähigkeit der Therapeuten ab, die Neuroplastizität im Gehirn ihrer Klienten anzuregen – um neue Verbindungen zu knüpfen, andere zu verhindern und vormals getrennte neuronale Netzwerke miteinander zu verbinden.
3. Zusammen bilden wir Erzählungen, welche die neuronale und psychische Integration unterstützen, indem sie eine Vorlage schaffen, um die Erfahrung für die Zukunft nutzbar zu machen. Durch die gemeinsame Bildung zusammenhängender Erzählungen über uns selbst sind wir in der Lage, unser Vermögen zur Selbstreflexion, unsere Kreativität und unseren Reifeprozess zu verbessern. Es ist vor allem wertvoll, um unsere Vergangenheit zu verstehen, unsere Identität zu festigen und von Trauma geheilt zu werden.

Die Heilmittel

1 Das soziale Gehirn

Alles lässt sich in der Einsamkeit erreichen – außer der Gesundheit.

FRIEDRICH NIETZSCHE

Während der Evolution unseres sozialen Gehirns passierte etwas Interessantes. Die primitiven Prozesse der Neuroplastizität wurden mit den jüngeren auftauchenden Aspekten der Sozialität verwoben. Mit anderen Worten, die Qualität der Bindungsbeziehungen entwickelte sich, um Neuroplastizität und Lernen zu steuern. Sichere Bindungsbeziehungen unterstützen flexibles, anpassungsfähiges Lernen und höhergradige exekutive Funktionen; unsichere Bindungen unterstützen reaktives Verhalten* und starres, auf traumatischen Erfahrungen beruhendes Lernen. Aus diesem Grund dient der Aufbau einer sicheren Bindung innerhalb der therapeutischen Beziehung als Matrix für positive Veränderung. So besteht das Wesentliche dessen, was wir als Therapeuten tun, darin, uns durch einen Austausch von Emotionen und Informationen mit unseren Klienten zu verbinden. Wie Neuronen senden und empfangen wir über eine Synapse – die soziale Synapse – Botschaften.

Definition: Die soziale Synapse

Die soziale Synapse ist der Raum zwischen uns, über den wir miteinander kommunizieren. Die Bandbreite der sozialen Synapse schließt sowohl bewusste als auch unbewusste Kommunikationsweisen ein. Nach außen hin können wir Gesten, Worte und Körpersprache einsetzen, während unbewusste Kommunikationsformen wie Pupillenerweiterung, Mikroexpressionen** und Gerüche einschließen.

Um eine Kommunikationsbrücke zu bauen, stützen wir uns auf viele neuronale Systeme, die soziale und emotionale Informationen empfangen und senden. Wir benutzen all diese Informationen, um Theorien über das aufzustellen, was in den Köpfen der anderen vor sich geht. Wir stellen innere Abbilder dessen her, was in ihnen selbst geschieht, indem wir ihre inneren Zustände in uns nachahmen. Wir verlassen uns auf

* Unter „reaktivem Verhalten", engl. „reactive behavior", versteht man festgelegte Verhaltensweisen, die an ein Reiz-Reaktions-Muster gebunden sind, A. d. Ü.

** Mit „Mikroexpression" bzw. „Mikromimik", engl. „microfacial expressions", sind flüchtige Gesichtsausdrücke gemeint, die nur Sekundenbruchteile dauern, A. d. Ü.

Bindungsschaltkreise, um Bindungen herzustellen und um herauszubekommen, wie wir das optimale Gleichgewicht zwischen Herausforderung und Unterstützung anwenden können, um unseren Klienten wachsen zu helfen. Wir benutzen all diese Netzwerke unseres sozialen Gehirns bei dem Versuch, Erfahrungen zur Sprache zu bringen, welche die Klienten selbst gegenwärtig nicht artikulieren können.

Wie bereits besprochen, befindet sich ein wichtiges Relikt unserer evolutionären Vergangenheit, die Amygdala, im Kern unseres Gehirns. Dieses alte Leitungszentrum hat seine Vetomacht über unsere modernen kortikalen Leitungszentren beibehalten, wenn es eine Bedrohung bemerkt. Es ist auch wie ein Elefant; es vergisst niemals. Die einzige Chance, die wir haben, eine Angst zu überwinden, besteht darin, das zu tun, was mein Großvater mir als Kind vorschlug: „Steig wieder auf das Pferd, das dich abgeworfen hat." Diese Volksweisheit verkörpert das Wissen, dass Angst durch Vermeidung verstärkt und durch Konfrontation vermindert wird. Aus diesem Grund korreliert vermindertes Vermeidungsverhalten stark mit therapeutischem Erfolg.

Sich der Gefahr zu nähern und zu überleben, vermindert die Neigung der Amygdala, Kampf-Flucht-Reaktionen auszulösen. Diese Situationen können das In-die-Hand-Nehmen einer Spinne, das Beenden eines Studiums, um ein Diplom zu erhalten, oder das Ausgehen beim ersten Stelldichein umfassen. Neue und scheinbar gefährliche Erfahrungen im Dienste positiver Veränderung zu riskieren, erfordert eine Kombination aus Mut, emotionaler Unterstützung und der Fähigkeit, sich den Erfolg vorzustellen. Dergestalt lernen erfolgreiche Therapeuten, „Amygdala-Flüsterer" zu sein, indem sie sich das soziale Gehirn zunutze machen, um den Klienten zu helfen, sich ihren Ängsten in Experimenten zu stellen, die während der Sitzungen gemeinsam entwickelt wurden.

2 Neuroplastizität

Plastizität ... bedeutet das Vorhandensein einer Struktur,
die weich genug ist, um Einflüssen nachzugeben,
aber auch fest genug, nicht sofort nachzugeben.

WILLIAM JAMES

Neuroplastizität bezieht sich hauptsächlich auf das Entstehen, das Wachstum, die Entwicklung und Verbindungsfähigkeit von Neuronen – die grundlegenden Wirkmechanismen allen Lernens. Vorhandene Nervenzellen wachsen, indem sie ihre Zellfortsätze (Dendriten) während des Lernens miteinander verbinden. Die Nervenzellen verbinden sich, um neuronale Netzwerke zu bilden, und neuronale Netzwerke verflechten sich wiederum miteinander, um stets komplexere Aufgaben zu bewältigen.

Neurowissenschaftliche Ecke: Neuroplastizität

Neuroplastizität ist ein allgemeiner Begriff, der sich auf jede Art von Veränderung unter, zwischen und in den Neuronen als Folge von Lern- oder natürlichen Prozessen gesunder Entwicklung bezieht. Es ist die Fähigkeit des Nervensystems, sich als Reaktion auf Erfahrung zu verändern und diese Erfahrung in seine Struktur einzuschreiben.

Da ein Gehirn eine überaus komplizierte Führung von Systemen darstellt, ist die Anzahl an Unterbrechungen, falschen Verbindungen und gescheiterten Anpassungen fast unendlich. Und weil unser Gehirn so sehr auf Erfahrungen beruht, die ihm helfen, sich richtig zu entwickeln, kann vieles schiefgehen. Wenn ein oder mehrere neuronale Netzwerke für ein optimales Funktionieren unentwickelt, unreguliert oder von den anderen unintegriert bleiben, erfahren wir von den Beschwerden und Symptomen, wegen derer wir nach einer Therapie suchen.

Wir gehen jetzt davon aus, dass, wenn Psychotherapie eine Symptomreduzierung oder eine erfahrbare Veränderung bewirkt, auch das Gehirn in gewisser Weise verändert wurde: Neue Verbindungen wurden hergestellt, gestörte Systeme geändert oder blockiert oder getrennte Netzwerke reintegriert. Dies deutet darauf hin, dass alle Psychotherapeuten Neurowissenschaftler sind, die daran arbeiten, die Struktur des Gehirns zu verändern. Obgleich die Prinzipien der Plastizität bis vor Kurzem nicht verstanden wurden, wurden die Praxis wie die Strategien der Psychotherapie seit Anbeginn von ihrer unsichtbaren Hand geführt. Durch die Trial-and-Error-Methode haben Therapeuten gelernt, was wirkt und was nicht wirkt, und wir führen diese Arbeit für unsere Klienten weiter fort. Was wirkt, ist das, was die Plastizität verbessert und zu positiver Veränderung führt – wir alle sind experimentelle Neurowissenschaftler.

Offenheit und Vertrauen sind fragile Wesen, sogar gegenüber den Menschen, die wir am meisten lieben. Die Ausbildung des Therapeuten und der therapeutische Kontext selbst sind dazu bestimmt, die Neuroplastizität in den Netzwerken des sozialen Gehirns zu steigern, um Unterstützung, Vertrauen und Zugänglichkeit zu verbessern. Es hat sich erwiesen, dass eine sichere und positive therapeutische Allianz von zweifachem neuroplastischem Wert ist. Eine positive emotionale Verbindung regt die Stoffwechselprozesse an, die wiederum die Plastizität aktivieren, während sie Stress verhindern.

Dergestalt schaffen sichere und aufeinander abgestimmte Verbindungen die Möglichkeit sowohl kurz- als auch langfristiger Veränderungen des Gehirns. Durch die Sicherheit einer sicheren Beziehung kann etwas Neues in ein vormals geschlossenes und funktionsgestörtes System eingeführt werden. Dies ist eine der Arten und Weisen, durch die Verwandte, Freunde und Stammesmitglieder das Überleben verbessern und zum Entstehen von Kultur beitragen. Dies ist auch der Grund dafür, dass Beziehungen den herausforderndsten Aspekt des

Lebens darstellen. Obgleich es endlose Debatten über die jeweiligen Vorzüge und verschiedenen Formen der Therapie gibt, beruhen alle auf den zugrunde liegenden entwicklungsgemäßen biopsychosozialen Wirkmechanismen der Veränderung.

3 Sprache, Erzählungen und mitkonstruierte Geschichten

Es gibt keine größere Qual, als eine unerzählte Geschichte mit dir herumzutragen.

MAYA ANGELOU

Menschen sind geborene Geschichtenerzähler, und die Wurzeln der Gesprächstherapie reichen bis zu den Versammlungen um die alten Lagerfeuer. Über unzählige Generationen hinweg haben wir Geschichten über das Jagen, die Heldentaten unserer Vorfahren und über die Moral von Gut und Böse geteilt. Der Drang, Geschichten und Tratsch zu erzählen, ist in unserer Psyche eingebettet, mit unserem Gehirn „verdrahtet" und in unsere DNA eingewoben. Aus diesem Grund wird sich das *People magazine* stets besser verkaufen als das *Scientific American*. Für den Großteil der Menschheitsgeschichte bildeten die mündliche Kommunikation und das verbale Gedächtnis* das Archiv unseres kollektiven Wissens. Der Drang der Älteren, ständig die gleichen Geschichten zu erzählen, wird nur noch vom Wunsch kleiner Kinder übertroffen, die gleichen Geschichten immer wieder zu hören. Diese wie Schloss und Schlüssel zueinanderpassenden Informationsautobahnen transportieren Erinnerungen, Ideen und Werte über Generationen hinweg.

Geschichten dienen desgleichen als machtvolle Werkzeuge zur Integration neuronaler Netzwerke. Die Kombination aus linearem Handlungsablauf und Bildsymbolik, verknüpft mit verbalen und nonverbalen

* Das „verbale Gedächtnis", engl. „verbal memory", ist ein Begriff aus der Kognitiven Psychologie, der sich auf das Erinnerungsvermögen für Wörter und andere sprachliche Abstraktionen bezieht, A. d. Ü.

emotionalen Ausdrücken, aktiviert den Schaltkreis beider Hirnhälften, die kortikalen und die subkortikalen Netzwerke, die verschiedenen Bereiche der Frontallappen, den Hippocampus und die Amygdala. Diese integrative neuronale Verarbeitung dürfte zum Teil auch für die positiven Korrelationen zwischen zusammenhängenden Geschichten und sicheren Bindungen verantwortlich sein. Darüber hinaus enthalten Geschichten, die man teilt, Bilder und Ideen, welche die Vorstellungskraft anregen und Individuen mit dem Gruppengeist verbinden.

Geschichten sind auch machtvoll, weil sie uns erlauben, eine objektive Distanz zur direkten Erfahrung zu halten, indem sie die Möglichkeit alternativer Gesichtspunkte schaffen. Durch Geschichten können wir den Emotionen und den momentanen Einflüssen entfliehen und uns Zeit nehmen, über unsere Erfahrung nachzudenken. Wir können auch verschiedene mögliche Identitäten mit anderen teilen, um Input zu unseren Erfahrungen und Perspektiven zu erhalten. Schließlich können wir mit neuen Emotionen, Aktionen und Sprache experimentieren, als würden wir unsere Lebensentwürfe bearbeiten.

Obgleich es den Anschein hat, dass Kinder kleine Wissenschaftler sind, die die Welt entdecken, vergessen wir häufig, dass sie vor allem mit der Entdeckung dessen beschäftigt sind, was der Rest von uns bereits über sie weiß. Als Kinder werden wir von anderen belehrt, und wir beginnen allmählich, andere darüber zu belehren, wer wir sind, was uns wichtig ist und zu was wir fähig sind. Dies dient der Kontinuität der Kultur von einer Generation zur nächsten, da Eltern reflexartig bestrebt sind, sich selbst neu zu erschaffen. Dies kann sowohl gut als auch schlecht sein, abhängig von den Eltern und der Anpassung* an ihre Kinder. Geschichten sind mächtige Gestaltungskräfte, die dazu dienen, sowohl gesunde als auch ungesunde Formen der Eigen-Identität aufrechtzuerhalten. Es ist bewiesen, dass positive Geschichten, die wir uns über uns selbst erzählen (*self-narratives*), die emotionale Sicherheit unterstützen, während sie die Notwendigkeit komplizierter psychologischer Abwehr verringern.

---

* Die „Anpassungsgüte" bzw. „Anpassung", engl. „goodness of fit", gibt an, wie „gut" ein statistisches Modell eine Menge von Beobachtungen erklären kann, A. d. Ü.

Die Rolle der Sprache und der Geschichten für die neuronale Integration, die Gedächtnisbildung und die Eigen-Identität machen sie zu mächtigen Werkzeugen bei der Schaffung und Aufrechterhaltung des Selbst. Gefühle in Worte zu fassen, hatte lange Zeit für viele Individuen, die unter Stress oder an Trauma litten, eine positive Funktion. Sogar das Schreiben über ihre Erfahrungen unterstützt die Top-down-Modulation* der Emotionen und Körperreaktionen. Während wir unseren Klienten zuhören, analysieren wir reflexartig ihre Geschichten nach falschen, destruktiven und fehlenden Elementen. Danach versuchen wir, ihre Geschichten in einer Art und Weise zu überarbeiten, die unserem Gefühl nach ihre Anpassung und ihr Wohlbefinden besser unterstützt.

4 Selbstreflexives Vermögen

Der Schlüssel zum Wachstum ist die Einführung höherer Dimensionen des Bewusstseins in unsere Wahrnehmung.

LAOTSE

Selbstreflexives Vermögen, die Fähigkeit, über unsere Gedanken, Gefühle und Verhaltensweisen nachzudenken, korreliert sowohl mit einer sicheren Bindung als auch mit einer erfolgreichen Psychotherapie. Die gleiche Fähigkeit wurde von Psychoanalytikern als „psychologische Sensibilität" (*psychological mindedness*) und in Selbsthilfekreisen als „Achtsamkeit" bezeichnet. Die Selbstwahrnehmung [engl. „self-awareness", gemeint ist damit die „Selbsterfahrung" im Sinne der Fähigkeit zur Introspektion, A. d. Ü.] rührt von den Eltern und Psychotherapeuten her und wird von diesen durch die Schaffung von Geschichten bekräftigt, die subjektive Zustände als Gegenstände der Kommunikation einschließen. Wir lernen desgleichen, dass wir dazu in der Lage sind, alte Gewohnheiten zu

* Der engl. Begriff „top-down modulation" entstammt der Kognitiven Psychologie. Gemeint sind damit kognitive Einflüsse auf die Wahrnehmung, A. d. Ü.

beurteilen und eine objektivere Sicht auf die Erwartungen anderer und die Anordnungen unserer Kindheit zu erlangen. Therapie versucht, sich diesen metakognitiven Blickwinkel zunutze zu machen, um neue und passendere Entscheidungen zu treffen.

Der Zweck, unsere Geschichte mit anderen zu teilen, liegt darin, sich aktiv an der Mitgestaltung neuer Geschichten zu beteiligen. Unsere eigenen Geschichten neigen dazu, geschlossene Systeme zu werden, die neuer Inputs bedürfen. Therapeuten hoffen, ihre Klienten zu lehren, dass sie nicht nur ihre gegenwärtige Geschichte überarbeiten, sondern auch zu Autoren neuer Geschichten werden können. Mithilfe der Selbstreflexion helfen wir den Klienten, sich der Erzählbögen ihrer Lebensgeschichten bewusst zu werden, um dann verstehen zu lernen, dass alternative Handlungsstränge möglich sind. Mit den fortschreitenden Schreib- und Überarbeitungsprozessen treten neue Erzählbögen zusammen mit den Möglichkeiten passenderer Denk-, Fühl- und Handlungsweisen in Erscheinung.

5 Abstrakter Gedanke und Vorstellung

Fantasie ist wichtiger als Wissen.

ALBERT EINSTEIN

Mit dem Anwachsen der Primatengruppen formten sich Körperpflege, Grunzen und Handgesten allmählich in gesprochene Sprache um. Die Sprache machte weitaus präzisere, komplexere und subtilere Formen der Kommunikation möglich. Da die sozialen Gruppen an Umfang zunahmen und auch die Sprache an Komplexität gewann, wurde mehr kortikaler Raum benötigt, um eine größere Menge an sozialen Informationen zu verarbeiten. Diese sich ausweitende Topografie stellte einen Zusatzfaktor beim Auftreten des abstrakten Denkens und der Fantasie dar.

Das menschliche Gehirn zeichnet sich durch das Wachstum eines Bereichs aus, der unterer Parietallappen genannt wird. Dieser Bereich gestattete uns scheinbar, in Zusammenarbeit mit Teilen des Frontallappens, drei Dinge zu tun, die ans Wunderbare grenzen. Erstens sind wir in der Lage, dreidimensionale Modelle äußerer Objekte in unseren Vorstellungen zu konstruieren. Zweitens können wir diese Modelle in unseren Köpfen manipulieren und verändern. Drittens können wir diese vorgestellten Objekte in der äußeren Welt umsetzen. Wir können unsere Vorstellung nicht nur auf äußere Objekte, sondern auch auf uns selbst anwenden.

Dergestalt sind Menschen in der Lage, sich alternative Identitäten vorzustellen, indem sie neue Geschichten schaffen, um diese Identitäten anzunehmen und dann die Geschichten als Blaupause dafür zu verwenden, ihr Leben zu ändern. Zahllose Blaupausen werden während der kindlichen Entwicklung geschaffen und verworfen, und Jugendliche probieren verschiedene Identitäten aus. In unserer Weiterentwicklung streifen wir auf natürliche Art und Weise alte Identitäten wie eine Schlange ihre alte Haut ab. Mit zunehmendem Alter vergessen wir aber häufig, dass wir unsere Geschichten ändern können, und wir können eigen werden, wenn eine alte Identität nicht mehr zu uns passt.

Unsere Vorstellungen erlauben uns, dem gegenwärtigen Augenblick zu entfliehen, alternative Wirklichkeiten zu erschaffen und dann unsere Reise zu beginnen, um unsere neuen Geschichten zu finden. Die in der Literatur aller Kulturen anzutreffende Heldenreise ist der Widerschein eines alten Triebes, neue Welten zu erforschen, die es den ersten Menschen ermöglichten, zu überleben und sich über den Globus auszubreiten. Als Therapeuten können wir uns diesen Heldeninstinkt im Dienste unserer Klienten zunutze machen, indem wir sie dabei unterstützen, sich ihren Ängsten zu stellen und eine neue Lebensgeschichte zu schreiben. Dies ist die Reise des Helden in jeder Kultur – mit Schamanen, Medizinfrauen, weisen Alten und Psychotherapeuten, die als Anführer dienen.

Nach Unwissenheit trachten

Wahres Wissen liegt darin, das Ausmaß der eigenen Unwissenheit zu kennen.

KONFUZIUS

Wie Gehirn und Geist Bewusstsein konstruieren, müssen wir noch herausfinden. Unserer Einschätzung nach entsteht die bewusste Erfahrung durch das Zusammenlaufen anhaltender Aufmerksamkeit, eines funktionierenden Gedächtnisses, gelernter Verhaltensweisen, Sprache und Kultur. Da es immer noch eine Vermutung ist, müssen alle von uns, die mit dem Geist arbeiten oder einen besitzen, demütig sein im Hinblick auf das, was wir zu wissen glauben. Eine Sache, deren ich mir sicher bin, ist, dass ich mir in vielem nicht sicher bin, aber ich denke, dass ich über ein paar gute Arbeitsmodelle verfüge.

Wie wir bereits sahen, wird bewusste Erfahrung durch das Gehirn und den Geist in ungefähr einer halben Sekunde konstruiert. Erstaunlicherweise reicht diese Zeit dafür aus, dass das Gehirn einige Teile unserer 100 Milliarden Neuronen und 100 Billionen synaptischer Verbindungen nutzt, um eine bewusste Wahrnehmung zu konstruieren. Wenn 90 Prozent der Gehirnaktivität mit der inneren Verarbeitung beschäftigt sind, dann sind nur 10 Prozent darauf fokussiert, herauszufinden, was in der Außenwelt vor sich geht. Die natürliche Auslese hat die bewusste Erfahrung im Dienste des Überlebens geformt; so wurde die Wahrnehmung von Dingen geformt, um unsere Fähigkeit zu verbessern, lange genug zu leben, um uns zu reproduzieren und unsere Kinder zu beschützen. Zur Erinnerung: Die Art und Weise, in der Gehirn und Geist Bewusstsein konstruieren, dient der Anpassung, nicht der Genauigkeit.

Das Gehirn ist ein Organ der Anpassung, das Auswirkungen im Dienste des Überlebens voraussagt und kontrolliert. Als solches muss es aus Erfahrung lernen, automatische Reaktionen auf alle Eventualitäten einrichten und die Zukunft so schnell wie möglich vorwegnehmen. Aus diesem Grund neigen unsere Wahrnehmungen dazu, schnelle Entscheidungen aufgrund minimaler Informationen zu treffen. Was unsere Entscheidungen auch sein mögen, Sie werden desgleichen bemerken, dass wir dazu tendieren, unsere Wahl zu rechtfertigen und zu rationalisieren, sogar dann, wenn wir wissen, dass sie falsch ist, um Zweideutigkeit und Unsicherheit zu verringern. Das Gehirn möchte nicht nur rasche Entscheidungen treffen, es möchte auch, dass wir mit Bestimmtheit handeln und uns ungeachtet des Ergebnisses dazu gratulieren.

Mit unserem Geist das Gehirn verändern

*Wandel findet statt.**

CANDACE PERTH

Warum fällt es Menschen so schwer, sich selbst zu akzeptieren? Dies ist eine vielschichtige Frage mit einer relativ einfachen Antwort. Unser Selbstwertgefühl, unsere Fähigkeit, unsere innere emotionale Welt zu steuern, und unser Wohlbefinden in Beziehungen werden allesamt während der ersten beiden Lebensjahre aufgebaut. In dieser Zeit findet ein rasches Herunterladen (*downloading*) der Innenwelten unserer Mütter, Väter und anderer Betreuer auf unsere impliziten (unbewussten) Gedächtnissysteme statt. Da wir uns nicht daran erinnern, diese Dinge je gelernt zu haben, entsteht unser Selbstbewusstsein zu einem späteren Zeitpunkt im Leben, wenn der Großteil unserer Software bereits heruntergeladen worden ist. So sind wir voller Emotionen, Reaktionen und Verhaltensweisen, die wir rechtfertigen müssen, sobald wir versuchen, eine kohärente Geschichte über uns als Menschen zu entwickeln.

Wir beginnen, an die von uns geschaffene Geschichte zu glauben, und wir empfinden das Bedürfnis, ihr zu entsprechen, auch wenn sie schlecht zu uns passt. Wenn wir eine Geschichte haben, die schlecht zu uns passt,

* Im Englischen handelt es sich bei diesem Motto um ein Wortspiel: statt vulg. „shit happens" steht hier „shift happens", A. d. Ü.

und wir das instinktive Bedürfnis verspüren, an ihr festzuhalten, werden wir unvermeidlich symptomatisch. Wir suchen nach Psychotherapie aufgrund der Symptome (z. B. Angst, Depression, schlechte Beziehungen), aber wir entdecken, dass die Symptome der sichtbare Ausdruck tieferer Probleme sind. Unser Geist konstruiert bewusste Erfahrung, die auf drei falschen Wahrnehmungen beruht: (1) Wir erfahren den gegenwärtigen Moment; (2) wir verfügen über einen unbegrenzten freien Willen; und (3) wir haben Zugang zu genauen Informationen über uns selbst und die Welt. Wie Sie sich vorstellen können, erlaubt uns die Kombination dieser drei Illusionen, mit Vertrauen und ohne Zögern zu handeln. Lassen Sie uns diese drei Glaubensinhalte untersuchen.

Primaten, einschließlich der Menschen, besitzen ein Gehirn mit komplexen neuronalen Netzwerken, die aktiviert werden, wenn wir unsere Nächsten bemerken und mit ihnen interagieren. Wir haben Schaltkreise, die die Aktionen und Gesten der anderen analysieren, um eine Theorie des Geistes zu entwickeln – was andere wissen, was ihre Motivationen sein könnten und was sie als Nächstes tun mögen. Diese Fähigkeit, intuitiv zu ahnen, was im Kopf eines anderen vor sich geht, hilft uns, ihre Verhaltensweisen vorauszusagen – eine Fähigkeit, die die Gruppenkoordination und die Selbstverteidigung unterstützt. Wir verfügen desgleichen über Spiegelneuronen, welche die sensorischen, motorischen und emotionalen Netzwerke des Gehirns verbinden, um Verhaltensweisen und Gefühle in uns auszulösen, die das widerspiegeln, was wahrscheinlich in jenen vor sich geht, mit denen wir interagieren.

Die Existenz dieser Spiegelneuronen und die Theorie des Geistsystems spiegelt die Tatsache wider, dass Millionen von Jahren der Evolution dazu verwendet wurden, um die Systeme zum Lesen von Emotionen, Gedanken und Absichten der anderen weiterzuentwickeln. Wir denken vorschnell, andere zu kennen, weil diese Prozesse und die Zuschreibungen und Emotionen, die sie auslösen, vorbewusst, automatisch und zwingend sind. All diese angewandten Schaltkreise lassen uns sehr gut darin sein, Ideen über die Motive und Absichten anderer Menschen aufzustellen. Sie erlauben uns auch, durch Beobachtung zu lernen und neue Verhaltensweisen in unseren Köpfen auszuprobieren.

Neurowissenschaftliche Ecke: Spiegelneuronen

Die in den primär-motorischen Bereichen unserer Frontallappen lokalisierten Spiegelneuronen feuern, wenn wir jemanden bei einem spezifischen Verhalten, z. B. beim Aussprechen eines bestimmten Wortes oder beim Ergreifen eines bestimmten Gegenstandes, beobachten. Einige Spiegelneuronen sind derart spezialisiert, dass sie nur dann feuern, wenn ein Objekt in einer gewissen Art und Weise von bestimmten Fingern ergriffen wird. Die gleichen Neuronen feuern auch, wenn wir selbst diese Handlung ausführen. Spiegelneuronen verbinden Beobachtung und Aktion, indem sie uns erlauben, (1) von anderen durch Beobachtung zu lernen, (2) die Handlungen von anderen vorwegzunehmen und vorauszusagen, was die Gruppenkoordination und die Selbstverteidigung unterstützt, und (3) emotionale Zustände zu aktivieren, die von emotionaler Resonanz und Empathie unterstützt werden.

Natürlich hat diese Fähigkeit auch eine offensichtliche Kehrseite – wir sind recht anfällig dafür, uns falsch zu verstehen. Ein Grund dafür ist, dass die Evolution uns zwar mit Aufmerksamkeit für andere ausgestattet hat, sie es aber bislang noch nicht für angebracht hielt, in Selbstwahrnehmung und persönliche Einsicht zu investieren. Deshalb ist es wahrscheinlich leicht zu erkennen, was mit jemand anderem nicht stimmt, aber schwer zu erkennen, was mit uns selbst nicht in Ordnung ist. Tatsächlich könnte die Fähigkeit, unsere Selbstwahrnehmung herauszufordern, sogar noch während der Evolution ausgesondert worden sein, weil sie zu Selbstzweifel, Zögern und Entmutigung führen kann. Aus diesem Grund könnten Menschen über unbewusste Wirkmechanismen verfügen, die die Wirklichkeit zu unseren Gunsten verzerren.

In der Tat projizieren wir häufig unsere eigenen Gedanken und Gefühle (die wir nicht als unsere erkennen mögen) auf andere und nehmen an, dass es ihre Wahrheit und nicht unsere ist. Während Freud diese Projektionsprozesse als Verteidigung ansah, könnten sie ein natürliches Nebenprodukt der Art und Weise sein, wie unser Gehirn sich dazu entwickelte, soziale Informationen zu verarbeiten. Die Projektion verläuft automatisch und mindert die Angst, während die Selbstwahrnehmung Angst generiert und anhaltende Anstrengung erfordert. Selbstanalysen sind schwierig, weil unsere innere Logik so sehr mit unserem natürlichen Reflex verknüpft ist, Angst zu vermeiden, indem man andere beschuldigt.

Zu einer Antwort auf die Frage, warum Therapie wirkt, kann man auch kommen, indem man eine andere, grundsätzlichere Frage stellt: Was brauchen Menschen? Jenseits der Grundbedürfnisse, die das Überleben sichern, wie Nahrung und Schutz, bedürfen Menschen des Gefühls, dass sie akzeptierte Mitglieder ihrer Gruppe sind. Für ein Kind sind dies zuerst die Mutter und später der Vater, die Geschwister und der erweiterte Familienkreis. Das Bedürfnis, akzeptiert zu werden, dehnt sich stufenweise aus, um in der Jugend Gleichaltrige und romantische Beziehungen zu umfassen und später, während der Erwachsenenzeit, die Arbeit, die Ehepartner und Kinder. Für soziale Tiere ist Beziehung ein Grundtrieb und unser Platz innerhalb sozialer Gruppen von zentraler Bedeutung. Viele Menschen kommen zur Therapie, weil sie sich von anderen nicht akzeptiert fühlen und sich daher selbst nicht akzeptieren.

Wie Dr. Salk vor Jahrzehnten bemerkte, löst die Evolution alte Probleme und schafft neue. Während einige Anpassungsstrategien den Bedarf nach Psychotherapie schufen, haben uns andere die Mittel an die Hand gegeben, zu heilen. Das erste ist die Kraft sicherer Beziehungen. Das zweite besteht darin, dass wir diese Beziehungen dazu nutzen können, Neuroplastizität und Wachstum anzuregen. Und das dritte ist die Fähigkeit des Körpers und des bewussten Geistes, Selbstwahrnehmung, Geschichten, Emotionen und Körperbewusstsein dazu einzusetzen, neuronale Schaltkreise im Dienste einer verbesserten Anpassung umzuformen. Wir sind nun in der Lage, uns unserer falschen Wahrnehmungen bewusst zu werden und unseren inneren Neigungen entgegenzuwirken, um eine klare

Wahrnehmung der äußeren Wirklichkeit zu gewinnen. Die gute Nachricht ist, dass unser Vermögen, unseren Geist mit dem Geist anderer zu verbinden, uns erlaubt, einige Entscheidungen der Evolution, die alles andere als herausragend sind, auszugleichen. Die Fähigkeit des Gehirns und des Geistes, sich aufeinander abzustimmen und sich gegenseitig zu beeinflussen, bildet das Herz der Psychotherapie.

Neurowissenschaftliche Ecke: Genetik und Epigenetik

Unser Gehirn wird an der Schnittstelle von Erfahrung und Genetik gebildet, dort, wo Natur und Erziehung sich zu einem einzigen Prozess miteinander verknüpfen. Die Gene dienen zunächst als Plattform, um das Gehirn zu gestalten, wichtige biologische Prozesse zu aktivieren und sensible Entwicklungsphasen auszulösen. Die Gene organisieren dann sorgfältig die Übersetzung von Erfahrung in die Strukturen unseres Gehirns mittels eines Transkriptionsprozesses. Die Matrizengenetik (*template genetics*) ist der Wirkmechanismus der Übertragung von Merkmalen einer Generation auf die nächste. Die Transkriptionsgenetik (*transcription genetics*) ist die Übersetzung fortlaufender Erfahrung in die Struktur des Gehirns. Durch die Transkriptionsgenetik wird unsere Erfahrung verkörpert, Beziehungen formen das Gehirn, und Kultur wird über die Individuen und durch die Zeit weitergereicht.

Seit der Entdeckung der Doppelhelix in den 1950er-Jahren ist es uns gelungen zu verstehen, dass die Informationen, die unser Gehirn und unseren Körper bilden, durch vier Aminosäuren (Adenin, Thymin, Guanin und Cytosin) codiert werden, die von der DNA zur Boten-RNA und zu den Proteinen fließen. Obgleich dies einen großen Sprung nach vorne darstellt, was unser Verständnis der zugrunde liegenden Prozesse der Transmissionsgenetik anbelangt, ist es nur für rund 2 Prozent der Genexpression verantwortlich. Was ist also für die übrigen 98 Prozent verantwortlich?

Dies bringt uns zur alten Natur-Kultur-Debatte (*nature-nurture debate*) zurück: Was ist ererbt, und was lernen wir durch Erfahrung? Unserer Einschätzung nach schließt fast alles ein Zusammenspiel der beiden ein. Obgleich wir eine Plattform genetischen Materials erben (Genotyp), wird das, was sich zeigt (Phänotyp), durch nicht codierte genetische Informationen, abhängig von der Erfahrung, geleitet. Erfahrung kann alles einschließen, von einem krankmachenden, vergiftenden Ausgesetztsein bis zu einer guten Erziehung; von hochgradigem Dauerstress bis zu einem warmen und liebevollen Umfeld; vom Fest bis zur Hungersnot. Ein Beispiel dieses besonders wichtigen Prozesses für die emotionale Entwicklung und für die Psychotherapie ist der Einfluss von frühem Stress auf das Gehirn von Erwachsenen. Die Forschung mit Ratten hat gezeigt, dass die frühe Trennung vom Muttertier den Grad der Nervenentwicklung und die Reaktion auf Stress während der Erwachsenenzeit verschlechtert. Mindestens genauso wichtig für uns ist die Tatsache, dass diese Prozesse später im Leben umkehrbar sind. Als Therapeuten versuchen wir, diese neuronalen Systeme durch eine unterstützende Beziehung und die Techniken, die wir während der Behandlung anwenden, umzuprogrammieren. Mit anderen Worten, wir nutzen die Epigenetik, um das Gehirn dergestalt zu verändern, dass sich das geistige und körperliche Wohlbefinden verbessert.

3

Das sich verbergende Problem

Der Mensch verschreibt sich nur unbeständig …
dem Denken, Beobachten, Lernen und Wissen.
Wahrhaft stolz ist er auf den Glauben.

MARTIN AMIS

Falls Sie es noch nicht bemerkt haben sollten, das menschliche Denken ist zutiefst fehlerhaft. Und nicht nur dies, denn wir sind in der Lage, und zwar ein Leben lang, an unseren falschen Glaubensinhalten festzuhalten, auch angesichts offensichtlicher Gegenbeweise. Die Menschen kommen nicht nur der Hilfe wegen zu uns, sie setzen sich auch anhaltend dagegen zur Wehr, die Unterstützung anzunehmen, die wir ihnen anbieten und für die sie bezahlen. Als Spezies können wir Menschen stumm, stur und stolz sein – eine kostenspielige Kombination.

Obgleich die meisten Therapeuten die Hartnäckigkeit der Klienten in der Beibehaltung alter Verhaltensweisen, Gedanken und Gefühle als Widerstand bzw. Abwehr bezeichnen, glaube ich, dass es eine bessere Art und Weise gibt, darüber nachzudenken. Unser Gehirn konstruiert unsere Wirklichkeitserfahrung aus Millionen unbewusster, auf vergangenem Lernen beruhenden Vermutungen. Verknüpft mit nützlichen Annahmen sind jene, die unser Leben schwierig oder unmöglich machen können. Das Problem ist, dass unser Geist für gewöhnlich den Unterschied nicht zu benennen vermag.

Die Wahrheit ist, dass sich das Gehirn nicht darum kümmert, ob unser Denken sinnvoll ist; seine Hauptsorge besteht darin, uns am Leben zu erhalten. Aus diesem Grund ist es bereit, Beweise und Logik zu opfern, nur um einen weiteren Tag zu überleben. Was wir also in der Regel als Widerstand bezeichnen, könnte einfach ein primitiver Gehirnschaltkreis sein, der für die Minderung von Angst zuständig ist, indem er an den Glaubensinhalten festhält, die uns das Gefühl der Sicherheit vermitteln. So schlecht Ihr Leben auch sein mag, Ihre Amygdala verbindet es jeden Augenblick mit dem Überleben, um den Tod zu vermeiden – Veränderung, sogar zum Besseren hin, aktiviert Angst.

Obwohl die Klienten zur Therapie kommen, weil sie Hilfe suchen, wird ihr leitendes bzw. ausführendes – von der Amygdala geleitetes – System große Anstrengungen unternehmen, um eine Veränderung zu vermeiden. Weil ein guter Angriff die beste Verteidigung ist, werden die Klienten soweit gehen, uns davon zu überzeugen, dass es ihnen gut geht und dass wir selbst, die Therapeuten, jene mit Problemen sind (dies funktioniert manchmal, weil wir wirklich derjenige sind, der ein Problem hat). Da unser Gehirn ein soziales Organ ist und einen starken Einfluss auf die anderen ausübt, überzeugen uns die Klienten manchmal, die Welt auf ihre Art und Weise zu betrachten. Dies ist keine Krankheit, weder ihrer- noch unsererseits, sondern lediglich ein Aspekt dessen, über ein soziales Gehirn zu verfügen.

Zeit mit dem primitiven Gehirn verbringen

Das größte Hindernis für Entdeckungen ist nicht fehlendes Wissen, sondern die Illusion von Wissen.

DANIEL BOORSTIN

Therapeuten sind wie alle anderen Menschen auch: Wir möchten stark, erfolgreich und einflussreich sein, sodass es nicht immer einfach für uns ist, wenn das primitive Gehirn eines Klienten uns austrickst und die Behandlung in einem Sumpf verwirrender und widersprüchlicher Glaubensinhalte zum Erliegen bringt. Wenn Sie als Therapeut gearbeitet haben, ganz gleich wie lange, werden Sie diese Erfahrung regelmäßig gemacht haben. Dies müssen die Klienten auf ihrem Weg zur Heilung einfach tun; es ist die Art und Weise, wie das Unbewusste kommuniziert. Trotz dieser Tatsache fühlen sich Therapeuten recht häufig entmutigt, verwirrt und sogar wütend, weil ihre Klienten sie frustriert und hilflos machen. Es besteht die Gefahr, dass einige Therapeuten sich der Verantwortung für die Behandlung entziehen und die Sitzungen mit Tagträumen verbringen, während die Klienten die Zeit mit einer Litanei an Klagen, Geschichten oder Informationen füllen. Wenn dies geschieht, hat die Amygdala Ihres Klienten gewonnen; Sie wurden bezahlt und der Klient bleibt sicher und unverändert.

Die Klienten kommen mit einem komplexen Geflecht aus Glaubensinhalten daher, das Sie geduldig erforschen und zu verstehen trachten müssen. Die Glaubensinhalte erscheinen Ihnen für gewöhnlich vollkommen klar, wie das Wasser einem Fisch, und sind oft unsichtbar. Da Sie in verschiedenen Wassern schwimmen, werden Sie in der Lage sein, Dinge zu sehen, für welche die Klienten blind sind, aber seien Sie vorsichtig mit dem, was Sie davon offenbaren. Wir alle brauchen das Wasser in unserem Becken, um zu überleben. Die Kunst der Therapie schließt die Fähigkeit mit ein, die Schichten der Illusion in überschaubarem Ausmaß allmählich abzulösen. Angst ist der Feind psychologischen Wachstums – die Amygdala wird dafür Sorge tragen.

Sollten Sie sich während der Therapie gelangweilt fühlen, ist es wahrscheinlich, dass Sie dem Bedürfnis des Klienten, dem Problem aus dem Wege zu gehen, unterlegen sind. Sehen Sie Ihre Langeweile als ein Signal an, dass Sie sich abgemeldet haben und sich vielleicht mit passiver Vergeltung beschäftigen, da Sie sich inkompetent fühlen. Der einzige Ausweg besteht darin, Ihr therapeutisches Gelöbnis zu erneuern und zur Debatte zurückzukehren. Schauen Sie sich das sich verbergende Problem an – was wird verschwiegen? Welches Gefühl mag der Klient vermeiden? Was verbirgt sich hinter all den Dingen, die vorgeschoben werden? Schauen Sie jenseits der aktuellen Probleme auf die tiefer liegende Geschichte. Halten Sie jenseits von Gedanken und Ideen Ausschau nach den Grundemotionen wie Angst, Scham und Verlassenheit.

Unter die Oberfläche tauchen

Tatsachen erlauben uns, die Vergangenheit zu verstehen, während eine gute Theorie uns die Zukunft vorauszusagen hilft.

CLAYTON CHRISTENSEN

Probleme darzulegen, ist nach Einschätzung der Klienten der beste Grund dafür, dass sie Ihnen gegenübersitzen. Es ist für gewöhnlich ein Ereignis, das eine emotionale Krise herbeigeführt hat, wie der Zusammenbruch einer Beziehung oder der Verlust eines Arbeitsplatzes. Wenn Klienten ein wenig mehr Einsicht haben, können sie ihr aktuelles Problem mit Lebensmustern in Verbindung bringen, die sie zu entdecken vermochten. Sehr oft führt die Konzentration auf das aktuelle Problem zu dem, was als verhängnisvolles Verständnis der psychischen Oberfläche beschrieben wurde – verhängnisvoll, weil die für die Therapie aufgewendeten Ressourcen für Probleme verschwendet wurden, die nicht den Nutzen haben, als Veränderungsmechanismen zu dienen.

Das primitive Gehirn kommt nicht zu Ihnen in die Sitzung und erzählt Ihnen, was falsch ist. Zuallererst ist das primitive Gehirn nonverbal, sodass es mit Ihnen wie ein Künstler kommunizieren wird, nämlich durch Aktionen, Emotionen und Symbole. Obgleich Ihr Klient nicht in der Lage sein könnte zuzugeben, dass er Schwierigkeiten hat, seine verletzten Gefühle vor anderen auszudrücken, wird das primitive Gehirn Halsschmerzen oder eine Kehlkopfentzündung produzieren. Ihre Klienten werden Ihnen nicht sagen, dass sie es Ihnen übel nehmen, dass Sie die Macht in der Beziehung haben, aber Sie werden Ihnen sagen, dass Ihre Zeitschriften absonderlich, Ihre Möbel aus der Mode oder Ihre Socken unpassend sind (all das hat man mir gesagt).

Als angehende Therapeuten werden wir in der Ausbildung früh dazu angeleitet, uns auf die aktuellen Probleme zu konzentrieren, indem wir Fragen beantworten wie: Was führt den Klienten zur Therapie? Was betrachtet der Klient als Problem? Was wird der Fokus unserer Behandlung sein? Mit welchem Maß werden wir den Fortschritt und den Behandlungserfolg messen?

Es gibt eine gewisse Logik bei diesem Zugang, insbesondere dann, wenn Klienten eine genaue Vorstellung von ihren Problemen haben. Oberflächlich betrachtet, stellen wir einen Dienst zur Verfügung; der Klient ist der Konsument, und seine Sorgen sollten den Fokus unserer Behandlung bilden. Klienten haben Angst davor, in Therapie zu sein, und unerfahrene Therapeuten haben Angst, weil sie keinen Schlüssel dafür besitzen, was zu tun ist. Deshalb ist es für beide Parteien bequem, eine Aufgabe zu haben, auf die sie sich konzentrieren können. Von den ersten Minuten der Therapie an werden beide, Klient und Therapeut, von der sinnlosen Beschäftigung erfasst, Formblätter auszufüllen, Punkte abzuhaken und zu raschen Schlussfolgerungen und Lösungen zu gelangen.

Die Darlegung von Problemen ergibt fast immer drei Kategorien:

1. Symptome: Depression, Angst, Abspaltung usw.
2. Verhaltensweisen: Selbstverletzung, Spielsucht, Sarkasmus, Bemängelung, Verführung usw.
3. Beziehungen: Konflikte, Trennungen, Trauer, Einsamkeit usw.

Trotzdem sind diese dargelegten Probleme meistens nur die Spitze des Eisbergs. Manchmal werden Symptome von tiefer liegenden biochemischen Problemen verursacht – wie Nebenwirkungen von Medikamenten oder Wochenbettdepressionen. Aber am häufigsten deuten die Klagen eines Klienten auf die primären Probleme unter der Oberfläche hin. Diese bestehen in der Regel aus einer ganzen Reihe an genetischen, historischen und empirischen Variablen, welche die Klienten zu einer bestimmten Zeit in unsere Praxis führen. Eine Essstörung könnte elterliche Kontrollkämpfe widerspiegeln, während eine Depression die Folge jahrzehntelanger chronischer Angst sein kann.

Von Beginn an ging es der Psychotherapie vor allem darum, hinter die erhaltenen Informationen zu blicken. Das ist eines der Dinge, die Therapeuten von Freunden, Verwandten und anderen ungeschulten Menschen in unserem Leben trennen. Ein Chirurg erzählte mir einmal, dass er, als er darum gebeten wurde, ein Röntgenbild zu begutachten und sich zuerst den linken Lungenflügel anzusehen, er es sich zur lebenslangen Angewohnheit machte, den linken Lungenflügel zum Schluss zu betrachten. Er behauptete, dass er über die Jahre viele andere Probleme entdeckte, die er niemals gesehen hätte, wenn er nur darauf geachtet hätte, was man ihm sagte. Anweisungen, sagte er, ließen ihn in einer weniger intelligenten Art und Weise operieren – sie verleiteten seinen Geist in Wirklichkeit dazu, Dinge zu übersehen.

Es gibt eine Fülle an Belegen, dass wir wichtige Dinge übersehen, die genau vor unserer Nase sind, wenn wir nach etwas anderem Ausschau halten. In einer interessanten Studie legten Forscher die Schwarz-Weiß-Zeichnung eines Gorillas auf eine Röntgenaufnahme, die um ein Vielfaches größer war als das Knötchen, nach dem die Radiologen suchten. Und obgleich sie genau hinsahen, bemerkten sie sie nicht. Ich habe das gleiche Phänomen bei klinischen Fallstudien gesehen, wenn der Klient an einen neuen Therapeuten mit einer aufregenden Diagnose überwiesen wurde, die den neuen Therapeuten den Gorilla übersehen ließ, doch in diesen Fällen handelte es sich um posttraumatische Belastungsstörungen, schwere Depressionen oder Zwangsstörungen. Mit anderen Worten, stellen Sie alles infrage, vor allem jene Dinge, die Ihnen als sicher erscheinen.

Weisheit von Wilhelm Reich und Sigmund Freud

Sich den DSM-Leitfaden* der Symptome einzuprägen, ist kein Ersatz für die Kenntnis der Funktionen des Gehirns, des Geistes und der Beziehungen. Sich lediglich auf aktuelle Symptome und Diagnosen zu fokussieren, kann zu einem verhängnisvollen Verständnis der psychischen Oberfläche führen. Mit anderen Worten, Sie können zu einer korrekten Diagnose mithilfe der DSM-Standards gelangen, während Sie den Klienten völlig verfehlen. Andererseits ist eine Zigarre manchmal nur eine Zigarre.

* „DSM" ist die engl. Abkürzung für „Diagnostic and Statistical Manual of Mental Disorders" = dt. „Diagnostischer und statistischer Leitfaden psychischer Störungen", A. d. Ü.

Unsichtbare Loyalitäten

Es kann Größe auf jeder Stufe der Unterwürfigkeit geben, weil sie der Loyalität entspringt.

SIMONE WEIL

Obwohl wir uns selbst als individuelle Wesen erfahren, sind wir – über unser soziales Gehirn – mit unserer Familie, unseren Freunden, unserer Kultur und Geschichte, soweit unsere Gene Spuren davon aufweisen, welche ziemlich weit zurückreichen, verbunden. Da Menschen von Grund auf soziale Wesen sind, sind die meisten unserer Klienten, die Beschwerden vorbringen, mit der Struktur ihres sozialen Lebens verwoben. Die Triumphe und Fehlschläge unserer Vorfahren, sowohl der menschlichen wie der vormenschlichen, leben in uns fort und formen unsere Erfahrung von Augenblick zu Augenblick. Aus diesem Grund müssen wir hinter die Symptome auf die Person blicken und hinter die Person auf die Geschichte.

Im Grunde genommen ist unser Leben viel zu komplex, als dass wir es ganz begreifen könnten, deshalb einigen wir uns auf Erklärungen, die wir verstehen können und die uns ein Gefühl der Kontrolle verschaffen. Menschen, die sich sicher sind, liegen sicher falsch – aber Sicherheit ist verführerisch. Diese Verführbarkeit liegt in unserem Verlangen begründet, die Angst zu vermeiden, die durch Nichtwissen ausgelöst wird. Charismatische Kultführer machen sich diese Angst zunutze und befreien ihre Anhänger von allem Zweifel. Narzisstische Therapeuten und anfällige Klienten können der gleichen regressiven Dynamik anheimfallen.

Eines meiner Lieblingszitate der Anonymen Alkoholiker lautet: „Abhängige gehen keine Beziehung ein, sie nehmen Geiseln." Bis zu einem gewissen Grad trifft das auf uns alle zu. Wir gehen Beziehungen aufgrund einer Vielzahl bewusster und unbewusster Gründe ein, und manchmal benutzen wir Beziehungen dazu, destruktive Erfahrungen aus unserer Vergangenheit auszuleben. Die traurige Wahrheit vieler Beziehungen ist, dass wir häufig unfähig sind, sie zu retten, weil wir keine Ahnung haben, was vor sich geht. Jede Person fühlt sich ungeliebt, unverstanden und allein gelassen und kann nicht verstehen, dass die andere Person dies nicht begreift.

So ist die therapeutische Praxis ein bevölkerter Ort – selbst wenn es nur zwei von Ihnen gibt. Die Familien des Klienten und des Therapeuten sitzen darin und um sie herum und lösen Übertragungs- und Gegenübertragungsreaktionen sowie andere unausgesprochene Assoziationen aus, welche die Art und Weise formen, wie wir einander erfahren und verstehen. Obgleich der folgende Fall ein dramatisches und etwas ungewöhnliches Beispiel ist, sind die Dynamiken allgemeingültig.

Fort mit dir, Penis!

Die Logik ist ein armseliges Modell von Ursache und Wirkung.

GREGORY BATESON

Ein treffendes Beispiel für die Macht familiärer Loyalität legte ein Klient an den Tag, mit dem ich zu Beginn meiner Ausbildung gearbeitet habe. John, ein junger Mann Anfang 20, wurde während eines Aufenthalts in einem Erziehungslager für Straftäter (*boot camp*) psychotisch und in ein Militärkrankenhaus geschickt. Seine Erfahrungen und Symptome waren recht typisch für Klienten mit der Diagnose „Schizophrenie", mit einer Ausnahme: Während einer seiner psychotischen Phasen schnitt er sich den Penis ab. Der behandelnde Pharmakologe deutete dies als eine direkte Konsequenz seiner Psychose; sein persönlicher Psychotherapeut interpretierte es als einen Versuch, homosexuelle Impulse abzuwenden, und seine Krankenschwester dachte, es wäre „total verrückt". Jeder hatte eine Meinung.

Ich wusste nicht, was ich darüber denken sollte, und fand es extrem schwierig, mich auf den Fall zu konzentrieren. Ich brauchte ziemlich lange, um eine entspannte Sitzung mit ihm zu haben. Ich fühlte mich von den

Bildern seiner Tat bedrängt und empfand seine Schmerzen aus Mitleid nach. Die ersten Sitzungen waren ein Festival von Gegenübertragungen. Sogar meine Supervisoren schienen stellvertretend an Gegenübertragungen beteiligt zu sein. Erst als ich den Fall einem Familientherapeuten vorlegte, fand ich eine Konzeptualisierung, der ich vertrauen konnte.

Um John zu behandeln, sagte mir der Therapeut, dass die ganze Familie sofort daran teilnehmen müsse – Eltern, jüngerer Bruder und Schwester – und dass er alle bei mir treffen würde. Der Gedanke, der ganzen Familie zu begegnen, erfüllte mich mit Schrecken, aber wenigstens würde ich einen Verbündeten haben, der mich durch eine vermeintlich harte Sitzung leiten würde. Um alles nur noch schlimmer werden zu lassen, bestand eine der Supervisorinnen am Krankenhaus, die von unserem Plan Wind bekommen hatte, darauf, dass die Therapie auch für die anderen Auszubildenden zu Lernzwecken offen sein müsse. So nahm ich nun eine Therapie vor mit meinem schwierigsten Klienten und seiner Familie, mit einem Ko-Therapeuten, den ich bewunderte, und umgeben von Studenten und dem Lehrkörper am Krankenhaus. Mit der Diagnose einer Stressstörung zu beginnen, schien eine gute Idee zu sein.

Am Morgen unserer Sitzung saßen mein Ko-Therapeut und ich in einem inneren Kreis mit fünf freien Sitzplätzen, umgeben von einem größeren Kreis mit Ärzten und Auszubildenden – einschließlich der Mitglieder des Behandlungslehrkörpers, deren Meinungen ich oben schilderte. Als ich ängstlich darauf wartete, dass John und seine Familie den Raum betraten, musste ich mit den Stimmen in meinem Kopf kämpfen, die mich davor warnten, mich vor all diesen Leuten zum Narren zu machen.

Schließlich öffnete sich die Tür und einer nach dem anderen kam herein. John als Erster, offensichtlich überrascht von den vielen Leuten im Raum. Er kam herüber und setzte sich mir gegenüber. Seine Mutter kam als Nächstes; der Kontrast stieß mich vor den Kopf. Hereinspazierte eine sehr lebhafte Frau Anfang 40, die ein hautenges T-Shirt mit der Strass-Aufschrift „Foxy Lady“ quer über ihren mehr als üppigen Busen trug. Als sie den überfüllten Raum sah, reagierte sie ganz anders als John – ihr Gesicht leuchtete auf, als ob sie auf eine Bühne ginge. Sie ließ ein Lächeln aufblitzen, als sie mit den Anwesenden im Raum Kontakt aufnahm, und setzte sich neben ihren Sohn. Als sie saß – ihre Hose war kurz davor zu platzen –, glitt ihre Hand die Innenseite von Johns Schenkeln entlang und schmiegte sich an sie. Wir machten alle große Augen, während unsere Kinnladen hinunterfielen.

Ihren Ehegatten und zwei andere Kinder, die hereinkamen, bemerkten wir kaum. Der Vater sucht einen Platz gegenüber von seiner Frau – übergewichtig, deprimiert und sich abmühend, den Raum zu durchqueren. Er ließ sich auf seinen Stuhl fallen und verschmolz mit ihm. Die beiden anderen Kinder – Kopien ihres Vaters – taten es ihm gleich. Wir waren alle sprachlos. Zwanzig Jahre alte Männer müssen einen sehr guten Grund dafür haben, sich von ihren Penissen zu trennen, und John hatte einen. Seine Loyalität zu seinem Vater und dem Familiensystem machte seine sexuelle Erregung durch seine Mutter hinfällig. Weil niemand anders in der Familie über die Energie verfügte, ihr gewachsen zu sein oder klare Grenzen zu setzen, war Johns Selbstverstümmelung die Lösung eines Problems, das keine andere Antwort zu haben schien.

Symptome als Ausdrucksweisen von Familienloyalität müssen nicht derart extrem sein. Ich hatte Mühe damit, aufs Gymnasium zu gehen, weil mein Vater mir viele subtile Botschaften vermittelte, es nicht zu tun, bevor er mir schließlich sagte, dass ich es nicht konnte. Glücklicherweise erkannte ich, dass dies der Ausdruck seines Schmerzes und seiner Enttäuschung aus seiner eigenen Kindheit war und nichts mit mir zu tun hatte. Er war sehr intelligent, doch sein Vater übermittelte ihm die gleiche Botschaft. Der Vorteil, in den 1960er-Jahren aufzuwachsen, bestand darin, dass ich überzeugt war, niemandem über 30 zu glauben.

Ich beobachte ähnliche Phänomene bei Schülern, deren sozialer Hintergrund Bildung nicht wertschätzen oder Frauen davon abhalten lässt. Der Stellenwert dieser Erwartungen und die unsichtbaren Loyalitäten führen häufig zu schweren inneren Konflikten. Intelligente Schüler schaffen ihren Schulabschluss nicht, obwohl sie nur noch ein weiteres Semester bräuchten, um ihn zu bekommen, oder scheitern daran, zur letzten mündlichen Prüfung für ihre Promotion anzutreten. Die symbolische Bedeutung des Diploms übersteigt die Toleranz ihrer inneren Loyalitäten. Selbst als Erwachsene erscheint ihnen das Risiko, verlassen zu werden, zu hoch, sodass sie ihre Anstrengungen, sich zu profilieren, sabotieren, um ihre Familienloyalitäten nicht zu bedrohen.

Viele meiner Klienten, besonders Frauen in den 50ern und darüber, beginnen, diese unsichtbaren Loyalitäten zu erkennen, und wenden sich wieder der Schule, der Karriere oder anderen Leidenschaften mit Begeisterung zu. Es ist eine große Freude für mich, ihnen beim Erreichen ihrer Träume zu helfen – ein wunderbarer Vorteil, ein Lehrer und ein Therapeut zu sein.

Spiritualität: gesund und ungesund

Vorsicht vor falschem Wissen; es ist gefährlicher als Unwissenheit.

GEORGE BERNARD SHAW

Unsere Klienten könnten auch tiefe Loyalitäten gegenüber ihrem religiösen Glauben und den Gemeinschaften hegen. Unglücklicherweise können sich Psychotherapie und organisierte Religion nicht gut riechen, seit Freud religiöse Glaubensinhalte als „Illusionen" bezeichnete und sie ins Bronzezeitalter des Aberglaubens zurückstufte. Erst Carl Rogers, der Sohn eines Ministers, und seine Klientenzentrierte Therapie entdeckten für die Religion und die Psychotherapie eine spannungsvolle neutrale Zone. Das Ergebnis war, dass Schüler gelehrt wurden, die Glaubensinhalte ihrer Klienten zu respektieren, was oft dazu führte, eine Interpretation religiöser oder spiritueller Glaubensinhalte als Tabu zu betrachten. Ich glaube, dass dies ein Fehler ist, weil religiöse Glaubensinhalte und Praktiken wichtige Informationen über verborgene Probleme enthalten können.

Ich bekam eine Menge dessen mit, was ich als pathologische Spiritualität beschreiben würde, in der Presse und in jeder klinischen Praxis. Ein gängiges Beispiel für eine pathologische Spiritualität tritt bei Klienten auf, die von krankhafter Scham überwältigt werden und glauben, kein

Recht auf Hilfe, Ruhe oder Glück zu haben. Ihre Hauptrolle im Leben besteht darin, anderen zu dienen, ihrer Erschöpfung, Depression und Wut zum Trotz. Diese Individuen führen oftmals buddhistische oder christliche Lehren ins Feld, um ihre Selbstlosigkeit zu rechtfertigen, und vergleichen ihr Leiden und ihr Opfer mit jenen von Asketen und Heiligen.

Obgleich Märtyrertum transzendierend zu wirken vermag, kann es auch als Rechtfertigung für Selbsthass dienen, der die Klienten davor schützt, sich der Entbehrungen und Verluste bewusst zu werden, die sie früh in ihrem Leben erfahren haben, eine Bestätigung dafür, dass beide, sie und ihre Bedürfnisse, keinerlei Bedeutung haben. Ihr äußeres Selbstopfer kann ihren heimlichen Wunsch nach einem auftauchenden guten Elternteil verbergen. Kinder, die von narzisstischen Eltern zur Gefühlsregulation benutzt wurden, wachsen zu Personen heran, die beides sein können, großzügig und wütend, edelmütig am Tag, zerstörerisch bei Nacht.

Definition: Pathologische Spiritualität

Weit gefasst, zeichnet sich pathologische Spiritualität durch religiöse Glaubensinhalte und Praktiken aus, die als Ausdrucksweisen unverarbeiteter Traumata oder als psychologische Verteidigungsmaßnahmen dienen. Deutliche Beispiele dafür sind psychopathische Kultführer, die religiöse Lehren benutzen, um andere zu manipulieren und zu missbrauchen. Geringfügig weniger gestört sind die narzisstischen TV-Prediger und die sexbesessenen Priester, die die Mitglieder ihrer Gemeinde missbrauchen. Während diese offensichtlichen Beispiele kaum der Erwähnung wert sind und selten den Weg in die Therapie finden, sind die viel häufigeren Probleme in unseren Praxen jene von Menschen, die ihre religiösen Glaubensinhalte dazu benutzen, ungeschickte Bewältigungsstrategien zu wiederholen.

Oberflächlich betrachtet, sehen sich gesunde und ungesunde Formen von Religion und Spiritualität sehr ähnlich. Es kommt darauf an, ob die Sichtweise der Menschen eine offene oder eine eingeschränkte ist. Mit anderen Worten, sind die Menschen hinsichtlich ihrer eigenen Glaubensinhalte flexibel und neugierig auf andere, oder sind sie rigide, dogmatisch und übermäßig emotional, wenn sie mit alternativen Perspektiven konfrontiert werden? Ermutigen sie ihre Glaubensinhalte, weiterhin zu wachsen, oder gibt es da eine strenge Betonung von Gehorsam und Regelbefolgung?

In gewisser Weise hatte Freud recht, was die Religion betrifft, aber nur zur Hälfte. Für viele entwickelten sich die religiösen Glaubensinhalte nur wenig weiter vom Aberglauben des Bronzezeitalters und werden benutzt, um mit ihrer Angst fertigzuwerden und ihre Dämonen in Schach zu halten. Religion wird von vielen eindeutig dazu eingesetzt, primitive Emotionen zu rechtfertigen, Vorurteile zu bestätigen und komplexe Probleme des Lebens in einer pluralistischen Gesellschaft zu vermeiden. Gleichzeitig verwenden andere ihre religiösen Glaubensinhalte dazu, sich selbst zu höheren Stufen der Empathie, des Mitgefühls und der persönlichen Erfüllung herauszufordern. Aus diesem Grund vermag eine genaue Untersuchung der spirituellen und religiösen Glaubensinhalte unserer Klienten potenziell eine Menge an Informationen über ihre frühen Erfahrungen und Innenwelten zu liefern.

Paranormale Glaubensinhalte

Ich glaube wirklich nicht an Magie.

J. K. ROWLING

Ich hatte viele Klienten, die Medien oder Hellseher aufsuchen und an außerkörperliche Erfahrungen, Zeitreisen und telepathische Fähigkeiten glauben. Obgleich niemand von ihnen psychotisch ist, leiden alle unter

Symptomen von Angst und Depression und erfuhren früh chronischen Stress und/oder spezifische Traumata. Aufgrund dieser recht einheitlichen Muster bin ich dazu gekommen, paranormale Glaubensinhalte und Praktiken generell als etwas zu betrachten, das Aufschluss über die nicht erinnerbare Vergangenheit unserer Klienten gibt.

Die meisten Menschen mit solchem Glauben, die ich kennengelernt habe, stellten keine bewusste Verbindung her zwischen ihrem starken Glauben an paranormale Phänomene und ihrer schwierigen Kindheit. Ein Mann in seinen frühen 20ern, den ich aufgrund einer Sozialphobie behandelte, war fest davon überzeugt, durch die Zeit reisen zu können. Er berichtete mir, dass er mit dem Zeitreisen begann, als er sehr jung war, und er glaubte, dass dies ihn vor einem elenden Leben zu Hause gerettet hätte. Er hatte wunderbare Erfahrungen damit gemacht, berühmte historische Figuren zu besuchen, und er lernte eine Menge über die Zukunft, die offenzulegen ihm aber nicht freistand. In den darauffolgenden Sitzungen erzählte er mir, dass seine Mutter ihn – seit er ein Kleinkind war bis zu seinem 14. Geburtstag – jeden Tag schlug. An seinem Geburtstag bat er sie, damit aufzuhören; sie sagte ihm: „Sicher!" Als er sie fragte, warum sie ihn jeden Tag schlug, lautete ihre Antwort: „Ich dachte, du magst es." Er sah seine Kindheit nicht als ungewöhnlich an – es war die einzige, die er je hatte.

Ein anderer Mann in den 30ern sagte mir, dass er über die Macht der Transsubstantiation verfüge – eine Fähigkeit, Dinge durch Gedankenkraft zu erschaffen. Er beschrieb eine Erfahrung, als er sich, nachdem ihm ein Auto die Vorfahrt genommen hatte, darauf konzentrierte, einen Bienenschwarm in dem Auto zu manifestieren, das ihn bedroht hatte. Das Letzte, an das er sich erinnerte, war der Fahrer, der wie verrückt nach den Bienen schlug, als er von der Straße abkam. Obgleich dieser Mann es verneinte, ein Opfer von Kindesmissbrauch gewesen zu sein, hatte er zärtliche Erinnerungen daran, mit seinem Vater das „Bullaugenspiel" gespielt zu haben. Als ich ihn darum bat, das Spiel zu beschreiben, erzählt er mir, dass es u. a. darin bestand, in einem T-Shirt, auf dem ein Fadenkreuz (*bullseye*) aufgedruckt war, im Hinterhof herumzurennen, während sein Vater ihn als Zielscheibe für seine Schießübungen mit dem Luftgewehr gebrauchte. Als ich ihn fragte, ob er daran dachte, dass es gefährlich sei, war seine Antwort: „Nein. Ich trug eine Brille.“ Es kam ihm nie in den Sinn, dass es, als Zielscheibe gebraucht zu werden, ein ungewöhnlicher und möglicherweise sadistischer Vater-Sohn-Zeitvertreib war.

Schließlich berichtete mir eine Frau Anfang 30, die fest an ihre telepathischen Fähigkeiten glaubte, von einer Erfahrung aus der Zeit, als sie acht Jahre alt war und mit ihrem vierjährigen Bruder auf dem Sofa fernsah. Sie hörte, wie Schüsse aus einem vorbeifahrenden Auto abgegeben wurden, als ihr kleiner Bruder vornüber fiel – als ob eine der Kugeln seinen kleinen Kopf durchbohrt hätte. Als Erwachsene litt sie unter generalisierter Angststörung*, Panikattacken und Agoraphobie**. Sie war unzertrennlich von ihrer Mutter und ihren Geschwistern. Sie telefonierten stündlich miteinander und lehnten es ab, allein, ohne die anderen, zu verreisen. Sie war davon überzeugt, dass sie einander ihre Gedanken lesen konnten und dass sie voraussagen konnte, wann sie sie anrufen und was sie sagen würden.

Alle drei waren in ambulanter Therapie aufgrund verschiedener Angstformen, sahen sich selbst nicht als Opfer eines Traumas an und waren nicht psychotisch. Doch alle glaubten an ihre paranormalen Fähigkeiten und verknüpften diese Glaubensinhalte nicht mit den Erfahrungen in ihrer Kindheit. Der symbolische Wert, dem Missbrauch zu entfliehen, indem man durch die Zeit reist, die Fähigkeit besitzt, sich durch die Kraft der Gedanken zu schützen, und angesichts eines überwältigenden Verlustes psychische Verbindungen aufrechtzuerhalten, liegt auf der Hand. Ein Psychoanalytiker würde sagen, dass ihr symbolischer Wert mehr als ausreicht, diese Glaubensinhalte zu erschaffen und zu bewahren – und ich würde ihm zustimmen. Aber ich denke, dass es da noch mehr gibt.

---

* Die generalisierte Angststörung, engl. „generalized anxiety disorder“, ist eine Form der „sonstigen Angststörungen“, bei der sich die Angst verselbstständigt und ihre Zweckmäßigkeit und Relation verliert, A. d. Ü.

** Agoraphobie, auch als „Platzangst“ bezeichnet, ist eine Angststörung, die durch bestimmte Orte und Situationen wie weite Plätze oder Menschengedränge ausgelöst wird, A. d. Ü.

Frühes Trauma und chronischer Stress in der Kindheit haben zahlreiche Auswirkungen auf die Entwicklung des Gehirns – die alle die Entwicklung und die Beibehaltung paranormaler Glaubensinhalte unterstützen könnten. Neurologische Eigenschaften, die mit einem Trauma in Verbindung gebracht werden, wie ein kleinerer Hippocampus, eine größere Amygdala und lang anhaltende Cortisol-, Adrenalinspiegel sowie körpereigene Endorphine beeinflussen die physiologischen, psychologischen und sozialen Verarbeitungsprozesse auf eine Art und Weise, die Klienten zur Therapie führen.

Die Psychotherapie kann vor allem für diese Opfer von frühem Stress und Trauma wichtig sein, weil sie der einzige zugängliche Kontext sein dürfte, in dem sie etwas über die Verzerrungen ihrer Kindheitserinnerungen lernen können. Sie können entdecken, wie stark ihr Geist an Glaubensinhalte und weniger an Wahrheiten gebunden ist und wie frühe Erfahrungen unsere Erfahrung von Wirklichkeit formen. Vielleicht am wichtigsten ist jedoch, dass die Therapie einen Rahmen bietet, in dem die Klienten neuen Informationen ausgesetzt sind, die ausschließlich ihrem Wohlergehen dienen, und nicht um die Bedürfnisse ihrer Mitmenschen zu stillen.

4

Mit unserem Geist das Gehirn verändern

Unser Wissen kann nur endlich sein,
während unser Nichtwissen notwendigerweise unendlich sein muss.

KARL POPPER

Ein weiser Mann fragte mich einst, ob ich den Unterschied zwischen einer Ratte und einem Menschen kennen würde. „Es gibt viele Unterschiede", entgegnete ich, „Tasthaare, Fell und Schwänze …", alle waren wahr, ließen ihn aber unbeeindruckt. Hier nun die Geschichte, die er mir erzählte:

Wenn du eine hungrige Ratte auf eine Plattform umgeben von fünf Tunnels stellst und Käse im hinteren dritten Tunnel versteckt hast, wird die Ratte jeden Tunnel erforschen, bis sie den Käse findet. Ratten verfügen über ein ausgezeichnetes räumliches Gedächtnis, sodass dieselbe Ratte, wenn du sie ein paar Tage später an dieselbe Stelle setzt, sofort in den dritten Tunnel kriechen würde, um nach dem Käse zu suchen. Doch angenommen, du würdest nach ein paar Tagen den Käse in den fünften Tunnel verlegen. Die Ratte wird damit fortfahren, den dritten Tunnel mehrere Male entlangzukriechen, um nach dem Käse zu suchen, obwohl er sich gar nicht mehr dort befindet.

Das ist also der Unterschied zwischen einer Ratte und einem Menschen. Irgendwann wird die Ratte damit beginnen, die anderen Tunnels nach dem Käse zu erforschen. Menschen dagegen werden den dritten Tunnel für immer entlanggehen, weil sie glauben, dass der Käse sich dort befinden müsse. Wenn wir uns in Mustern verfangen, die unsere Glaubensinhalte, Theorien und „guten Ideen“ bestätigen, ist es klar, dass uns unsere Gehirne keinen Dienst erweisen und dass unser Geist nicht unser Freund ist.

Wir sehen dies oft an unseren Klienten und an uns selbst, wenn wir damit fortfahren, die gleichen erfolglosen Strategien mit den kontinuierlich negativen Ergebnissen in unserem Leben anzuwenden. Dies ist umso wirkungsvoller, wenn klar wird, dass wir in anderen Lebensbereichen sehr erfolgreich sein könnten. Wir könnten sogar diejenigen sein, die von anderen um Rat und Anleitung gebeten werden. Das gleiche Phänomen taucht auf, wenn Therapeuten damit fortfahren, erfolglose Strategien und Techniken bei Klienten anzuwenden und den ausbleibenden Fortschritt dem Widerstand der Klienten zuschreiben.

Ein Weg, emotionale Störungen zu konzeptualisieren, besteht darin, weiterhin das Gleiche auf die gleiche Weise zu tun und dabei auf ein anderes Ergebnis zu hoffen. Mit anderen Worten, die Menschen gehen weiterhin den dritten Tunnel entlang, finden keinen Käse und versuchen es nochmals. Dieser Käse mag Liebe oder Erfolg bei der Arbeit oder einfach das Finden des Seelenfriedens sein. Doch ganz gleich, wie oft sie die gleiche Strategie anwenden, sie kommen mit leeren Händen zurück, bis sie die Tatsache akzeptieren, dass sie von einer neuen Strategie profitieren könnten.

Die gute Nachricht im Hinblick auf Ratten ist, dass sie pragmatisch, flexibel und nicht vorbelastet sind, sich an erfolglose Strategien zu klammern. Obwohl ich lieber ein Mensch als eine Ratte sein würde, müssen wir manchmal eher wie Ratten denken, um erfolgreich zu sein. Es gibt eine Reihe kognitiver Therapien, die versuchen, unser Rattengehirn zu benutzen, indem sie uns helfen, dysfunktionale oder irrationale Glaubensinhalte aufzuspüren und infrage zu stellen.

Definition: Geist und Gehirn

Unser Gehirn besteht aus der „Wetware" unseres Nervensystems* – die Millionen von Zellen, aus denen die neuronalen Netzwerke bestehen und die unsere Körper durchziehen. Unser Geist entspringt unserem Nervensystem und umfasst Gedächtnis, Bewusstsein und Selbstwahrnehmung. Die Arten und Weisen, wie unser Gehirn geformt wird, spielen eine wichtige Rolle bei der Formung unseres Geistes, während unser Geist die Fähigkeit besitzt, unser Gehirn durch bewusste Veränderungen unserer Gedanken, Handlungen und Emotionen zu verändern.

Wenn dein Geist nicht dein Freund ist

Wo Unwissenheit unser Meister ist, gibt es keine Möglichkeit echten Friedens.

DER DALAI LAMA

Das menschliche Gehirn ist in der Lage, alles zu erschaffen, vom Cheeseburger bis zum Impressionismus. Aufgrund unserer Leistungen neigen wir dazu, uns überlegen zu fühlen, vor allem im Vergleich zu anderen Tieren. Fügen wir diesen noch unsere technischen Errungenschaften, einschließlich des Computers, der Raumfahrt und der Mikrochirurgie, hinzu, so bilden wir uns allesamt ein, einen gewissen evolutionären Gipfelpunkt erreicht zu haben. Trotzdem tendiert unser Fokus auf die technischen

* Mit engl. „wetware" = dt. wörtl. „nasse Ware" ist nichts anderes als unser Gehirn gemeint, ein aus der Computersprache abgeleiteter, auf biologische Lebensformen angewandter Begriff in Analogie zur Unterscheidung zwischen Hard- bzw. Software, A. d. Ü.

Leistungen und die Herrschaft über die Tiere dazu, zu verschleiern, wie unzureichend wir unsere eigenen Gedanken, Verhaltensweisen und Emotionen verstehen und kontrollieren.

Unser Gehirn und unser Geist sind voller Informationen und produzieren unablässig Gedanken und Gefühle; manche gute, manche weniger gute, manche einfach furchtbar. Unglücklicherweise fällt es uns oft schwer, den Unterschied zu erkennen. Die Titelseite einer jeden großen Zeitung zeugt davon, wie schlicht Menschen in lebenswichtigen Dingen sind. Unter einer dünnen Schicht von Höflichkeit bleiben wir primitive Tiere, die von überhitzten Emotionen, verzerrtem Denken und unbewusstem Egozentrismus getrieben werden. Das sind keine Charakterfehler oder psychiatrische Störungen, sondern natürliche Folgen unserer Evolutionsgeschichte.

Ein gutes Beispiel dafür ist Depression, die uns wie einen Hund an der Leine herumzuführen vermag. Eine Veränderung in der Biochemie, die uns in die Depression gleiten lässt, macht aus einem Leben, das gestern noch in Ordnung war, über Nacht einen Albtraum. Das Einzige, das sich verändert hat, könnte Ihr Serotoninspiegel sein. So haben Sie gestern noch Pläne für den Winterurlaub geschmiedet, und heute denken Sie über Wege nach, sich umzubringen, sodass Sie keine große Unordnung hinterlassen. Sie könnten sich nicht einmal mehr daran erinnern, wie gut Ihr Leben gestern war.

Obgleich Medikamente für viele von uns, die mit Depressionen zu kämpfen haben, wahre Wunder vollbringen können, müssen wir weiterhin lernen, uns unseres Geistes bewusst zu sein und ihn sorgfältig zu führen, was uns erlaubt, rasch zu begreifen: „Oh, ich denke gerade darüber nach, aus dem Fenster zu springen. Meine Gehirnchemie hat sich verändert. Ich sollte heute wirklich gut zu mir sein, keine wichtigen Entscheidungen treffen und mir nichts vornehmen, was mein Geist allzu ernst nehmen würde – heute ist mein Geist nicht mein Freund." Ein Therapeut kann seinen Klienten helfen, Gemütszustände zu erkennen, die ihre Wirklichkeitswahrnehmung negativ verzerren, und Strategien zu entwickeln, um ihre Ruhetage besser unter Kontrolle zu haben.

Sich ins Unbewusste essen

Unbewusst zu sein, ist die ultimative Unfähigkeit.

JESSA GAMBLE

Vor Jahren erzählte ich meiner Therapeutin, dass ich mir wünschte, besser in Form zu sein, dass ich mich aber trotz all meiner Anstrengungen noch Tage davon entfernt fühlte. „Wenn ich nur besser essen könnte", erzählte ich ihr. In guter therapeutischer Manier entgegnete sie: „Erzählen Sie mir mehr." Ich sagte ihr, dass ich fast jeden Tag üben würde, eine Menge gesunder Produkte zu essen, und auch auf mein Gewicht achtgeben würde. An den meisten Tagen esse ich diszipliniert bis zum Abend. An einem gewissen Punkt während des Abends geriete ich aber in einen Geisteszustand, in dem ich eine Menge Süßigkeiten und Schnellgerichte essen würde. Ich nehme an, Sie würden dies als Fressanfälle bezeichnen*, aber weil ich in so guter Form und nicht übergewichtig war, habe ich es nie so genannt. Doch war es klar, dass die Zahl und die Art der Kalorien, die ich an den meisten Abenden zu mir nahm, nicht gut waren.

Je mehr ich über meine abendlichen Fressanfälle sprach, desto bewusster wurde mir, wie automatisch und unbewusst dieses Verhalten war und wie es meiner Kontrolle entglitt. Als die Sitzung zu Ende war, schlug sie mir vor, mehr darüber nachzudenken, was ich sofort wieder vergaß. Ein paar Tage später, als ich morgens zwischen Schlafen und Wachen in meinem Bett lag, fing eine Erinnerung an meinen Geist zu beschäftigen, die sich wie ein Tagtraum anfühlte.

Ich war ein kleiner Junge, vielleicht sieben oder acht Jahre alt, der in die Küche ging, wo meine Großmutter aufräumte. Ich war wegen irgendetwas traurig, und statt auf meine Worte oder Gefühle zu antworten, drehte sie sich allmählich nach rechts und öffnete den Kühlschrank. Sie

---

* engl. „binge eating" von „binge" = „Gelage", eine Essstörung, bei der es zu periodischen unkontrollierbaren Heißhungerattacken kommt, A. d. Ü.

griff ins Tiefkühlfach und holte eine halbe Gallone* Eiscreme heraus. Als sie sich mir wieder zuwandte, zog sie die Verschlussclips ab, nahm einen Löffel und steckte ihn in die Eiscreme. Ich streckte die Hände aus, und sie überreichte mir die große Eiscremebox. Als ich wegging, drapierte sie meine Schultern mit einem Geschirrtuch. Ich legte mich aufs Sofa und aß, die Eiscreme auf der Brust, einen Löffel nach dem anderen von dem köstlichen Zeug, bis ich in einen Zustand der Überzuckerung geriet.

Was meine Familie betrifft, ist es wichtig zu wissen, dass der unmittelbare Ausdruck von negativen Gefühlen selten war und Diskussionen über Emotionen nicht stattfanden. Es gab einen besonderen Unterlassungsbefehl gegen Traurigkeit, etwas, das ich erst später im Leben erkannte. Es gab bereits viele Tragödien, Verluste und Kummer, und ich, als das erste Kind einer neuen Generation, sollte vor dieser Traurigkeit bewahrt werden. Das bedeutete, dass das Ausdrücken von Traurigkeit um jeden Preis abgewehrt werden musste. Essen war ein Weg, uns von Emotionen, vor allem den negativen, fernzuhalten. Unglücklicherweise enthielt mir das eine Sprache vor, mit der ich die schmerzvollen Aspekte meiner Innenwelt hätte verstehen können.

Darüber hinaus, dass mir ein wertvoller Weg in meiner Therapie eröffnet wurde, lernte ich eine Technik kennen, die unter dem Namen HALT von den Anonymen Alkoholikern gebraucht wird, um die Selbstwahrnehmung zu verbessern. Wenn Ihnen nach einem Drink zumute ist, sagen Sie das Wort „HALT“ und fragen sich selbst, ob sie hungrig, verärgert, einsam oder müde sind.** Die Idee ist, dass es, wenn Sie etwas trinken wollen, wahrscheinlich eine Emotion gibt, die dieses Bedürfnis auslöst. Natürlich kann es andere Emotionen geben, aber sie würden sich nicht mit HALT buchstabieren lassen, was recht nützlich ist.

HALT erinnert Sie nicht nur daran, nicht zu trinken (oder, in meinem Fall, nicht zu essen), sondern auch selbstreflexiv zu sein und sich um eine gute Beziehung zu sich selbst zu kümmern. Sie tun etwas, das

---

* Engl. „gallon“ ist ein amerikanisches Hohlmaß und entspricht 3,785 Liter, A. d. Ü.

** Bei dem Wort „HALT“ handelt es sich um ein Akronym, bestehend aus den Anfangsbuchstaben der engl. Wörter „hungry, angry, lonely, tired“; A. d. Ü.

ein guter Elter tun sollte, indem Sie sagen: „Ich kann sehen, dass etwas nicht stimmt, sag mir, was du gerade erlebst." Die ergänzte Bewusstheit unterbricht eine Kette von inneren Ursache-Wirkung-Beziehungen, was einem die Möglichkeit eröffnet, nachzudenken, zu überprüfen und sich neu zu orientieren. An diesem Punkt erweisen sich gewachsene und reife Beziehungen zu Ihrer Innenwelt als nützlich.

Die HALT-Technik zu gebrauchen ist ein Weg, Ihren Geist einzusetzen, um Ihr Gehirn zu verändern. Sich selbst zu fragen, was man fühlt, statt in automatische Verhaltensweisen zu verfallen, erlaubt es Ihrem Geist, sich mit dem primitiven Gehirn wieder zu verbinden. In gewisser Weise geben Sie sich selbst das, was Sie als Kind brauchten – beachtet zu werden, sich gefühlt zu fühlen und Ihre Erfahrungen auf eine gesunde Art und Weise zum Ausdruck zu bringen. Diese innere Neubeelterung* wird schließlich den neuronalen Schaltkreis integrieren, der es Ihnen erlaubt, Symptome durch funktionale Anpassungen zu ersetzen. In meinem Fall hieß dies, besser auf mich aufzupassen, mehr in Beziehungen zu investieren und bereit zu sein, mich dem Schmerz zu stellen.

Bezeugen

Jede Wahrheit ist leicht zu verstehen, sobald sie entdeckt worden ist.

GALILEO GALILEI

Da wir von Grund auf soziale Geschöpfe sind, die Teil eines Gruppengeistes sind, ist Wirklichkeit größtenteils eine soziale Konstruktion. Dinge werden realer und solider, wenn wir wissen, dass sie von anderen wahrge-

---

* „Neubeelterung", engl. „reparenting", ist ein Begriff aus der Psychotherapie, der eine Haltung beschreibt, die dem Patienten gezielt nachträgliche elterliche Fürsorge zukommen lässt, A. d. Ü.

nommen werden. Kinder demonstrieren dies auf eine unmittelbare Art und Weise, wenn sie ihre Eltern wiederholt anflehen: „Schau her, schau her!“, während sie ein Rad schlagen oder eine Schachtel auf dem Kopf balancieren. Einen Zeugen zu haben, aktiviert die sozialen Gehirnsysteme, die den meisten von uns das Bewusstsein verleihen, wie wir in den Augen anderer aussehen, und uns eine objektivere Perspektive auf unsere eigene egozentrische Sicht eröffnen.

Angst und Terror führen häufig dazu, dass wir uns von geteilten Erlebnissen entkoppeln. Ich hatte Klienten aus Bagdad, Beirut und London, die sich durch Kultur, Sprache und Generationen voneinander unterschieden, die aber die Erfahrung teilten, sich in Gebäuden aufgehalten zu haben, die von Bomben zerstört worden sind. Sie alle beschrieben die gleiche Erfahrung – das Lauterwerden des Pfeifgeräusches, die Explosion, die gewaltsamen Momente, die langen Phasen von Totenstille, die Anstrengung, in den Staubwolken zu atmen, und die Suche nach den Körpern der geliebten Menschen.

Ein anderer Klient, der zu Fuß aus Osteuropa vor den Nazis floh, durchquerte ein Feld mit seinem älteren Bruder. Ein Kampfflugzeug warf eine Bombe ab, die nur ein paar Schritte von ihrem Versteck entfernt einschlug. Sie starrten regungslos auf die Bombe, darauf wartend, dass sie explodierte, wussten nicht, was sie tun sollten. Eine junge Frau, mit der ich arbeitete, wurde von ihrem sadistischen Ehemann in die Wüste gefahren und gezwungen, ihr eigenes Grab zu schaufeln, während er sich hinsetzte und sein Messer wetzte. Dies sind alles Erfahrungen, die uns in Angst und Schrecken versetzen, bis zu dem Punkt, an dem wir einen Schock erleiden, unsere Worte verlieren und uns auflösen. Das Trauma setzt sich in uns fest und wird zum Soundtrack unseres emotionalen Innenlebens.

Der Wert eines Zeugen angesichts des Schreckens kann nicht hoch genug eingeschätzt werden. Jemand, der bereit ist, mit uns bis zum Explosionspunkt unseres Schmerzes zu gehen, kann uns helfen, uns damit auseinanderzusetzen. Einem anderen unsere Geschichte erzählen zu müssen ermutigt uns, eine Erfahrung zu artikulieren, die nur eine Reihe von Bildern, Körperempfindungen und Emotionen sein könnte. Einer anderen Person unsere Erlebnisse verständlich zu machen ermöglicht es uns, sie auf eine klarere und kraftvollere Art und Weise zu begreifen. Die Geschichte zu erzählen bietet uns auch die Gelegenheit, die Reaktion des anderen zu sehen, was uns wiederum hilft, die emotionale Bedeutung unserer Erfahrungen zu begreifen. Indem wir anderen die Geschichte erzählen, bilden wir uns darüber hinaus eine neue Erinnerung von der Geschichte, die nun einen Zeugen einschließt, sie zu einer öffentlichen Erfahrung macht. Sobald wir eine artikulierte Geschichte haben, sind wir in der Lage, sie zu be- bzw. zu überarbeiten – etwas, das nicht existent ist, wenn eine Erfahrung sich aus Bildern und Emotionen zusammensetzt, die sich außerhalb der Zeit befinden.

Die Fähigkeit, psychischen Schmerz zu heilen, indem wir unsere Geschichte anderen erzählen, hat sich in unserem Gehirn über einen Zeitraum von hunderttausend Jahren ausgebildet, lange bevor die Therapie in Gestalt professionellen Eingreifens aufkam. Wenn junge Therapeuten diese Geschichten hören, haben sie das Gefühl, etwas mit den Informationen tun zu müssen, um den eigenen Lebensunterhalt zu verdienen. Mit der Zeit können wir die Tatsache besser wertschätzen, dass bereits einfach etwas zu bezeugen ein wichtiger Teil unseres Berufes ist. Manchmal ist es am besten, nichts zu tun, außer zuzuhören, genau das, was nottut.

Die Selbstwahrnehmung ausdehnen

Meditation ist teilnehmende Beobachtung.

DER BUDDHA

Wie das Ausdrücken von Gefühlen müssen auch die Innenschau und die Selbstwahrnehmung erlernt werden. Indem wir unsere Innenwelten erforschen, lernen wir, dass unser Geist die Sprache auf unterschiedliche Art und Weise gebraucht. Tatsächlich werden sich die meisten von uns durch Selbstreflexion dessen bewusst, dass wir zwischen verschiedenen Perspektiven, emotionalen Zuständen und Formen des inneren Selbstgesprächs hin und her zu wechseln scheinen. Während unterschiedlicher Geisteszustände gibt es mindestens drei Stufen der Sprachverarbeitung: eine reflexive soziale Sprache, einen inneren Dialog und eine Sprache der Selbstreflexion.

Die reflexive soziale Sprache (RSL) ist ein Fluss aus Worten, dessen Existenz im Dienst der Beibehaltung sozialer Verbindungen zu stehen scheint. Als vornehmliche Funktion der linken Gehirnhälfte spiegelt RSL Aktivitäten innerhalb der interpersonellen Welt wider und ist dafür bestimmt worden, soziale Interaktionen zu erleichtern. Verbale Reflexe, Klischees und überlernte Reaktionen* in sozialen Situationen schaffen ein sinnvolles Verbindungsnetz zu unseren Mitmenschen. Das beste Beispiel dafür ist das obligatorische „Wie geht es dir? Gut. Und wie geht es dir? Gut. Wir sehen uns später." Die meisten von uns erfahren diese Sprachstufe, wenn wir automatisch etwas Positives sagen, um einen Konflikt zu vermeiden, oder wenn wir den Menschen erzählen, es würde uns „gut gehen", unabhängig davon, was uns Sorgen bereitet. Die natürlichen Klischees des RSL laufen bei uns so automatisch ab wie das Gehen und Atmen und dienen bei menschlichen Gruppen dem gleichen Zweck wie Pflege und Spiel bei anderen Primaten. Tatsächlich scheinen sie eher motorische Reflexe als wirkliche Ausdrucksformen unserer Gedanken oder Gefühle zu sein.

Über RSL hinaus sind wir uns der Gespräche bewusst, die in unseren Köpfen stattfinden. Dieser innere Dialog ist eine Privatsprache, die sich häufig von dem unterscheidet, was wir typischerweise anderen sagen. Während RSL von sozialer Kooperation angetrieben wird, wird der innere Dialog als eine einzelne Stimme oder Konversation mit einem für gewöhnlich negativen emotionalen Ton erfahren. Die innere Sprache könnte sich auf einer anderen Bahn als der sozialen Sprache entwickelt haben, die private Gedanken gestattet. Dieser automatische, manchmal

* Der engl. Begriff „overlearned reactions" entstammt der Lernpsychologie und meint soviel wie „automatisierte Reaktionen", A. d. Ü.

zwanghafte Gedankenfluss wird am häufigsten von Angst, Zweifel und Scham in Gang gesetzt. „Habe ich die Hintertür abgeschlossen? Ich bin so dumm! Sehe ich in dieser Hose dick aus?"

Diese Stimme kommt wahrscheinlich aus der rechten Gehirnhälfte, weil sie agrammatisch ist und für gewöhnlich einen negativen Ton hat. Unglücklicherweise ist sie auch ein Schlüssel dafür, dass die rechtshirnige Verarbeitung zur bewussten Wahrnehmung beisteuert. Es ist die innere Stimme unseres Schattens, die unser Vertrauen unterminiert, und die kritische Stimme, die über andere Gerüchte verbreitet. RSL und innerer Dialog sind beide reflexiv und habituell, und sie dienen dazu, vorherrschende Ansichten, Verhaltensweisen und Gefühle beizubehalten. RSL ist ein Ausdruck der Art und Weise, wie wir gelehrt wurden, mit anderen Menschen zu interagieren; unsere innere Sprache spiegelt wider, wie wir gelehrt wurden, über uns selbst, unsere Bindungen und unseren sozialen Status zu denken. Während RSL also dafür sorgt, dass wir uns gruppengemäß verhalten, lässt uns der innere Dialog auf den Gleisen bleiben, auf die unsere Eltern uns zu Beginn unseres Lebens gesetzt haben.

Obgleich wir die meiste Zeit damit verbringen, zwischen RSL und innerem Dialog hin und her zu springen, kommt es zuweilen vor, dass wir einen Geisteszustand erreichen, der es uns erlaubt, beides, RSL und inneren Dialog, zu beobachten. Es ist so, als ob wir einen inneren Ruhepunkt finden würden, von dem aus wir, jenseits des zwanghaften Flusses von Worten, Gedanken und Handlungen, reflektieren können. Diese dritte Stufe, die selbstreflexive Sprache, ist ein Vehikel aufmerksamer Betrachtung. Sie dient unseren exekutiven Funktionen und unserer Vorstellung dazu, eine objektive Sichtweise auf unsere Erfahrung zu erlangen. Unsere Klienten dabei anzuleiten, sich dieser verschiedenen Arten und Weisen der inneren Sprachen und Geisteszustände bewusst zu werden, unterstützt eine Ausweitung der Selbstwahrnehmung, der Emotionsregulation und des Lernens.

Zu lernen, dass wir mehr sind als die Stimmen, die uns verfolgen, kann Hoffnung machen und als Mittel dienen, unser Leben zu ändern. Sobald sich die Sprache der Selbstwahrnehmung ausgeweitet und verfestigt hat, lernen wir, dass wir in der Lage sind zu wählen, ob wir den

Erwartungen anderer und den Aufträgen unserer Kindheit und Kultur folgen oder nicht folgen wollen. Dergestalt kann vieles von unserem Leiden auf den Fluss der Gedanken, die Stimmen in unseren Köpfen und die Geschichten, die wir über uns selbst erzählen, zurückgeführt werden.

Was würde der Buddha tun?

Verweile nicht in der Vergangenheit, träume nicht von der Zukunft, konzentriere deinen Geist auf den gegenwärtigen Moment.

DER BUDDHA

Obgleich der Buddhismus viele wertvolle Lebenslehren enthält, ist eine der wichtigsten die Unterscheidung von Schmerz und Leiden. Schmerz ist mit der Natur verwoben und ein unvermeidbarer Teil des Lebens. Begehren führt zu Enttäuschung; lieben heißt, Verluste erfahren, und geboren zu sein, führt natürlicherweise zu Alter und Tod. Dagegen ist Leiden das, was unser Geist aus diesen Erfahrungen macht, wenn sie nicht in der Nähe sind. Leiden ist der Kummer, den wir erfahren, wenn wir uns darüber sorgen, nicht die Dinge zu bekommen, die wir brauchen, oder der Verlust von Dingen, die wir haben. Es ist die vorweggenommene Angst und das verhängnisvolle Denken, das wir damit verbinden, nicht die richtige Jeans anzuhaben, nicht alles mit der Note Eins zu bestehen oder nicht geheiratet zu werden und ein Baby nach Plan zu bekommen. Leiden ist das, was unser Geist bewirkt, um uns unzufrieden und verrückt zu machen, ganz gleich, wie viel wir davon haben.

Von extremen Emotionen und fehlgeleiteten biochemischen Zuständen angetrieben, scheint unser Geist eine Vorliebe dafür zu haben, vom Rationalen hin zum Irrationalen zu wechseln. Wenn Angst die primitiven Handlungsmächte wachruft, wird aus vorwegnehmender Angst Katastrophendenken und lässt die schlimmsten Szenarien am wahrscheinlichsten werden. Aus Grautönen wird schwarz-weiß, Wahlmöglichkeiten führen zu Alles-oder-Nichts-Entscheidungen mit lebensbedrohlichen Konsequenzen. Sichtbarkeit wird sich als Betrug, als Verbannung aus dem Stamm und sogar als Steinigung herausstellen. Denken Sie einen Moment lang über eine alte Fabel von einem Mann im Angesicht des Todes nach.

Die Erdbeere und die Tiger

Ein Mann, der über ein Feld ging, begegnete einem Tiger. Er floh, der Tiger ihm nach. An einen Abgrund gelangend, hielt er sich an der Wurzel eines wilden Weines fest und schwang sich über den Rand hinunter. Der Tiger beschnüffelte ihn von oben. Zitternd blickte der Mann nach unten, wo, weit unten, ein anderer Tiger darauf wartete, ihn zu fressen. Nur die Weinrebe bot ihm Halt. Zwei Mäuse, eine weiße und eine schwarze, begannen nach und nach die Weinrebe anzunagen. Der Mann erblickte eine saftige Erdbeere in seiner Nähe. Den Rebstock mit einer Hand umklammernd, pflückte er mit der anderen die Erdbeere. Wie süß sie doch schmeckte!

Obgleich die meisten von uns niemals die Gelassenheit des Mannes in dieser Fabel für sich beanspruchen würden, ist die Botschaft klar. Auch wenn wir alle an dem gleichen Rebstock hängen, konzentriert sich unser Geist auf die Tiger und verpasst die Erdbeeren – aus diesem Grund leiden wir. Das Ziel des Buddha, die Erleuchtung, war es, dem Leiden ein Ende zu setzen, indem das Verlangen, die Leidenschaft und das Selbst ausgelöscht werden.

Die meisten Klienten kommen nicht um der Erleuchtung willen zur Therapie, aber viele müssen tatsächlich weniger symptomatisch werden, müssen ihren eigenen Weg verlassen und sich im Leben mehr engagieren – um frei zu sein, um zu lieben und zu arbeiten. Ein vernünftiges Ziel. Wenngleich das Ziel der Therapie nicht darin besteht, erleuchtet zu werden, sind einige der Strategien den buddhistischen Praktiken ähnlich. Sie werden in der Tat schon ein paar Gemeinsamkeiten zwischen dem buddhistischen Begriff des Schmerzes und des Leidens und einigen Dingen, die Sie bereits über die Rational-Emotive Verhaltenstherapie* wissen, erkannt haben. Albert Ellis** bemerkte diese Neigungen des Geistes und entwickelte Strategien, um rationales Denken im Kampf gegen das irrationale einzusetzen.

Achtsam sein

Unwissenheit hat immer Angst vor Veränderung.

JAWAHARLAL NEHRU

Achtsam zu sein schließt die Erinnerung daran ein, dass wir über einen Geist verfügen, was nicht so leicht ist, wie es klingt. Während unser Darm und die Blase uns an unsere Existenz erinnern, ist unser Geist ruhig und zurückhaltend, er zieht es vor, unbeachtet zu bleiben. Es gibt keinen Widerschein, der uns auf die Existenz des Geistes hin ausrichtet, keinen Druck, der ausgeübt wird, keine Schuld, die uns beschäftigt, wenn wir ihn ignorieren. Dergestalt impliziert achtsam zu sein, Anstrengung und Disziplin. Aus diesem Grund gehen viele Menschen durchs Leben, ohne zu realisieren, dass sie einen Geist besitzen.

---

* Die Rational-Emotive Verhaltenstherapie, abgekürzt REVT, engl. „Rational Emotive Behavior Therapy“, gehört zu den psychologischen Verfahren und ist sowohl gesprächs- als auch verhaltensorientiert, A. d. Ü.

** Albert Ellis (1913–2007) war ein US-amerikanischer Psychologe und Psychotherapeut, der 1955 die Rational-Emotive Verhaltenstherapie begründete und seitdem kontinuierlich weiterentwickelte, A. d. Ü.

Falls wir es schaffen, uns daran zu erinnern, dass wir über einen Geist verfügen, was dann? Was fange ich mit diesem Geist an, den ich entdeckt habe? Eines der ersten Dinge, die Sie bemerken könnten, wenn Sie sich Ihres Geistes bewusst werden, ist, dass er fortwährend Gedanken generiert, ob Sie das nun wollen oder nicht. Es könnte eine momentane Unterbrechung dieses Flusses geben, wenn Sie ihn zum ersten Mal in Augenschein nehmen, doch schon bald kehrt er zu seinem unaufhörlichen Strom aus Gedanken und Bildern zurück. Aber was Sie jetzt haben, das ist die Fähigkeit, den Prozess zu beobachten, der sich auf einer Art inneren Bühne abspielt. Das Nächste, das Sie bemerken, ist, dass dieser Gedankenfluss ohne bewusste Anstrengung oder Absicht weitergeht. Sie müssen sich nicht einmal mit ihm identifizieren. Dergestalt kommt all dies Zeug, das Ihr Geist produziert, aus Ihrem Inneren, aber es ist nur ein Teil von Ihnen. Doch wer schenkt dem Bewusstseinsstrom letzten Endes seine Aufmerksamkeit? Das sind auch Sie.

Indem Sie das bemerken, sind Sie nicht mehr nur ein unablässiger Strom aus Gedanken, Bildern und Verhaltensweisen. Sie haben ein paar Wahlmöglichkeiten, die Sie vorher nicht hatten. Sie können Ihren Geist auf einen Rundgang im Inneren Ihres Körpers mitnehmen, um Spannung und Schmerz an dieser oder jener Stelle zu spüren. Es ist überraschend zu entdecken, wie viel Spannung wir an manchen Orten aufrechterhalten und wie völlig unbewusst wir uns dessen sein können. Einem angenehmen Geruch seine ganze Aufmerksamkeit zu schenken, Ihr Bewusstsein zu fokussieren oder sich in eine tiefe Muskelentspannung einzulassen, kann andererseits überaus wohltuend sein.

Etwas anderes, das Sie tun können, ist, eine Reise durch den Geist anderer Menschen zu unternehmen. Sobald Sie sich ein wenig von Ihrem eigenen Bewusstseinsstrom abgelöst haben, können Sie sich vorstellen, wie die Welt aus der Perspektive anderer aussieht. Noch wertvoller ist es sogar, wenn Sie sich vorstellen, wie sie Sie erleben und sogar Ihre Sichtweise bei einem Streit oder einer Meinungsverschiedenheit. Achtsamkeit bietet einem die Gelegenheit, in Erwägung zu ziehen, dass auch ein anderer recht haben könnte, sie ist ein extrem wertvolles zwischenmenschliches Werkzeug. Da diese Art und Weise des Denkens für uns nicht reflexiv ist, hält die natürliche Auslese es vielleicht nicht für allzu wichtig, über ein achtsames Bewusstsein zu verfügen. Tatsächlich denken einige Evolutionstheoretiker, dass die Selbstwahrnehmung wirklich schädlich für das Überleben sein könnte, weil es unsere Reaktion auf potenziell gefährliche Situationen senkt oder uns zweifeln oder zögern lässt, wenn wir handeln müssten.

Nehmen wir an, dass sich die Ängste der Evolutionsbiologen auf Tiere in natürlichen Umgebungen beziehen, und nicht auf moderne Menschen in technisch fortgeschrittenen Kulturen. Angesichts unserer gegenwärtigen Umgebung und der dichten Matrix sozialer Verbindungen, in denen wir leben, könnte das Denken vor dem Handeln zunehmend wichtig für das menschliche Überleben werden. Einer der Vorteile der Achtsamkeit besteht darin, eine Gedenkzeit zwischen Impuls und Handlung zu schaffen. Und ein Nutzen beim Erforschen unseres Körpers nach Schmerz und Spannung ist, dass Stressoren manchmal physische Form annehmen, was Einblick bietet in das, was in unserem Gehirn und in unserem unbewussten Geist vor sich geht.

Der CEO* Ihrer selbst werden

Frieden kommt von innen.

DER BUDDHA

Ein Klient, den ich Shaun nenne, saß mir gegenüber und sah mich verzweifelt und hoffnungslos an. „Warum werde ich von diesen Stimmen verfolgt? Mein Leben ist großartig. Ich hab's geschafft, warum kann ich es also nicht einfach genießen? Wenn die Stimmen mich nicht kritisieren, kritisieren sie

* CEO ist die engl. Abkürzung für „Chief Executive Officer", die US-amerikanische Bezeichnung für den Geschäftsführer, Vorstandsvorsitzenden oder Generaldirektor, A. d. Ü.

alles, was ich tue, im Nachhinein." Ich kannte Shaun gut. Ich wusste auch, dass diese Stimmen kein Anzeichen einer Psychose waren. „Ich weiß. Die nerven, nicht war?", entgegnete ich. „Hören Sie sie auch?", fragte er. Ich erwiderte: „Absolut, ich kann mich an keine Zeit ohne sie erinnern." „Nun, wo kommen sie denn her, und wohin gehe ich, um einen Exorzismus vornehmen zu lassen?", fragte er. Ich lächelte und sagte: „Ich habe eine Theorie.

Das menschliche Gehirn hatte eine lange und komplexe Evolutionsgeschichte, und ich glaube, dass diese Stimmen eine Art archäologisches Artefakt sind. Jeder von uns hat zwei Gehirne, eines auf der linken und eines auf der rechten Seite. Vor langer Zeit besaßen Primaten ein Gehirn, das auf beiden Seiten weitgehend gleich war, aber als unser Gehirn größer und komplizierter wurde, begann es sich auf verschiedene Fertigkeiten und Fähigkeiten zu spezialisieren. Die rechte Gehirnhälfte kontrolliert sehr hohe und sehr niedrige Emotionsgrade (Schrecken und Scham) und ist wahrscheinlich das Modell dafür, wie beide Gehirnhälften einmal aussahen. Sie ist auch durch einen frühen Entwicklungsschub in den ersten 18 Lebensmonaten gekennzeichnet und verbindet sich mit den Betreuern um der Bindung, der Emotionsregulation und des Ichgefühls willen.

Die linke Gehirnhälfte kam vom Kurs ab, indem sie sich zu sich später entwickelnden Fähigkeiten wie Sprache, rationalem Denken und anderen Qualitäten spezialisierte, die wahrscheinlich zu unserer Fähigkeit führten, über ein Selbstbewusstsein zu verfügen. Die linke Gehirnhälfte übt größtenteils während des Tages die Kontrolle aus, während die rechte Gehirnhälfte sie mit Hintergrundinformationen versorgt. Beide Gehirnhälften haben Sprache; die linke Gehirnhälfte hat die Sprache, die wir benutzen, um Probleme zu durchdenken und mit anderen zu kommunizieren. Die rechte Gehirnhälfte hat eine Sprache, die primitiv, nicht syntaktisch und für gewöhnlich durch einen ängstlichen und negativen Ton geprägt ist. Es sind der Krieger und der Kritiker. Diese Stimmen sind Teil des rechtshirnigen Inputs in unsere bewusste Erfahrung."

„Das nervt wirklich!", sagte Shaun. „Doch warum sind sie so negativ?"

„Nun, wir wissen, dass die rechte Gehirnhälfte zur Negativität tendiert, und Menschen mit einer größeren Aktivität im rechten als im linken präfrontalen Kortex neigen dazu, depressiv zu sein. Das bildete sich wahrscheinlich aus, weil negativ und misstrauisch zu sein, höchstwahrscheinlich mit dem Überleben in früheren Umgebungen verbunden war. Die rechte Gehirnhälfte ist ganz und gar mit Überleben beschäftigt, so wie beide Gehirnhälften es einmal waren. Meiner Einschätzung nach sind die Stimmen in unseren Köpfen rechtshirnige Relikte der Stimmen von Eltern und Stammesführern, die dafür sorgten, dass wir und die Gruppe aufeinander abgestimmt bleiben und uns so verhalten, dass die Gruppe sicher ist.

Definition: Über-Ich

Damit Tiere zu sozialen Wesen werden können, muss ein Mittelweg zwischen den Bedürfnissen des Einzelnen, der anderen und der Gruppe als Ganzes gefunden werden. Freud bezeichnete die Verinnerlichung der Erwartungen und Forderungen der Gesellschaft als Über-Ich.

Erinnern Sie sich daran, dass der Zweck des Gehirns darin besteht, das Überleben durch die Vorhersage und Kontrolle künftiger Auswirkungen zu verbessern. Genauer gesagt, die rechte Gehirnhälfte, die zu Angst und Scham tendiert, möchte von uns, dass wir uns ständig darüber sorgen, ob wir von den anderen akzeptiert werden, ob wir gefeuert werden, und nimmt stets Angst und Scham vorweg. Die Sorge um unsere Zukunft und unsere Akzeptanz durch die Gruppe scheint in unsere Gene, unser Gehirn und unseren Geist eingewoben worden zu sein. Einige von uns verfügen über besonders strenge und kritische Stimmen, die niemals ablassen. Das mag vielleicht daran liegen, dass wir kritische Eltern, eine Neigung zur Depression oder mangelndes Selbstvertrauen hatten und uns dafür schämten, wer wir sind.

Da diese Stimmen tief aus unserem Innern zu kommen scheinen, vergessen wir, dass sie Erinnerungen sind, und wir fangen an, sie mit dem zu identifizieren, der wir wirklich sind. Wenn wir die Kontrolle über unser Leben übernehmen, besteht ein zentraler Aspekt darin, die Stimmen als gespeicherte Programmierfehler zu verstehen und zu lernen, wie ihre negativen Effekte unterbrochen, gehandhabt und gemildert werden. Ich bin mir nicht sicher, dass sie jemals verschwinden werden. Wir könnten sie sogar in anderen Fällen brauchen, wenn ihr Ratschlag richtig und wirklich hilfreich ist. Aber wir alle müssen lernen, welche dieser Stimmen kontraproduktiv sind, und sie auffordern, von dannen zu ziehen. Dies ist ein Weg, dass das Verständnis, wie Ihr Gehirn sich bildete und entwickelte, Ihren Geist zu Ihrem Freund werden lässt."

Ich bin mir sicher, dass Shaun die Botschaft, diesen Gedanken keine Aufmerksamkeit zu schenken, bereits viele Male zuvor gehört hatte. Ob die Erklärung, die ich ihm gab, richtig war oder nicht, sie fesselte seine Aufmerksamkeit und Vorstellung. Er war in der Lage, diese Stimmen als etwas anderes als die „Wahrheit" über sich zu etikettieren. Die wissenschaftliche Schilderung eröffnete ihm einen Weg, seinen Feind – jene schamerfüllten, kritischen rechtshirnigen Stimmen – zu objektivieren und Strategien zu entwickeln, um sie zu bekämpfen. Diese neurowissenschaftliche Erklärung und die Erklärung irrationaler Gedanken in der Kognitiven Verhaltenstherapie sind nicht das Gleiche. Ich erzählte Shaun nicht, dass er irrational war. Ich sagte ihm, dass die Stimmen in seinem Kopf von seiner Eigen-Identität getrennt werden müssten. Er hat nun einen Feind, den er angehen kann.

5

Jene Dinge, an die wir uns nicht erinnern, sie aber auch nie vergessen

Das Vergangene ist niemals tot. Es ist nicht einmal vergangen.

WILLIAM FAULKNER

Freud glaubte, dass ein grundlegendes Ziel von Therapie darin bestehe, das Unbewusste bewusst zu machen. Ich würde es ein wenig anders formulieren. Das Ziel der Therapie ist es, die bewusste Wahrnehmung zu erweitern und die Integration der verschiedenen neuronalen Netzwerke, die mit dem unbewussten und dem bewussten Gedächtnis zusammenhängen, zu integrieren.

Veränderung in der Psychotherapie betrifft vor allem das Gedächtnis: die Erforschung vergangener Erinnerungen, der Einfluss der Vergangenheit auf die Gegenwart und die Fähigkeit, das zu modifizieren, was im Gedächtnis aufbewahrt wird, um Veränderungen der Gedanken, Gefühle und Verhaltensweisen vorzunehmen. Dies lässt das Verständnis von Evolution, Entwicklung und Funktion der verschiedenen Gedächtnissysteme für Psychotherapeuten sehr wichtig werden. Es ist auch überaus hilfreich, um einige der Paradoxien und Verwirrungen zu erklären, die Klienten aufgrund der Art und Weise erfahren, wie ihr Gehirn Informationen verarbeitet.

Die unbewussten Netzwerke des Gedächtnisses formen unsere Wahrnehmung und unser Verständnis der Welt, Millisekunden bevor wir uns unserer Wahrnehmung bewusst werden. Durch diese Mechanismen schaffen unsere vergangenen Erfahrungen unsere Erwartungen an die Zukunft. Implizite, unbewusste Erinnerungen, die in zerrütteten Situationen Jahre zuvor gebildet wurden, können uns dazu bringen, erfolglose, aber vertraute Gedanken, Emotions- und Verhaltensmuster zu erneuern.

Die meisten psychologischen Störungen verursachen Angst und lösen die Cortisolausschüttung aus, was den Hippocampus schädigt und die Gedächtnisfunktionen, die Realitätsprüfung und die Emotionsregulation negativ beeinflusst. Depression beispielsweise resultiert aus einer negativen Neigung zur Wiedererinnerung und zur Interpretation von Gedächtnisinhalten. Sie führt uns zudem dazu, die Umgebung auf eine selektive Art und Weise zu scannen, die negative Wahrnehmungen bestärkt

Die Komplexität des Gedächtnisses

Dankbarkeit heißt, die Erinnerungen im Herzen und nicht im Geist zu bewahren.

LIONEL HAMPTON

Obgleich wir dazu neigen, vom Gedächtnis als einer von einer bewussten Wiedererinnerung an Informationen zu denken, stützen die Forschung, die klinische Praxis und das Alltagsleben die Existenz vieler verschiedener Gedächtnissysteme. Jedes System hat seine eigenen Lernbereiche, seine neuronale Architektur und seine Entwicklungszeitpläne. Die beiden umfassendsten Kategorien des Gedächtnisses sind explizit und implizit.

Das explizite Gedächtnis beschreibt das bewusste Lernen und die Erinnerung, einschließlich semantischer, sensorischer und motorischer Formen. Diese Systeme treffen Vorsorge für das bewusste, kontextualisierte Erinnern, das im Laufe unserer Entwicklung immer fester und stabiler wird. Diese Gedächtnissysteme erlauben uns, das Alphabet aufzusagen, den Geruch von Kokosnuss zu erkennen und Tennis zu spielen. Einige dieser Gedächtnisfähigkeiten bleiben gerade noch unter der Bewusstseinsebene, bis wir ihnen unsere Aufmerksamkeit schenken. Das implizite Gedächtnis spiegelt sich in unbewussten Lernmustern wider, die unserer bewussten Wahrnehmung weitgehend unzugänglich sind. Diese Kategorie umfasst vieles, von verdrängten traumatischen Erinnerungen über das Fahrradfahren bis hin zur Übelkeit, wenn wir ein Gericht riechen, das uns einmal krank gemacht hat. Das explizite Gedächtnis ist die Spitze unseres Erfahrungseisbergs; das implizite Gedächtnis ist die riesige Infrastruktur unter der Oberfläche.

Aufgrund der Reihenfolge, in der sie sich entwickeln, bezeichnet man das implizite und das explizite Gedächtnis als frühes und spätes Gedächtnis. Systeme impliziten Gedächtnisses existieren sogar noch vor der Geburt, wie es Säuglinge demonstrieren, welche die Stimme ihrer Mutter wiedererkennen. Diese sich früh bildenden neuronalen Netzwerke hängen von den eher primitiven Gehirnstrukturen wie der Amygdala, dem Thalamus und den mittleren Teilen des Frontallappens ab. Die Entwicklung des bewussten Gedächtnisses geht einher mit der Reifung des Hippocampus und den höheren kortikalen Strukturen im Laufe der ersten Lebensjahrzehnte. Die Abwesenheit expliziter Erinnerungen aus dem frühen Leben resultiert aus dieser Entwicklungsverzögerung. So lernen wir zu gehen und zu sprechen, unabhängig davon, ob die Welt nun sicher oder gefährlich ist, und wie wir uns angesichts eines fehlenden expliziten Gedächtnisses an andere binden. Diese vitalen frühen Lektionen sind bekannt, obwohl wir uns nicht daran erinnern, sie gelernt zu haben.

Für die meisten von uns sind Worte und Bilder die Schlüssel zu bewusster Erinnerung. Unterschiedliche Typen semantischer Erinnerung schließen episodische, narrative und autobiografische Erinnerungen ein, die alle der Reihe nach gestaltet werden können. Die autobiografische Erinnerung kombiniert episodische, semantische und emotionale Erinnerungen mit der persönlichen Ich-Perspektive. Diese Form der Erinnerung ist vor allem wichtig für die Bildung und Aufrechterhaltung der Emotionsregulation, die Eigen-Identität und die Weitergabe von Kultur. Sie ist desgleichen ein wichtiger „Hebel" in der Psychotherapie. Die Psychotherapie bringt oftmals die Integration und Abfrage von unbewussten emotionalen und somatischen Erinnerungen, die in den subkortikalen und rechtshirnigen Strukturen gespeichert sind, mit bewussten Erinnerungen, die vor allem in der linken Gehirnhälfte gespeichert sind, in Kontakt.

Definition: Implizites und Explizites Gedächtnis

Implizites Gedächtnis	*Explizites Gedächtnis*
Frühe Entwicklung, subkortikale Tendenz Tendenz zur rechten Gehirnhälfte Amygdala-zentriert, orbitaler und medialer präfrontaler Kortex (OMPFC) Kontextfrei, keine Quellenzuordnung	Spätere Entwicklung, kortikale Neigung Tendenz zur linken Gehirnhälfte Hippocampal, dorsaler seitlicher präfrontaler Kortex Kontextgebunden, bekannte Gedächtnisquelle
Implizites soziales Gedächtnis	*Explizites soziales Gedächtnis*
Bindungsschema Übertragung Über-Ich Hintergrundgefühl	Identität und soziale Information Geschichten Autobiografische Schilderungen Soziale Regeln, Normen, Erwartungen

Amygdala versus Hippocampus

Es überrascht, wie viele Erinnerungen sich um Dinge bildeten, die damals unbemerkt blieben.

BARBARA KINGSOLVER

Die Amygdala, unser primitives handelndes Gehirn, ist von zentraler Bedeutung für die Bearbeitung von Alltagserfahrungen. Sie ist im achten Schwangerschaftsmonat voll entwickelt; sogar vor der Geburt sind wir in der Lage, intensive physiologische Zustände von Angst zu erfahren. Während der ersten Lebensjahre sind wir im Hinblick auf die Regulierung der Amygdala von Betreuern abhängig, bis wir fähig sind, diese selbst zu steuern. Trotz der späteren Verdrängung der Amygdala durch den Kortex als dem generell leitenden bzw. ausführenden Zentrum im Wachzustand behält sie ihre Rolle als Dreh- und Angelpunkt der sozialen und emotionalen Verarbeitung zeitlebens bei. Deshalb lernen gute Eltern, Therapeuten und Berater, Amygdala-Flüsterer zu werden, um jene in ihrer Fürsorge zu trösten.

Die Amygdala funktioniert als Einschätzungsorgan in Bezug auf Gefahr, Sicherheit und Vertrautheit in Annäherungs-Vermeidungs-Situationen. Sie hilft dabei, emotionale Werte, die auf Instinkten und der Lerngeschichte beruhen, mit äußeren Objekten zu verknüpfen; sie übersetzt dann diese Annäherungen in körperliche Zustände. Die unmittelbare neuronale Verbindung der Amygdala mit dem Hypothalamus und den Stammhirnkernen erlaubt es ihr, rasche Überlebensreaktionen auszulösen. Wichtig für die Psychotherapie ist die Tatsache, dass sie eine Rolle hinter den Kulissen spielt, indem sie Gefahren für das soziale Umfeld beurteilt. Indem wir eine therapeutische Verbindung aufbauen, versuchen wir, die Aktivität der Amygdala zu senken. Wenn die Amygdala aktiviert wird und unsere Klienten Angst bekommen, können wir wertvolle Informationen darüber gewinnen, wie ihre Amygdala programmiert worden ist.

Während die Amygdala eine zentrale Rolle bei der emotionalen und körperlichen Organisation von Erfahrung spielt, ist der Hippocampus lebenswichtig für das bewusste, logische und kooperative soziale Funktionieren. Der Hippocampus ist nicht nur wesentlich für das geschickte Lernen, er ist auch an unserer Fähigkeit beteiligt, unterschiedliche Erinnerungen miteinander zu vergleichen und das zuvor Gelernte in neuen Situationen anzuwenden. Der Hippocampus ist bekannt für seine späte Reifung mit der Myelinisierung* kortikal-hippocampaler Schaltkreise, die sich bis ins Alter fortsetzt. Die späte Entwicklung des Hippocampus führt zu einer länger andauernden Empfindlichkeit für Brüche in der Entwicklung und traumatische Kränkungen.

Wir können die Relevanz der interagierenden Amygdala und des hippocampalen Gedächtnissystems auf unsere Arbeit in der Psychotherapie sofort erkennen. Das Gedächtnissystem der Amygdala bewahrt frühe und traumatische Erinnerungen, die, wenn sie aktiviert werden, uns beeinflussen, indem sie Angstreaktionen auslösen. Die frühe Angst, verlassen zu werden, die im impliziten Gedächtnissystem gespeichert ist, lässt beispielsweise den Patienten mit einer Borderline-Persönlichkeitsstörung Verlassenheit erkennen, wo es kaum eine oder überhaupt keine gibt, weil für Menschen und junge Primaten Verlassenheit den Tod bedeutet.

Die Therapie dieses Patienten würde die hippocampal-kortikalen Systeme nutzen, um die Wirklichkeit dieser von der Amygdala ausgelösten Hinweise auf Verlassenheit zu überprüfen und dergestalt unangebrachte Reaktionen zu hemmen. Diese Realitätsprüfung, ein Kernstück Dialektisch-Behavioraler Therapie (DBT)**, hilft uns, tatsächliche Verlassenheit von harmlosen Auslösern zu unterscheiden – wie dem ein paar Minuten zu späten Erscheinen eines Menschen bei einer Verabredung –, und hemmt die seit der Kindheit erhaltenen Leben oder Tod suggerierenden emotionalen Reaktionen. Die verhängnisvolle Reaktion von Border-

---

* Unter „Myelinisierung“ versteht man in der Neurologie die im Laufe der Entwicklung von Neuronen auftretende Umkleidung ihrer Axone durch Membranen von Gliazellen, A. d. Ü.

** Die Dialektisch-Behaviorale Therapie, engl. „Dialectical Behavior Therapy“, ist eine Psychotherapieform zur Behandlung von stark suizidalen Patienten und kommt heute im Rahmen der Behandlung der Borderline-Persönlichkeitsstörung zum Einsatz, A. d. Ü.

line-Patienten auf Verlassenheit ist eine Folge der Tatsache, dass sie diese, wie wir alle in unseren ersten Tagen, als eine Bedrohung des Überlebens erfahren haben.

Erinnerungen an frühe und traumatische Erfahrungen wie Verlassenheit sind in den von der Amygdala angetriebenen Gedächtnisnetzwerken abgespeichert. Flashbacks* sind ausgezeichnete Beispiele für Amygdala-basierte Erinnerungen, die von den kortikalen Exekutivsystemen unangemessen reguliert wurden. Aufgrund der Art und Weise, wie sie miteinander „verdrahtet" sind, sind die Flashbacks von PTSD-Opfern** stark und multisensorisch, häufig durch Stress ausgelöst, und werden so erlebt, als ob sie in der Gegenwart stattfinden würden. Diese Flashbacks zeichnen sich auch dadurch aus, dass sie sich wiederholen und nahelegen, dass sie nicht den assimilierenden und kontextualisierenden Eigenschaften des Kortex unterstellt sind.

Die Amygdala neigt dazu zu verallgemeinern, während der Hippocampus zu unterscheiden versucht. Mit anderen Worten, die Amygdala lässt uns beim Anblick einer Spinne zur Seite springen, während der Hippocampus es uns bald erlauben wird, uns daran zu erinnern, dass diese bestimmte Spinne nicht giftig ist und es somit auch keinen Grund zur Flucht gibt. Angesichts der wechselwirksamen Natur der Amygdala- und Hippocampus-Schaltkreise sollte die Beeinträchtigung des Hippocampus zu einem wachsenden Einfluss der Amygdala bei der Regulation von Erinnerungen, Emotionen und Verhaltensweisen führen. Dieses Ungleichgewicht zugunsten der Amygdala stört auch die Affektsteuerung. Beispielsweise werden depressive Patienten von ihren negativen Gefühlen überwältigt und sind nicht in der Lage, eine angemessene Realitätsprüfung vorzunehmen. Störungen der hippocampal-amygdalen Schaltkreise sind wahrscheinlich sowohl an der depressiven Symptomatik als auch der verzerrten Realitätsprüfung beteiligt.

---

* Engl. „flashback", sinngemäß etwa „Wiedererleben" oder „Nachhallerinnerung", ist ein psychologisches Phänomen, welches durch einen Schlüsselreiz hervorgerufen wird, A. d. Ü.

** Gemeint sind Opfer posttraumatischer Belastungsstörungen, engl. „posttraumatic stress disorder", A. d. Ü.

Das Eindringen impliziter Erinnerungen in die bewusste Wahrnehmung

Träumen verbindet die ganze Menschheit.

JACK KEROUAC

Obgleich implizite Erinnerungen aktiv aus der bewussten Wahrnehmung herausgehalten werden, beeinflussen sie unsere bewussten Erfahrungen und Verhaltensweisen. Klienten kommen oft in die Therapie, wenn ihre impliziten Gedächtnissysteme ihr Leben auf negative Art und Weise beeinflussen, was ihre Fähigkeiten, zu lieben und zu arbeiten, behindert. Eine von vielen Arten, wie das implizite Gedächtnis unser Alltagsleben beeinflusst, geschieht durch unser Bindungsschema.

Das Bindungsschema leitet und formt Beziehungen ein Leben lang. Angesichts der Tatsache, dass so viele Klienten mit Beziehungsproblemen in die Therapie kommen, könnte das implizite Gedächtnissystem eines der wichtigsten sein, die es zu verstehen und zu erforschen gilt. Die gleichen Netzwerke sozialen Gedächtnisses führen zu dem Phänomen der Übertragung, einem Prozess, der diese frühen unbewussten Erinnerungen in den Behandlungsraum bringt. Sie spielen sich zwischen Klient und Therapeut ab. Sogenannte *Enactments** während der Psychotherapie, die das Wechselspiel zwischen unbewussten Elementen im Patienten und im Therapeuten zur Folge haben, aktivieren diese impliziten Erinnerungen zudem. *Enactments* sind im Wesentlichen die impliziten Gedächtnissysteme von beiden, Klient und Therapeut, die an Interaktionen beteiligt sind, derer sich keiner ganz bewusst ist.

Wir alle haben unsere „Knöpfe“, die irgendjemand mal gedrückt hatte; viele dieser „Knöpfe“ sind die emotionalen Spuren persönlicher Erfahrungen, die im impliziten Gedächtnis abgespeichert sind. Auf etwas überzureagieren impliziert, dass der Unterschied zwischen einer angemes-

* Der engl. Begriff „enactment“ = dt. „Inkraftsetzung“, bezeichnet den Prozess, durch den eine bestimmte Realität sozial konstruiert wird, A. d. Ü.

senen Reaktion und der Art und Weise, wie wir tatsächlich reagieren, sich einer Empfindlichkeit verdankt, die auf vergangener Erfahrung beruht. Die häufigsten Deformationen beziehen sich auf Scham, einem vor allem physiologischen Zustand, der sich während unseres ersten Lebensjahres entwickelt. Individuen mit Urscham können Kritik, Zurückweisung und Verlassenheit in fast jeder Interaktion finden, was zu einem Leben in chronischer Angst, zu Perfektionismus, Erschöpfung und Depression führen kann.

Schweigen mag Gold sein, aber in der Therapie ist es ein zweideutiger Stimulus, der eine Reihe impliziter Erinnerungen heraufbeschwören kann. Oftmals kann uns die Reaktion unserer Klienten auf Schweigen während der Sitzungen etwas über ihre emotionale Geschichte lehren. In den Schweigephasen nehmen viele Klienten an, dass der Therapeut kritisch über sie denkt, stellen sich vor, dass der Therapeut denkt, sie seien langweilig, dumm, eine Zeitverschwendung oder ein schlechter Klient. Diese Gefühle spiegeln für gewöhnlich jene aus problematischen Beziehungen zu einem Elternteil oder beiden Elternteilen wider. Darüber hinaus sind diese Gefühle tief sitzend und hartnäckig. Andererseits empfinden manche Klienten das Schweigen als eine Form der Akzeptanz und als Befreiung von dem Druck aktiver Interaktionen. Diese krassen Unterschiede in den Reaktionen der Klienten auf die gleiche Erfahrung sind ein überzeugender Beweis für die Aktivität der impliziten Erinnerungen und ihrer Auswirkungen auf das bewusste Erleben.

Ein ähnliches Phänomen stellt sich bei Individuen ein, die sich unwohl fühlen, wenn sie versuchen, sich ohne irgendeine Ablenkung zu entspannen. Die Emotionen, Bilder und Gedanken, die bei ausbleibender Ablenkung auftauchen, könnten Hinweise auf frühes Lernen enthalten. Die Abwehr dieser negativen Gefühle verlangt vom Opfer oftmals, ständig dagegen anzukämpfen, nicht verängstigt oder überwältigt zu werden, ein Prozess, der manchmal als manische Abwehr* bezeichnet

* Der Begriff der „manischen Abwehr", engl. „manic defense", geht auf die österreichisch-britische Psychoanalytikerin und Pionierin der Kinderpsychoanalyse sowie der Objektbeziehungstheorie Melanie Klein (1882–1960) zurück, A. d. Ü.

wird. Es braucht häufig viele Jahre, um implizite Erinnerungen bewusst zu machen, sodass wir sie untersuchen und verändern können.

Träume, die man nicht mehr aus dem Kopf kriegt

Die Wirklichkeit ist niemals so böse wie ein Albtraum,
wie die geistigen Qualen, die wir uns selbst zufügen.

SAMMY DAVIS, JR.

Viele meiner Klienten haben Yoga und Meditation als hilfreiche Begleitungen der Psychotherapie für sich entdeckt. Außer der Tatsache, dass sie ihnen dabei helfen, sich der Art und Weise bewusst zu werden, wie ihr Geist Informationen verarbeitet, berichten die Klienten oft davon, ein tieferes Gefühl für ihre körperlichen Reaktionen bekommen zu haben, um so ihrer Emotionen besser gewahr zu werden. Dies sind gute Dinge, die den therapeutischen Prozess unterstützen können. Die Kombination aus Vermeidung von Ablenkungen und Zuwendung nach innen kann auch zur Auslösung impliziter Erinnerungen führen, die unter normalen Umständen gehemmt sind. Ich erlebte ein starkes Beispiel davon während meiner frühen Ausbildung.

Als Teil eines Meditationsübungsprogramms verbrachte ich eine lange Zeit damit, auf einem Stuhl zu sitzen und mich von dem führen zu lassen, was man Körperprozesse (*body processes*) nannte. Diese Prozesse waren Formen geführter Fantasiereisen (*guided imagery*), bei denen der Leiter uns dazu ermutigte, in verschiedenen Regionen unseres Körpers „einen Platz zu finden". Die Idee, die dahintersteckte, bestand darin, uns unseres Körpers besser bewusst zu werden, einschließlich der Spannung, die in verschiedenen Muskelgruppen aufrechterhalten wurde, und für Gedanken, Gefühle und auftauchende Erinnerungen welcher Art auch immer empfänglicher zu sein.

Als ich diese Meditationsübungen durchführte, langweilte ich mich häufig und kämpfte damit, meinen Geist auf die Aufgabe fokussiert zu halten. Während die Stunden vergingen, wanderte mein Geist umher, und mein Magen und meine Blase schienen die Kontrolle über meine Gedanken zu übernehmen. Von Erleuchtung weit und breit keine Spur. Inmitten meiner zufälligen Gedanken begann ich, ein starkes körperliches Gefühl zu haben. Mein ganzer Körper fühlte sich so an, als würde ich durch die Kontraktionen meiner Magenmuskeln zu einem Ball zusammengepresst. Ich hatte keine Ahnung, was dies verursachte, aber ich wurde durch das, was mit meinem Körper geschah, gebannt. Ich fing an, mich zu fragen, ob ich einen Herzanfall hatte, war jedoch derart fasziniert von dem Geschehen, dass es mir nicht in den Sinn kam, nach Hilfe zu rufen.

Als sich diese Kontraktionen fortsetzten, konnte ich nicht länger auf meinen Stuhl sitzen bleiben und rollte mich langsam auf den Teppich. Als ich neben meinem Stuhl lag, bemerkte ich, dass mein Körper ganz schweißbedeckt war, obwohl ich nur wenige Augenblicke zuvor noch entspannt gewesen war. An diesem Punkt bot mir mein Geist ein visuelles Bild an. Ich konnte mich selbst als einen in King Kongs Hand zusammengepressten Ball sehen. Der Druck war stark, und für einen Moment stellte ich mir vor, auf ein hohes Gebäude gebracht worden zu sein.

Ich konnte die Stimme des Gruppenleiters, der uns instruierte, einen Platz in den verschiedenen Regionen unseres Körpers zu finden, immer noch hören. Seine Stimme klang aber wie von weit, und es war schwer zu glauben, dass sich nicht eine Menge um mich herum versammelt hatte. Der Druck und die Hitze waren heftig und schienen seit geraumer Zeit anzuhalten. Dann verspürte ich wie aus dem Nichts einen scharfen Schmerz in den Muskeln auf der linken Seite meines Kiefers. Es fühlte sich an, als würde man mir mit einem Messer vom Kinn aufwärts in Richtung meines linken Ohrs einen Schnitt verpassen. Reflexartig griff ich mir mit beiden Händen ins Gesicht. Fasziniert und erschrocken lag ich da. Es war wie ein Traum im Wachzustand.

Nach einer weiteren Zeit spürte ich, wie der Druck um meine Füße und Knöchel nachzulassen begann und sich zugleich eine Abkühlung einstellte. Die nächste Veränderung war eine ähnliche Erfahrung in den Unterschenkeln bis zu den Oberschenkeln hinauf. Es fühlte sich so an, als ob das, was mich festhielt, mich langsam loslassen würde, als ob King Kongs Finger einer nach dem anderen von mir ließen. Dies setzte sich in meinem Oberkörper fort, aber ich bemerkte, dass sich das Tempo ein wenig verlangsamte, als es meine Schultern erreichte. Schließlich war der Druck auf meine Schultern und meinen Kopf mit einem Mal weg und ich lag abgekühlt, entspannt und erschöpft da. Meine Wahrnehmung wandte sich langsam wieder dem Raum zu. Die Stimme des Leiters führte immer noch die Körpermeditation an, und ich hatte keine Ahnung, wie lange ich von dieser Erfahrung in Bann geschlagen worden war.

Meine zunehmende Selbstwahrnehmung veranlasste mich, aufzustehen und auf meinem Stuhl Platz zu nehmen. Es war ungefähr vier Uhr nachmittags. Es galt, noch viele Stunden und verschiedene Übungsaspekte zu absolvieren. Wir durften den Raum bis drei Uhr am nächsten Morgen nicht verlassen und waren angehalten, in sechs Stunden wieder zurück zu sein. Der Intensität dieser Erfahrung zum Trotz ließen mich die Ablenkungen und mein mangelndes Verständnis vergessen, dass sie überhaupt stattgefunden hatte.

Mehr als einen Monat später saß ich mit meiner Mutter zusammen und erinnerte mich an die Erfahrung, und ich beschrieb sie ihr, wie Sie es gerade gelesen haben. Als ich ihr meine Erklärung dafür unterbreitete, machte sie große Augen und war ungewöhnlich aufmerksam. Verblüfft begann sie, meine Geburt zu schildern, die lange und schwere Geburtswehen beinhaltete, eine Beckenendlagegeburt mit Instrumenten, die in die linke Seite meines Gesichts schnitten, und zwei Wochen intensiver Pflege bedurfte. Als sie fertig war, führte sie mich ins Badezimmer, drehte meinen Kopf zur Seite und zeigte mir eine feine Narbe auf meiner linken Wange (die ich nicht wahrgenommen hatte), wo ich den Schmerz während der Meditation verspürt hatte.

Obwohl es eine interessante Koinzidenz war, glaubte ich zu jener Zeit nicht daran, dass wir in der Lage sind, uns an unsere Geburt zu erinnern. Ich war 23 Jahre alt und war von mir als einem jungen Wissenschaftler selbst ein wenig eingenommen. Meine Mutter hing allerlei Aberglauben nach und glaubte sogar, dass an der Astrologie etwas dran sei. Es war ein klarer Fall. Ich wusste nicht, was geschehen war, aber ich war mir sicher, dass es sich nicht um eine Geburtserfahrung handelte. Es fühlte sich so an, als wäre mein Körper von einer Art Kraft besessen, aber es konnte mit Sicherheit keine Erinnerung an eine Zeit sein, bevor ich mich überhaupt an etwas erinnern konnte. Ich glaubte immer noch, dass die Erinnerung bewusst und monolithisch war. Abermals verschwand die Erinnerung aus meinen Gedanken.

Zwei Monate später machte ich mich bettfertig, als mich ein intensiver Gedanke ereilte. Es war schon mehrere Monate her, als ich zum letzten Mal einen Traum hatte, in dem mein Kopf stecken blieb. Soweit ich mich erinnern konnte, hatte ich wiederkehrende Albträume davon, dass mein Kopf stecken blieb. Drei oder viel Mal die Woche. Es gab die unterschiedlichsten Szenarien dafür: Ich würde unter dem Eis schwimmen und nach Luft schnappen und würde ein Loch im Eis erspähen und darauf zuschwimmen. Es würde zu klein für meinen Kopf sein, und ich würde mich wie ein Ertrinkender fühlen, in Panik geraten und dann aufwachen. Ich würde eine Treppe in einem Bürogebäude hinuntergehen und die Stufen würden, wie in einem Bild von Escher, enger werden und zu einer Öffnung führen, die für meinen Kopf zu klein ist. Hätte ich in meiner Kindheit Tagebuch geführt, hätte ich Hunderte von verschiedenen Situationen aufzeichnen können, die die gleiche Erfahrung zur Folge hatten.

In diesen Träumen hatte ich stets den gleichen Gedanken: Wenn ich nur meinen Kopf durchbringen könnte, würde der Rest meines Körpers folgen. Sogar in den Träumen verwirrte mich der Gedanke, weil ich wusste, dass meine Schultern weitaus breiter als mein Kopf waren. Obgleich ich die tatsächlichen Gegebenheiten meines physischen Körpers kannte, wusste ich in diesen Träumen, dass mein Kopf das Hindernis war und dass mein Rumpf kein Problem darstellen würde. Dies war eine physische Realität zur Zeit der Geburt, aber gewiss nicht im Erwachsenenalter.

Als ich angesichts der Tatsache, dass diese Träume aufgehört hatten, erstaunt da saß, wurde mir auch klar, dass ich niemals irgendjemandem davon erzählt hatte. Sie waren in der Tat ein derart normaler Teil meines Lebens, dass ich sie als selbstverständlich ansah. Nun, da sie weg waren, fühlte ich mich zugleich befreit, traurig und verwirrt. Ich strengte mich an, mich daran zu erinnern, wann ich den letzten Traum gehabt hatte. Schließlich dämmerte es mir, dass es vor der Meditationsübung gewesen war. Letztendlich stellte ich die Verbindung her.

Ich war voller Fragen. Hatte ich meine Geburt „wieder erlebt"? Hat das Zusammensein mit meiner Mutter die Erinnerung an die Erfahrung während der Meditation ausgelöst? Waren die sich über Jahrzehnte wiederholenden Träume die Folge eines Traumas bei meiner Geburt? Die Wahrheit ist, dass ich keine der Fragen beantworten kann. Doch die Intensität dieser Erfahrung in Kombination mit dem Aufhören dieser Träume legt eine Reihe an Möglichkeiten nahe. Eine davon ist, dass Erinnerungen unterdrückt oder auf andere Arten und Weisen symbolisch dargestellt werden können. Eine andere ist, dass wir über eine Vielzahl von Gedächtnissystemen verfügen, die getrennt und später wieder integriert werden können.

Falls die oben beschriebene Geschichte sich tatsächlich auf meine Geburt bezieht, dann dürfte unser Körper über ziemlich komplexe, aus frühesten Angsterfahrungen resultierende Erinnerungen verfügen. In meinem Fall waren es Empfindungen von physischem Druck, Temperatur und Schmerz, verbunden mit einem Gefühl der Angst und Panik. Und genauso wichtig ist es, dass diese primitiven Erinnerungen auf symbolische Art und Weise in Träumen und Symptomen wie Angst oder Depression im Wachzustand zum Ausdruck gebracht werden. Der Wert dieser Erfahrung bestand darin, mich von der Kraft unbewusster Erinnerung und ihres Einflusses auf die kognitive, emotionale und soziale Entwicklung zu überzeugen. Definitionsgemäß werden die Klienten Ihnen niemals sagen, was in ihrem impliziten Gedächtnis gespeichert ist. Unser Job ist es, zwischen den Zeilen zu lesen bzw. auf Untertöne zu hören, die über die gegebenen Informationen hinausgehen, und sorgfältig auf die fehlenden Teile der Geschichten eines Klienten zu achten. Die Hinweise auf das implizite Gedächtnis finden sich an den dunklen Stellen.

Die Plastizität des Gedächtnisses

Je älter ich werde, umso besser war ich.

VAN DYKE PARKS

Forschungen zur Erinnerungsverfälschung bzw. Gedächtnistäuschung haben viele Wissenslücken bei Therapeuten an den Tag gebracht. Intensive Berichterstattungen über Rechtsfälle haben die Beiträge von Klinikern zur Kokonstruktion falscher Erinnerungen beleuchtet. Viele Therapeuten sind nun der Anfälligkeit bewusster Erinnerungen auf Suggestion, Verzerrung und Erfindung von beiden, dem Klienten wie dem Therapeuten, gewahr geworden. Forschungen haben gezeigt, dass Erinnerungen in experimentellen Situationen implantiert werden können, in denen die Zielperson die Sicherheit gewinnt, dass die falschen Erinnerungen tatsächlich richtig sind. Der Glaube einer Therapeutin, dass ihre Klientin missbraucht worden ist, kann die Patientin dahin gehend beeinflussen, dass sie unbewusst eine Erinnerung formt, die sie für echt hält. Dieser Prozess ist eine deutliche Demonstration von beidem, der Formbarkeit der Erinnerung und der Kraft zusammen konstruierter Geschichten bei der Erfahrungsbildung.

Die Formbarkeit der Erinnerung ist eine bemerkenswerte Manifestation der Plastizität dieser neuronalen Systeme. Kindheitserfahrungen aus der Erwachsenenperspektive zu überdenken und zu bewerten. führt häufig dazu, die Geschichte auf eine kreative und positive Art und Weise neu zu schreiben. Die Einführung neuer Informationen oder Szenarien in vergangene Erfahrungen kann das Wesen der Erinnerungen verändern und affektive Reaktionen modifizieren. Die gute Nachricht ist dabei, dass die schmerzhaften Erinnerungen durch anschließende Erfahrungen verändert werden können. Das macht einen beträchtlichen Teil dessen aus, was wir in der Psychotherapie tun, und ist Teil der Antwort auf die Frage, warum Therapie wirkt.

Teil II

Das soziale Gehirn

verkörpert und verankert

6

Das soziale Gehirn und das Versäumnis zu wachsen

Wir sollten uns vorstellen, dass wir nur ein Blatt am Baum der Menschheit sind.

PABLO CASALS

Es existiert keine klare Trennungslinie zwischen dem tierischen und dem menschlichen Geist. Anstelle eines „ersten Menschen" gab es ein allmähliches Fortschreiten von einer Art und Weise, die Welt zu erfahren, zur nächsten. Die vielen Ähnlichkeiten zwischen unseren Verhaltensweisen und jenen niederer Primaten zeigen deutlich, wie unsere primitiveren Eigenschaften an der Seite unserer später sich entwickelnden Fähigkeiten bewahrt worden sind. Viele der Strukturen und Funktionen unserer Säugetiervorfahren haben sich in unserem modernen Gehirn erhalten.

Wir wissen, dass die Vergrößerung des Kortex bei den Primaten mit den stets wachsenden sozialen Gruppen korrespondiert. Man ist zu mehreren nicht nur sicherer, auch die Fähigkeit zur Aufgabenteilung – wie das Jagen, Sammeln und die Fürsorge – nimmt damit einhergehend zu. Während viele Tiere von Geburt an in der Lage sein müssen, sich den Herausforderungen des Überlebens zu stellen, genießen menschliche Kleinkinder den Luxus totaler Abhängigkeit, währenddessen unser Gehirn langsam durch die sehr spezifischen Umgebungen geformt werden kann. Beziehungen sind eine fundamentale und notwendige Voraussetzung für die Existenz des gegenwärtigen menschlichen Gehirns.

Um noch besser wertzuschätzen, wie unser Gehirn lernt, müssen wir eine ganze Reihe von Disziplinen anwenden, einschließlich der Evolutionsbiologie, der Sozialpsychologie, der Kulturanthropologie und der Genetik. Mithilfe dieser und anderer Wissenschaften können wir etwas über die Muster instinktiver und unbewusster Verhaltensweisen lernen und sie bei ihrem Wirken quer durch viele lebende Kulturen miterleben. Jede Disziplin verschafft uns einen Einblick in die entstehenden Muster der Menschheit über Tausende von Generationen hinweg, die den Anfang unserer schriftlich festgehaltenen Geschichte mit unserer alten tierischen Herkunft verbindet.

Erfolgreiches soziales Verhalten erfordert in zunehmendem Maße ein komplexes Gehirn, und ein komplexes Gehirn wiederum benötigt mehr Hilfe von anderen Gehirnen, um sich zu entwickeln, zu organisieren und den Kurs zu halten. Letzten Endes war es diese Doppelhelix aus Komplexität und Sozialität, die Familien und Stämme zu Superorganismen verknüpfte – ein Wort, das zur Beschreibung einer Gruppe dient, die sich aus vielen Individuen zusammensetzt, um dem kollektiven Überleben zu dienen. Je sozialer unser Gehirn wurde, umso wichtiger wurden die Beziehungen als soziostatische Regulatoren unseres Geistes, unseres Körpers und unserer Emotionen. Für jene unter Ihnen, die mit Systemischer Therapie* vertraut sind, ist das nichts Neues.

* Die „Systemische (Familien-) Therapie" ist ein psychotherapeutisches Verfahren, dessen Schwerpunkt auf dem sozialen Kontext psychischer Störungen, insbesondere auf Interaktionen zwischen Mitgliedern der Familie und deren sozialer Umwelt liegt, A. d. Ü.

Definition: Superorganismus

Ein Superorganismus ist ein Organismus, der sich aus vielen Organismen zusammensetzt, die um des gemeinsamen Überlebens willen kooperieren. Soziale Tiere und Insekten sind hierfür die üblicherweise angeführten Beispiele. Innerhalb eines Superorganismus dienen sowohl die Umgebung als auch die Gruppe als evolutionäre Auswahlvariablen. Das heißt, dass das Individuum durch seinen Beitrag zur Gruppe geformt wird, während die Gruppen geformt werden, um sich an die natürliche Umgebung anzupassen.

Zwei Konsequenzen der menschlichen Evolution scheinen besonders relevant für die Geburt wie auch den Erfolg der Psychotherapie zu sein. Die erste ist, dass wir uns zu sozialen Tieren entwickelten, die in besonderem Maße auf die inneren Erfahrungen des jeweils anderen eingestellt sind. Diese teilnahmsvolle Einstellung erlaubt es uns, die Gedanken, Gefühle und Verhaltensweisen wechselseitig zu beeinflussen. Die zweite ist, dass unser Einstellungsschaltkreis ein Leben lang plastisch bleibt. Wenn Sie irgendwelche Zweifel darüber haben sollten, brauchen Sie nur die Großeltern danach zu fragen, was sie von ihren Enkeln halten. Aufgrund der neuen Wissenschaft der Epigenetik wissen wir, dass wir an der Art und Weise teilhaben, wie die Gehirne einander formen, wie sie sich entwickeln und wie sie funktionieren.

Als soziale Tiere verfügen wir über starke Instinkte, um uns miteinander zu verbinden, und unsere Gehirne wurden so „verdrahtet", dass wir lieben und einen Beitrag für unseren Stamm leisten. Mit anderen Worten, wir wollen lieben und geliebt werden, wollen eine erfolgreiche Karriere und von anderen geschätzt werden. Wenn wir also Beziehungen haben, Babys machen, kreativ sind und unser Potenzial ausleben, werden wir wahrscheinlich nicht die Therapie aufsuchen. Diese Menschen sind mit dem Gruppengeist verbunden und können ihre sozialen Verbindungen dazu nutzen, die Blessuren des Lebens auf natürliche Art und Weise zu verarbeiten und zu heilen, genauso wie ein Schnitt naturgemäß eine Kruste bildet und mit der Zeit abheilt. Die Notwendigkeit einer Therapie ergibt sich dann, wenn die sozialen Verbindungen nicht vorhanden, gestört oder aufgrund eines Traumas, einer Depression oder anderer Herausforderungen beschädigt sind.

Hegung und Überleben

Geliebt zu werden, macht uns stark, zu lieben macht uns mutig.

LAOTSE

Unsere ersten Lebensmonate sind dazu bestimmt, unsere Mutter kennenzulernen: ihren Geruch, ihren Geschmack, wie sie sich anfühlt und wie ihr Gesicht aussieht. Wir erfahren allmählich ihre Fähigkeit, sich auf uns einzustimmen und unsere Not zu lindern, indem ihre Gegenwart zum Synonym für Sicherheit wird. Während wir aufwachsen, formen unsere Väter und Mütter unser Gehirn von innen heraus, gleichsam in einem Tanz interagierender Instinkte. Für ein menschliches Baby hängt das Überleben nicht davon ab, wie schnell es laufen kann, ob es einen Baum hochklettern oder ob es den Unterschied zwischen essbaren und giftigen Pilzen ausmachen kann. Wir überleben vielmehr aufgrund unserer Fähigkeiten, die Bedürfnisse und Absichten unserer Mitmenschen zu erkennen. Für Menschen bilden andere Menschen das primäre Umfeld. Wenn wir in Beziehungen erfolgreich sind, werden wir Nahrung, Obdach und Schutz haben und eigene Kinder. Wir bekommen, was wir brauchen, durch unsere wechselseitige Abhängigkeit von anderen, was der Grund dafür ist, dass in den Augen eines Kindes Verlassenheit mit Tod gleichsetzt wird.

In der gegenwärtigen Gesellschaft wird von Erwachsenen verlangt, dass sie mehrere Dinge gleichzeitig tun, dass sie die Anforderungen von

Beruf und Familie ausgleichen, eine riesige Menge an Informationen bewältigen und mit Stress zurechtkommen. Wir müssen den Überblick behalten, uns sorgfältig auf das Wesentliche beschränken und selbst auf uns achtgeben inmitten zahlloser miteinander konkurrierender Ansprüche. In gewisser Weise ist es das Gleiche, das unsere Vorfahren in ihrer Welt aufs Überleben vorbereitete: frühe Hege, die eine lebenswichtige Rolle bei der Entwicklung und Integration diverser Systeme in unserem Gehirn spielt. Die optimale Formung des präfrontalen Kortex durch gesunde frühe Beziehungen gestattet es uns, gut über uns selbst zu denken, anderen zu vertrauen, unsere Emotionen zu regulieren, positive Erwartungen aufrechtzuerhalten und unsere intellektuelle und emotionale Intelligenz zur Problemlösung in jedem Augenblick zu nutzen. Wir können nun der Lehre Darwins von der natürlichen Auslese eine begleitende Theorie hinzufügen: Jene, die am besten gehegt werden, überleben auch am besten in einer komplexen sozialen Welt.

Wenn Eltern ihre Kinder vernachlässigen, verlassen oder sich regelmäßig nicht entsprechend auf sie ein- bzw. abstimmen können, kommuniziert der Elter seinem Kind, dass es weniger taugt. Dies geschieht nicht absichtlich, sondern ist ein Nebenprodukt dessen, wie sehr ein junges Gehirn Informationen verarbeitet. Infolgedessen könnte das Gehirn des Kindes auf eine Weise geformt werden, die das langfristige Überleben nicht unterstützt. Lieblose Verhaltensweisen signalisieren dem Kind, dass die Welt ein gefährlicher Ort ist, und vermitteln ihm: „Erkunde nicht, entdecke nicht, und vor allem gehe keine Risiken ein.“ Wenn Kinder traumatisiert, missbraucht oder vernachlässigt wurden, wachsen sie mit Gedanken, Geisteszuständen, Emotionen und einem Immunsystem auf, die mit Gesundheit und langfristigem Überleben unvereinbar sind. Mit anderen Worten, was uns nicht umbringt, macht uns schwächer.

Mütterliche und väterliche Instinkte, wie tatsächlich alle betreuerischen Verhaltensweisen, sind Akte der Hege und Pflege, die über das eigene Überleben hinausgehen. Solch einen altruistischen Zustand zu erreichen hängt von der erfolgreichen Unterdrückung selbstsüchtiger, wetteifernder und aggressiver Impulse ab. Allzu oft ist diese Unterdrückung jedoch unvollständig. Die Tatsache, dass wir so viel Zeit in der Psychotherapie mit dem

Einfluss unserer Beziehungen zu unseren Eltern verbringen, zeigt, dass unsere Entwicklung als Betreuer immer noch nicht zu Ende ist.

Klienten lieben es, sich über ihre Partner zu beklagen, aber es ist auch wichtig, nicht zu vergessen, dass jeder mit der falschen Person verheiratet ist. Damit meine ich nicht, dass jeder eine schlechte Wahl trifft, wenn er sich einen Partner aussucht, sondern dass jeder von seinem Partner etwas erwartet, was dieser nicht bieten kann – der Elter zu sein, den sie sich immer gewünscht haben. Aus diesem Grund nehmen wir es letztlich unseren Gefährten übel, weil wir sie mit jemandem vergleichen, der es vermeintlich richtig tun würde. Diese Fantasie dreht sich um den Wunsch, gehört, gesehen, gefühlt und verstanden zu werden, wie man es schon immer gebraucht hat. Wir können unseren Partnern helfen, dies besser für uns zu tun, doch sie werden diese Fantasie niemals erfüllen.

Menschliche Apoptose: Programmierte Selbstzerstörung

Wenn Gott eine Sache zerstören möchte, überträgt er ihr diese Aufgabe selbst.

VICTOR HUGO

Die innere Logik unseres sozialen Gehirns beruht auf einem Prinzip, das bis zum Beginn des Universums zurückreicht. Wenn verschiedene Moleküle sich berühren, verbinden sie sich miteinander auf eine Art und Weise, die die Vielfalt, Komplexität und die Anpassungsfähigkeit steigert. Beispielsweise gibt es Wasser, weil zwei Wasserstoff- und ein Sauerstoffmolekül sich miteinander verbinden, um ein Wassermolekül (H_2O) zu bilden. Diese Logik setzte sich auch nach dem Auftauchen organischer Komponenten fort, wenn Einzeller sich miteinander verbanden, um vielzellige Organismen von erhöhter Diversität und Komplexität zu schaffen. Während Kolonien komplexer Zellen zur Basiseinheit des Überlebens wurden, wurden individuelle Zellen dazu programmiert, sich entweder miteinander zu verbinden und mitzuwirken oder zu sterben.

Wir sehen dies an der Entwicklung des Gehirns, wo viele der Zellen, mit denen wir geboren wurden, während der Entwicklung absterben. Wir werden mit viel mehr Zellen geboren, als wir brauchen, wie ein Marmorblock, der zum Atelier eines Bildhauers gebracht wurde. Die Aufgabe des Bildhauers ist es, die Statue innerhalb des Marmorblocks zu finden, indem er jene Teile entfernt, die nichts zum Endprodukt beitragen. In einer ähnlichen Art und Weise formt die Erfahrung die funktionalen Netzwerke des Gehirns durch das Verstärken der Verbindungen zwischen den Zellen, die bei der Ausführung funktionaler Aufgaben miteinander „verdrahtet" wurden. Jene Zellen, die nicht mitwirken, werden nicht stimuliert und sterben schließlich in einem als „Apoptose" bezeichneten Prozess ab. Dies ist kein pathologischer Prozess, sondern normaler Bestandteil der Gehirnentwicklung. Tatsächlich zeigen autistische Individuen häufig einen Ausfall der Apoptose und haben eine größere Neuronendichte. Dergestalt ist das Opfer mancher Neuronen wichtig für das Überleben vieler.

Neurowissenschaftliche Ecke: Apoptose

Da das Gehirn durch Erfahrung geformt wird, sterben Neuronen, die nicht an den funktionalen Netzwerken mitwirken, ab und werden von Gliazellen* entfernt. Dieser Apoptose genannte Prozess ist ein normaler und notwendiger Aspekt des Gehirnwachstums. Ein Ausfall normaler Apoptose wird zu Störungen mentaler Verarbeitung führen.

* „Gliazellen", engl. „glial cells", ist ein Sammelbegriff für strukturell und funktionell von den Nervenzellen bzw. Neuronen abgrenzbare Zellen im Nervengewebe, A. d. Ü.

Genauso wie das Gehirn aus Zellen gebildet wird, setzen sich auch Stämme aus individuellen Menschen zusammen. In subsistenten [= „tatsächlich existierenden", A. d. Ü.] Stämmen wurden Individuen, die nichts zum Überleben des Stammes beitragen – die Gebrechlichen, Alten und Missgebildeten – meistens umgebracht oder durften sterben. In einigen Kulturen ist es die Aufgabe der Frau, ihr Neugeborenes zu töten, wenn es unter offensichtlichen Geburtsfehlern leidet. Ohne zusätzliche Ressourcen zur Betreuung jener, die nicht für sich selbst sorgen können, stellen behinderte Individuen für den Rest des Stammes ein Risiko dar.

Es gibt eine interessante Parallele zwischen Apoptose und jener menschlichen Erfahrung, die als Gedeihstörung oder anaklitische Depression bezeichnet wurde. Der österreichische Psychiater René Spitz bemerkte, dass Babys, die durch den Nazikrieg zu Waisen wurden, eine anfängliche Phase des Protests und der Ausbrüche von Aktivität an den Tag legten, gefolgt von einem Energieverlust und auftretendem Abbau, oft mit tödlichem Ausgang. Wie Babys trachten auch Neuronen danach, sich mit anderen Neuronen zu verbinden, und setzen bei diesem Versuch große Mengen an Energie frei. Wenn sie von anderen Neuronen gemieden werden, verlieren sie schließlich an Schwung und sterben. Meiner Ansicht nach sind wir Menschen dazu programmiert, zu verkümmern und zu sterben, wenn wir von unseren Hauptbindungsquellen abgeschnitten wurden.

Die Tatsache, dass Suizidgedanken und -versuche oftmals von Zusammenbrüchen, Trennungen und Tod ausgelöst werden, hat meine Überzeugung gefestigt, dass die Apoptose ein geeignetes Modell menschlicher Erfahrung ist. Suizid wird auch von sozialer Scham wie in Situationen des Bankrotts, der strafrechtlichen Verfolgung und anderen Formen des Gesichtsverlusts verursacht. Suizidale Patienten berichten oftmals von einer Kindheit, in der sie sich einsam, unverbunden und ungeliebt gefühlt haben. Vielleicht am überzeugendsten ist schließlich die Tatsache, dass die Klienten, die mit Depressionen zu kämpfen haben, selbst zugeben, dass ihre suizidalen Antriebe als Ausdruck ihrer Einsamkeit und ihres Bedürfnisses nach Wiederverbindung interpretiert werden können.

Definition: Anaklitische Depression

Anaklitische Depression, auch Hospitalismus genannt, ist eine zehrende Krankheit im Kindesalter, die durch einen Mangel an sozialem Kontakt mit Betreuern verursacht wird. Zuerst an Kindern in Kranken- und Waisenhäusern bemerkt, führte sie zu Veränderungen im Hinblick auf erhöhte Interaktion und Kontakt für Babys und Kinder in Heimen. Ich interpretiere dies als eine direkte Parallele zu dem Prozess der Apoptose in den Neuronen.

Nach dem Aufbau einer sicheren Bindung zu den Klienten ist es das Wichtigste, eine Sprache für ihre inneren Erfahrungen zu schaffen. Am besten ist es, wenn diese Sprache objektive Symptome enthält, die es ihnen erlauben, zu ihren Gedanken und Emotionen ein wenig auf Distanz zu gehen. Wenn ein Symptom als getrennt von einem selbst erfahren wird, kann es schließlich zu etwas werden, das man verwerfen oder von dem man sich nachdrücklich trennen kann. Dergestalt besteht ein potenzieller Vorteil in der Betrachtungsweise des Gehirns als eines sozialen Organs darin, zu lernen, selbstzerstörerische Antriebe als Hinweise auf Unverbundenheit zu interpretieren. Das innere Gefühl, das mit Scham verbunden ist, ist im Wesentlichen eine internalisierte Botschaft, dass wir unerwünscht, unbrauchbar und sogar schädlich für den Stamm sind.

Eingebettet in das, was Freud das Über-Ich nannte (die Internalisierung der elterlichen Haltung gegenüber dem Ich), ist eine Botschaft darüber, ob die Eltern der Meinung waren, Sie sollten leben oder sterben – waren Sie erwünscht oder unerwünscht, waren Sie ein Segen oder ein Hindernis für das Leben der Familie oder des Stammes? Sollten Sie leben oder getötet werden? Obgleich unsere Klienten keinerlei explizite Erinnerungen an ihre frühen Beziehungen zu ihren Eltern haben, sind diese Erfahrungen stillschweigend in die Art und Weise aufgenommen, wie Patienten über sich selbst denken und wie sie sich behandeln. Die Negativität in unserem Selbstbild und die Art und Weise, wie wir uns selbst manchmal behandeln, decken die negativen oder gleichgültigen Haltungen unserer Eltern uns gegenüber Jahrzehnte früher auf. Viele Menschen mit dem Drang, sich zu verletzen oder zu töten, wurden innerhalb der primitiven Gedächtnissysteme dazu programmiert, noch bevor sie alt genug waren, sich zu erinnern, irgendetwas gelernt zu haben. Unser eigener Wert und unsere Liebens-Würdigkeit sind Teil jener Lektionen, die wir gelernt zu haben uns nicht erinnern, die wir aber niemals vergessen.

Abgesetzte Jury

Die ganze Evolution hindurch bedeutete Ächtung tatsächlich den Tod.

HELEN FISHER

David war rund drei Monate bei mir in Behandlung, als er mit einem in die Ferne gerichteten Blick zu mir hereinkam, der mit seiner für gewöhnlich heiteren Erscheinung scharf kontrastierte. Er schien heute tiefer in sich zu ruhen; ich ließ ihn eine Weile lang ruhig sitzen, bevor ich ihn fragte, was ihn beschäftige. David blickte mich direkt an, und zwar mit einem Ausdruck, den ich vorher nie bei ihm gesehen hatte, zugleich glücklich und erschrocken. Schließlich sprach er.

„Ich hatte diese Woche eine Offenbarung. Ich erkannte, dass ich mein Leben mit einem Gerichtssaal in meinem Kopf verbracht habe. Wohin immer ich gehe, was immer ich tue, in meinem Inneren spielt sich ein paralleles Drama ab – ich bin der Angeklagte vor Gericht, und ich weiß, dass ich, obgleich ich unschuldig bin, für schuldig erklärt werden würde. Da das Urteil bereits feststeht, handelt es sich um einen Proformaprozess. Ich weiß instinktiv, dass der Prozess nie enden wird, doch die Vorwegnahme des Schuldspruchs ist gleichzeitig Folter. Ich kann mich nicht daran erinnern, nicht vor Gericht zu stehen; es scheint in sehr jungen Jahren begonnen zu haben, und ich hielt es schließlich für selbstverständlich. Unwillentlich nahm ich an, dass jeder sein Leben vor Gericht verbringt. Tun sie das? Tun Sie das?"

David fuhr fort: „Wissen Sie, wenn Sie aus dem Schlaf gerissen werden, sind Sie für eine Weile beides, sowohl wach als auch noch im Traum. So fühlt es sich an – zwei Geschichten, die zu einer verwoben werden. Tatsächlich geschieht es auch jetzt gerade. Ich sitze Ihnen gegenüber, und vom Verstand her weiß ich, dass Sie mich als Person mögen und mich akzeptieren. Die ganze Zeit über, seit ich Sie kenne, haben Sie mich niemals kritisiert oder mich angegriffen, mich nicht benutzt oder Schindluder mit mir getrieben. Sie haben stets das Beste für mich getan. Das ist ein Erzählstrang.

Trotzdem sitze ich hier und erwarte, dass Sie mich kritisieren und im Stich lassen. Wenn Sie zu sprechen anfangen und dann zögern, in genau diesem Sekundenbruchteil produziert mein Geist all diese Ideen darüber, was Sie sagen werden, wie etwa: ‚Sie langweilen mich viel zu sehr, als dass ich noch länger mit Ihnen arbeiten könnte, sodass ich Sie zu einem anderen Therapeuten überweisen muss', oder ‚Es gibt noch andere Menschen, die meine Zeit dringender brauchen, als Sie es tun.' Während ich Ihnen also vertraue, ist sich meine Stimme im Kopf sicher, dass Sie mich verlassen werden."

Dies ist eine herzzerreißend schöne Schilderung von früher Schamprogrammierung in den Systemen des impliziten Gedächtnisses. Es ist auch ein deutliches Beispiel für die Fähigkeit unseres Gehirns, den Geist mit zwei Realitäten gleichzeitig zu versorgen. Da eine Rolle des impliziten Gedächtnisses darin besteht, vergangene Erfahrungen dazu zu nutzen, gegenwärtige Situationen vorwegzunehmen und zu kontrollieren, bereiten vergangene Schamerfahrungen die bewusste Wahrnehmung darauf vor, Zurückweisung zu antizipieren. Dieses Gerichtssaalszenario erinnert an Dostojewskis *Schuld und Sühne*, wo der Protagonist durch die Vorwegnahme der Verurteilung geplagt wird.

Nach vielen Jahren intensiver Arbeit des Aufspürens und Kämpfens gegen die Scham wurde sich David allmählich dessen bewusst, dass sich seine Innenwelt verändert hatte. Sein Gerichtssaal wurde mittels einer Kombination aus Realitätsprüfung, dem Experimentieren mit Sichtbarkeit und kreativer Bildsprache umgeformt. „Mit der Zeit habe ich den Richter und die Jury abgesetzt und den Richterstuhl und die Geschworenenbank entfernt. Meistens erfahre ich mein Leben nicht mehr länger durch die Augen anderer, und ich bin mir meiner Gefühle, Bedürfnisse und Vorlieben bewusst.

Die Geschworenenbank wurde durch eine bequeme Sitzgruppe ersetzt, die ich als eine Art Meditationsraum benutze, den ich den ganzen Tag lang aufsuche. Er hat einen Spiegel mit einigen Kerzen darum, die einen gedämpften Lichtschein verbreiten. Ich schaue in diesen Spiegel und erkundige mich nach mir selbst, indem ich über meine Emotionen nachdenke und darüber, was ich in meinem Körper spüre. Ich erinnere mich daran, zu atmen und zu prüfen, ob ich wegen etwas angespannt oder aufgeregt bin. Ich weiß, dass dies egozentrisch klingt, aber es ist tatsächlich die Selbsthege, die ich brauche, um mit Menschen zusammen zu sein. Was ich zu tun pflegte, sah viel sozialer aus, weil ich obsessiv auf andere Menschen fokussiert war, jedoch nicht ihretwegen. Es drehte sich alles um meine Angst vor Zurückweisung. Jetzt kann ich anderen tatsächlich Aufmerksamkeit schenken, da ich aufhören kann, mich mit mir selbst zu beschäftigen."

Wenn Kinder keine Hilfe bekommen, zu verstehen, wie sie ihre inneren Erfahrungen artikulieren, ihre Bedürfnisse wahrnehmen und sich so zu fühlen, als ob es ihr Recht sei, betreut zu werden, kann das ganze Leben zu einem Stück werden, das vor einem feindlich gesinnten Publikum aufgeführt wird. Dies umzudrehen und von innen nach außen zu leben, darin besteht die Arbeit, die Scham zu bewältigen und möglicherweise zu heilen. Kinder, die keine angemessene Einstimmung erfahren, projizieren ihre Eigen-Identitäten in die Blicke der anderen. Sie leben im Exil ihrer selbst und sehen sich so, wie sie glauben, von anderen gesehen zu werden – fast immer schlecht. Sie streben nach Perfektion, um Zurückweisung zu vermeiden.

Obgleich ich niemals das Gefühl hatte, die Urscham für keinen meiner Klienten völlig verbannt zu haben, ließ mich der Wandel in dieser

Geschichte glauben, dass wir nahe dran waren. „Von Zeit zu Zeit, wenn ich in den Spiegel schaue, sehe ich statt meiner einen Richter oder einen Juror. Jene Erinnerungen sind immer noch in mir drin und scheinen wiederzukommen, wenn ich mich gestresst oder von jemandem zurückgewiesen fühle. Glücklicherweise tauchen sie immer seltener auf, und ich bin schneller in der Lage, zu verstehen, was passiert, und mich mit meinem eigenen Bild zu verbinden."

Urscham gleicht eher einer Diabetes als einer Erkältung; sie ist etwas, das man eher bewältigen muss, statt es verstreichen zu lassen. Die Programmierung könnte zu tief in unserem Gehirn eingebettet sein, um sie völlig zu löschen. Wie bei der Bewältigung von Ängsten und Phobien können wir nur neue neuronale Netzwerke bilden, um den Ausdruck der Symptome zu hindern.

Selbstverletzung, Suizidversuche und die Wut des Verlassenseins

Ein Suizid tötet zwei Menschen, Maggie, das ist sein Zweck.

ARTHUR MILLER

Klienten, die sich selbst wiederholt Verletzungen zufügen, berichten fast immer von einer Kindheit, die Missbrauch, Vernachlässigung oder grausame Quälereien seitens der Eltern und/oder Betreuer einschloss. Dies legt die Vermutung nahe, dass einige Fälle von Selbstverletzung von sich aufdrängenden Erinnerungen an frühe von Kritik, Zurückweisung und Verlust geprägte Bindungsbeziehungen ausgelöst werden. Viele Klienten werden automatisch und unbewusst diese Gefühle in selbstverletzende oder suizidale Handlungen übersetzen, die durch die nachfolgende Aufmerksamkeit seitens von Fachleuten, Familie und Freunden bestärkt werden können.

Beides, die Selbstverletzung wie die sich anschließende Aufmerksamkeit, kann zu einem Mittel der Affektregulation werden, die den Notrufen von Primaten entsprechen, deren Oxytocinspiegel in Abwesenheit der Mutter sinkt. Das Wiederauftauchen der Mutter (oder die Retter selbstzerstörerischer Klienten) hebt den Oxytocinspiegel wieder und beruhigt das Baby. Im Falle einer Verletzung sorgen Endorphine für Schmerzunempfindlichkeit, damit wir weiterkämpfen oder fliehen können. Die Endorphin- und Oxytocinspiegel steigen und fallen wieder bei beiden, dem Kind wie der Mutter, wenn sie sich annähern, trennen und wiedervereinigen. Diese neuroendokrinen Reaktionen und ihre Rolle bei der Einstellung von Nähe dürften von zentraler Bedeutung für die Erfahrungen und Verhaltensweisen von Klienten mit diagnostizierten Borderline-Symptomen sein. Diese Patienten berichten von weniger mütterlichem Schutz in der Kindheit, was mit erhöhtem Stress und höherem Cortisolspiegel einhergeht. Man hat desgleichen herausgefunden, dass für Suizidversuche bei Patienten mit Borderline-Persönlichkeitsstörung wahrscheinlich eher interpersonelle Auslöser verantwortlich sind als bei depressiven Patienten.

Bei den meisten Individuen dürfte die Ausschüttung körpereigener Endorphine als Reaktion auf Angst und Stress dazu beitragen, die emotionalen Zustände zu regulieren und den Umgang mit und die Lösung von Problemen zu verbessern. Die schmerzlindernden Wirkungen dieser Morphium-ähnlichen Substanzen dürften auch dazu beitragen, dass Menschen von einer Minderung der Angst und einem Gefühl der Ruhe berichten, nachdem sie sich selbst verletzt oder verbrannt haben. Die Forschung hat gezeigt, dass die Selbstverletzungen abnehmen oder völlig aufhören, wenn den Patienten eine Droge verabreicht wird, um die Wirkungen der körpereigenen Opioide zu blockieren. Bei Individuen mit Borderline-Persönlichkeitsstörung dürfte dieses System unter normalen Umständen nicht aktiviert werden, und die Selbstverletzung dürfte ein Weg sein, eine höhere Schwelle für die Endorphin-Ausschüttung zu senken.

Es ist schwer, Klienten zu behandeln, die sich selbst verletzen oder suizidal sind, und zwar aufgrund unserer zweifachen Verantwortung: sie in ihrem künftigen Wachstum zu ermutigen und sie für den Moment am Leben zu erhalten. Für gewöhnlich rückt der Fokus auf das Wachstum durch die Panik, die ihre gefährlichen Taten in uns auslösen, in den Hintergrund. Soviel Sie sich auch um Ihren Klienten kümmern, es ist schwer, sich nicht auszumalen, wie Sie beschuldigt und verklagt werden, wie Sie ihre Lizenz verlieren oder ein Leben lang von Schuldgefühlen erdrückt werden. In einem Zustand der Panik ist es schwer, den Kortex zu aktivieren, logisch und problemlösungsorientiert zu denken und sich gute Ideen einfallen zu lassen.

Das Ziel der Therapie mit Klienten, die suizidal oder selbstverletzend sind, besteht darin, sie dazu zu bringen, selbstzerstörerische Handlungen durch anpassungsfähigere Verhaltensweisen zu ersetzen. Da ich glaube, dass Selbstverletzung ein Ausdruck von Angst vor Verlassenheit und Verlust ist, ist es mein Ziel, selbstverletzende Handlungen durch das Benennen und Teilen der Gefühle, die sie auslösen, zu ersetzen.

Selbstverletzung in Selbstausdruck verwandeln

Steckst du in Schwierigkeiten, teile dich unverzüglich mit.

GERALD GOODMAN

Als ich mein Büro am Freitagabend verließ, bemerkte ich, dass das Telefon blinkte. Für gewöhnlich wäre ich weitergegangen und hätte die Nachricht später abgehört, aber aus irgendeinem Grund beschloss ich, den Anruf anzunehmen. Als ich den Hörer abnahm, hörte ich eine Menge Lärm am anderen Ende und die Stimme eines Mannes, die mir sagte, dass er sich umbringen werde. Als ich mich auf seine Stimme konzentrierte, konnte ich sie John zuordnen, einem Klienten, mit dem ich die letzten Monate gearbeitete hatte, der unter chronischer Depression, sozialer Isolation und Verhaltensstörungen litt. Was ich herausfinden konnte, war, dass

John in seinem Auto saß und dass er beschlossen hatte, seinem Leben ein Ende zu setzen. Er wollte sich nur noch verabschieden und mir für all meine Hilfe danken.

Meine unmittelbare Reaktion war Panik – Oh, mein Gott! Was sollte ich tun? Ich wusste nicht weiter. Die nächsten Gedanken, die mir kamen, bestanden darin, mich selbst zu beruhigen und mehr Informationen zu erhalten.

Ich konnte herausfinden, dass sich John mit laufendem Motor in seiner Garage befand, und schloss aufgrund des ganzen Lärms, dass er versuchte, sich mit den Abgasen umzubringen. Ich hatte wahrscheinlich nicht viel Zeit, um zu handeln, und selbst wenn ich ein anderes Telefon zur Hand gehabt hätte, um die Polizei in seiner Stadt anzurufen, wäre sie niemals rechtzeitig dort eingetroffen, um ihn zu retten – es war also meine Aufgabe. Nichts in meiner Ausbildung hatte mich auf dieses Szenario vorbereitet, sodass ich mich nach dem Instinkt richten musste. Ich vermutete, dass John, da er mich anrief, an seinem Vorhaben zweifelte. Ich vermutete auch, dass er, wenn er mich anrief, um mir für meine Hilfe zu danken, seine tatsächliche Botschaft anders lautete: „Zum Teufel mit dir, du hast deinen Job nicht gemacht!“ Aufgrund dieser beiden Ideen tat ich Folgendes:

Ich ließ ihn im Glauben, dass es viel schwerer war, ihn zu verstehen, als es tatsächlich war, und bat ihn weiterhin, gewisse Worte zu wiederholen. Schließlich fragte ich John, ob er den Motor abstellen könnte, sodass ich verstehen könnte, was er sagte, was er denn auch tat. An diesem Punkt begann die wirkliche Konversation.

Statt mich auf sein suizidales Verhalten zu fokussieren, fragte ich ihn, was für Gefühle er an diesem Tag hätte. Abwechselnd sprechend und hustend, erzählte mir John, dass er sich alleine und hoffnungslos fühle und dass er das Gefühl habe, ich hätte seinen Schmerz nicht ernst genommen. Es war richtig, dass er sich nach außen hin viel besser darstellte, als er sich im Innern fühlte, und ich reagierte wahrscheinlich viel zu sehr auf die Art und Weise, wie er sich gab, statt auf sein Leiden einzugehen. Ich entschuldigte mich dafür, ihn nicht gehört zu haben, und brachte zum Ausdruck, dass ich versuchen wollte, ein besserer Therapeut zu werden.

Ich schlug ihm schließlich vor, das Garagentor zu öffnen, weil sein Husten es schwer machte, alles zu verstehen, was er sagte.

Dergestalt legte ich den Fokus der Konversation auf die Qualität unserer Verbindung und auf mein Scheitern im Eingehen auf John, statt mich auf die suizidale Geste zu konzentrieren. Dies beruhte auf meiner Vorstellung, dass der selbstzerstörerische Akt selbst von Verlassenheit ausgelöst wird und dass, während mein unmittelbares Ziel darin besteht, meine Klienten am Leben zu halten, es das langfristige Ziel ist, sie dazu zu bringen, sich zu verbinden und zu heilen. Unglücklicherweise lag der Fokus unseres Fachgebiets auf der Tat, statt auf ihrer Bedeutung. Meine Erfahrung ist, dass die Klienten damit fortfahren, selbstzerstörerisch zu sein, bis sie sich gesehen, gehört und gefühlt fühlen.

Die Tatsache, dass ein wie auch immer gearteter physischer Eingriff außerhalb meiner Reichweite lag, machte diese Strategie zu meiner einzigen Möglichkeit, etwas zu bewirken.

Diese Interaktion stellte sich als eine der vielen Knotenpunkte der Therapie heraus, die uns Schritt für Schritt von einer vermeidenden zu einer sicheren Bindungsbeziehung brachte, die dann als eine Plattform zur Heilung diente. Die Wahrheit ist, dass, wenn jemand sich wirklich umbringen will, er auch in der Lage dazu ist. Teil des Risikos, ein Therapeut zu sein, ist die Tatsache, dass wir unsere Arbeit mit einem suizidalen Klienten, der sein Vorhaben umsetzt, einstellen werden, unabhängig davon, wie gut wir in unserem Job sind. Es ist etwas, das wir akzeptieren müssen und mit dem wir zu leben lernen müssen. Ich zweifle daran, dass ein Therapeut, der einen Klienten hatte, der Suizid beging, immer noch der gleiche ist. Viel wichtiger ist jedoch die Tatsache, dass wir den meisten unserer Klienten durch die Dunkelheit der Depression zu einem Leben verhelfen werden, das zu leben sich lohnt.

7

Bindung und intime Beziehungen

Das höchste Glück des Lebens besteht in der Überzeugung, geliebt zu werden.

VICTOR HUGO

Die Kraft sicherer Bindung steht im Zentrum aller nährenden, unterstützenden und heilenden Beziehungen. Es ist daher leicht zu verstehen, warum Aspekte der Freundschaft, der Paten- und Elternschaft alle im Laufe einer erfolgreichen Psychotherapie vorkommen. Obgleich sichere Bindungen viele Formen annehmen können, teilen sie alle ein Minimum an Kritik, Konkurrenz und Konflikt. Sich von anderen akzeptiert zu fühlen ist eine tief gehende Erfahrung, die zu Zuständen in Gehirn und Geist führen, welche die Neuroplastizität und die positive Veränderung verbessern. Dies ist der Grund dafür, dass die Rogerschen* Ecksteine der Fürsorge, der Empathie und der positiven Zuwendung von zentraler Bedeutung für unser Berufsfeld auf Hunderten von therapeutischen Pfaden und neuen Techniken geblieben sind.

Einer der Hauptgründe dafür, dass ich einen neurowissenschaftlichen Zugang zur Therapie schätze, besteht darin, dass in den Augen der Wissenschaft sowohl der Therapeut als auch der Klient zweibeinige Primaten mit mangelhaftem Gehirn sind. Die Demut und Verletz-

* Gemeint ist Carl Rogers (1902–1987), der US-amerikanische Psychologe und Psychotherapeut, der die Klientenzentrierte Gesprächstherapie entwickelte und die Humanistische Psychologie ausbaute, A. d. Ü.

lichkeit, die diese Perspektive in die Therapie bringt, unterstützt den Aufbau einer sicheren Bindung. Sich in einem gemeinsamen Kampf dafür einzusetzen, dass weniger brillante evolutionäre Entscheidungen wiedergutgemacht werden, ebnet das Spielfeld auf eine schöne Art und Weise ein. Als Therapeut erinnert es mich daran, dass ich mit vielen ähnlichen Herausforderungen und Konflikten zu kämpfen habe, wegen derer meine Klienten Hilfe suchend zu mir kommen. Wir sind darin alle eins.

Sicherheit ist von zentraler Bedeutung für eine positive Veränderung. Wenn Therapeuten ihr Bedürfnis nach Status, ihren intellektuellen Themenkatalog und ihre persönlichen Kämpfe für eine Weile beiseitelassen können, können sie einen zwischenmenschlichen Nährboden für Veränderung schaffen. Wenn Klienten die Kraft und den Mut aufbringen, akzeptiert zu werden, und ihre Innenwelten erforschen, können sie an dieser Verbindung teilhaben, und zwar auf eine Weise, die sie zu Einsicht und Heilung führt. Wenn sich beide eingestehen können, dass sie nur zwei Menschen sind, die den Tag zu überstehen versuchen, und dass die Rollen des Klienten und des Therapeuten keinen Status beziehungsweise keine Macht implizieren, gibt es Hoffnung.

Was ist Bindung?

Für kleine Kreaturen wie wir ist das Universum nur durch Liebe erträglich.

CARL SAGAN

Bindung ist eine evolutionäre Strategie, um Eltern und Kinder nahe beieinander zu halten. Bindung tauchte während der natürlichen Auslese auf, weil Nähe das Überleben der Kinder und daher auch das der Gruppe verbesserte. Die gleichen biologischen Anker wurden von Stämmen benutzt, da größere und kohärentere Gruppen die Überlebenschancen verbesserten. Im Mittelpunkt aller Bindungsschaltkreise befindet sich die Amygdala, unser Organ für Bewertungen und das Exekutivzentrum für die Angstverarbeitung.

Wenn Eltern und Kinder beieinander sind, fühlen sich beide sicherer und ruhiger und erleben ein allgemeines Gefühl des Wohlbefindens. Wenn sie getrennt sind, werden Eltern und Kinder bekümmert, da ihre Amygdala Gefahr signalisiert. Dies veranlasst die Eltern dazu, zu suchen und nach ihnen zu rufen, und die Kinder, Notrufe auszustoßen, um ihren Aufenthaltsort kenntlich zu machen. Wenn sie wiedervereint sind, verändert sich ihre Chemie, indem sie von einem Gefühl der Angst zu einem der Sicherheit wechseln.

Wie alle biologischen Organismen geraten wir ständig aus einem Zustand des Gleichgewichts in einen Zustand des Ungleichgewichts und wieder zurück. Wir werden hungrig und essen schließlich; wir fürchten uns und finden schließlich Sicherheit; wir werden unleidlich und müde und schlafen schließlich ein. All dies sind Beispiele für ein Muster, das aus Regulation, Dysregulation und Reregulation gebildet wird, das unser Gehirn verdichtet und als künftige Vorlagen verwendet, wenn es Verbindungen eingeht und bewusste Erfahrungen konstruiert.

Während des Säuglingsalters und der Kindheit machen wir eine Unzahl von Erfahrungen wechselnder Zustände, zwischen Sicherheit und Ruhe und dem Gefühl, getrennt und in Gefahr zu sein. Wir schlafen fest, nur um dann hungrig, nass oder mit dem Bedürfnis, aufzustoßen, aufzuwachen; wir laufen freudig durch die Küche, nur um dann hinzufallen und unseren Kopf zu stoßen; wir betreten einen Raum und erschrecken uns aufgrund der unerwarteten Dunkelheit. In jeder dieser Situationen schreien wir vor Verwirrung, Schmerz oder Angst.

Wenn wir als Kleinkinder aus dem Gleichgewicht sind, schreien wir reflexartig, um unsere Eltern herbeizurufen. Wenn die Betreuerin bzw. der Betreuer kommt und wir in einen Zustand des Gleichgewichts wechseln, bringt unser primitiver Gehirnschaltkreis die Gegenwart des anderen mit positiven Emotionen zusammen. So könnten wir geschrien haben, weil unsere nasse Windel unsere Haut brennen ließ. Nach einem erfolgreichen Windelwechsel fühlen wir uns gut, riechen besser und haben einige positive Blicke, Töne und Berührungen von unserer Mutter oder unserem Vater erlebt. Dies ist ein Teil des Aufbaus einer sicheren Bindung – die Assoziation der Ankunft eines anderen mit einem Wechsel hin zu einem positiven Zustand des Körpers, der Emotion und des Geistes. Laut Theorie haben wir, insofern wir genug dieser positiven Assoziationen mit der Gegenwart anderer haben, gute Chancen, uns einer sicheren Bindung zu erfreuen.

Das Gegenteil tritt ein, wenn wir aus dem Gleichgewicht geraten und die Ankunft des anderen entweder zu keiner Reregulierung führt oder, noch schlimmer, unser Ungleichgewicht noch verstärkt. So werden wir im oben angeführten Beispiel die Ankunft des anderen nicht mit Reregulierung assoziieren, wenn wir schreien und keiner kommt oder wenn sie uns selbst anschreien, weil wir sie gestört haben. Wir könnten sogar den anderen mit noch mehr Kummer assoziieren. Das Vorherrschen solcher Erfahrungen könnte zu einem unsicheren Bindungsstil führen. Menschen mit unsicherem Bindungsstil mangelt es an der Fähigkeit, durch andere in einer stimmigen und voraussagbaren Art und Weise beruhigt zu werden. Im Großen und Ganzen besteht der Unterschied zwischen einem sicheren und einem unsicheren Bindungsstil in Folgendem: Sichere Bindungen helfen, Erregung und Angst zu regulieren, während unsichere Bindungen dies nicht vermögen.

Die Bindungstheorie beruht auf der Annahme, dass diese Erfahrungen in Systemen des impliziten Gedächtnisses gespeichert werden. Achten andere auf unseren Kummer, sind sie in der Lage, wahrzunehmen, was passiert ist, und können sie uns in einen Zustand der Ruhe und Sicherheit zurückbringen? Oder sind Sie unzugänglich, auf unsere Bedürfnisse nicht eingestellt oder unfähig, etwas dafür zu tun, dass wir uns besser fühlen? Unsere frühen Erfahrungen mit Betreuern formen unsere künftige Fähigkeit, uns von anderen in unserem Kummer beruhigen und uns sicher fühlen zu lassen. Diese impliziten Erinnerungsmuster, oder das Bindungsschema, wie es John Bowlby nennt, werden in der Zukunft von intimen Beziehungen aktiviert und formen die Art und Weise, wie wir andere erfahren und uns mit ihnen verbinden.

Bindungsschema

Lieben lernen können wir nur durch Lieben.

ALICE MURDOCK

Ein Bindungsschema ist ein wesentliches in uns verankertes Muster der Erwartung im Hinblick auf die Fähigkeit anderer Menschen, uns ein Gefühl der Sicherheit zu vermitteln. Vier Kategorien des Bindungsschemas haben sich aufgrund der Forschung ergeben: (1) sicher, (2) vermeidend, (3) unsicher-ambivalent und (4) unsicher-desorganisiert [bzw. unsicher-desorientiert, A. d. Ü.]. Die folgenden Beschreibungen geben allgemeine Tendenzen an, die bei Kindern und ihren Müttern im Rahmen dieser vier Kategorien beobachtet wurden.

1. Sicher gebundene Kinder haben Eltern, die gut zugänglich und auf die Bedürfnisse ihrer Kinder eingestellt sind. Sie verfügen über die Fähigkeit, ihre Aufmerksamkeit von dem, was sie gerade tun, fließend auf ihr Kind zu lenken und sich wieder abzuwenden, wenn sie nicht länger gebraucht werden. Wenn sie bekümmert sind, suchen ihre Kinder nach Nähe, beruhigen sich rasch und kehren zum Erkundungsverhalten und Spiel zurück. Diese Kinder scheinen von ihren Betreuern zu erwarten, dass sie aufmerksam, hilfreich und ermutigend im Hinblick auf ihre fortschreitende Autonomie sind. Man nimmt an, dass sie gelernt haben, dass die Interaktion mit ihren Müttern ihnen helfen wird, ein Gefühl der Sicherheit wiederzuerlangen, wenn sie leidend sind.

2. Vermeidend gebundene Kinder neigen dazu, Betreuer zu haben, die in Bezug auf sie und ihre Bedürfnisse unaufmerksam und uninteressiert sind. Wenn diese Kinder unter Stress geraten, ignorieren sie entweder ihre Eltern oder schauen sie einfach unbeteiligt an. Trotz ihrer Angst haben diese Kinder kaum die Erwartung, dass ihre Eltern eine Quelle des Trostes sind, und sie scheinen gelernt zu haben, dass es einfacher ist, selbstständig zu sein und die eigenen Emotionen zu regulieren.

3. Unsicher-ambivalent gebundene Kinder haben verkorkste oder unberechenbar zugängliche Betreuer. Sie suchen nach Nähe, wenn sie Kummer haben, aber sie sind nicht leicht zu beruhigen und kehren nur langsam zum Spiel zurück. In vielen Fällen scheint ihr Kummer durch die Angst und Unsicherheit der Mutter sich noch zu verschlimmern. Diese Kinder neigen dazu, sich stärker anzuklammern und sich weniger am Erkundungsverhalten zu beteiligen, als ob sie aufgrund der Ängstlichkeit ihrer Mütter gelernt hätten, dass die Welt ein gefährlicher Ort sei und besser gemieden werden sollte.
4. Kinder mit desorganisierter Bindung scheinen unter Stress eine konfliktreiche Beziehung zu ihren Müttern zu entwickeln. Sie wollen sich annähern, um beruhigt zu werden, während sie gleichzeitig Angst davor zu haben scheinen, sich zu nähern. Es ist so, als ob sie einen inneren Konflikt der Annäherung-Vermeidung erfahren würden, der sich in chaotischen und sogar selbstverletzenden Verhaltensweisen widerspiegelt; sie drehen sich im Kreis, fallen hin, schlagen sich selbst und wissen nicht, was sie tun sollen, um sich selbst zu beruhigen. Sie scheinen zu dissoziieren* und werden von tranceartigen Ausdrücken überwältigt, verharren unbeweglich an einer Stelle oder behalten unbequeme Körperhaltungen bei. Man hat herausgefunden, dass desorganisierte Bindung bei Kindern mit nicht bewältigter Trauer und/oder Trauma von Müttern einhergeht, die sie sowohl ängstlich wie angsteinflößend für ihre Kinder machen.

Menschen lieben Kategorien, besonders jene, die ein Gefühl des Verstehens und der Gewissheit begünstigen. Bindungsforscher haben ein halbes Jahrhundert damit verbracht, die Gültigkeit dieser Kategorien zu erkunden, auszudrücken und bestätigen. Aus dieser Perspektive ist es leicht, von ihnen als von eindeutigen und genau definierten Arten der Bindung (oder Nichtbindung) in engen Beziehungen zu denken. Aber

* Die „Dissoziation" beschreibt in der Psychologie die Trennung von Wahrnehmungs- und Gedächtnisinhalten, die normalerweise assoziiert, d. h. miteinander verknüpft sind, A. d. Ü.

als Psychotherapeut gilt meine erste Sorge dem Verstehen, wie ich Individuen mit unsicheren und desorganisierten Bindungsmustern helfen kann, Sicherheit zu gewinnen und die Kategorien zu wechseln. Aus dieser Perspektive sind Therapeuten vielmehr an den Wechseln und der Unbeständigkeit des Bindungsschemas interessiert. So lautet die entscheidende Frage: Bleiben die neuronalen Systeme des impliziten Gedächtnisses, die das Bindungsschema verschlüsseln, plastisch?

Bindungsplastizität

Für Liebe gibt es kein anderes Heilmittel, als noch mehr zu lieben.

HENRY DAVID THOREAU

Forschungen mit anderen sozialen Säugetieren haben ähnliche Muster von Mutter-Kind-Interaktionen gezeigt, wie wir sie bei Menschen gesehen haben. Diese Forschungen sprechen sehr dafür, dass sowohl die intrauterine Umgebung wie auch das mütterliche Verhalten nach der Geburt als Wirkmechanismen dienen, welche die Gehirnentwicklung in Richtung einer Anpassung an spezifische Umweltbedingungen formen. Beispielsweise formen Mütter, die im Angesicht größerer Gefahr leben, das Gehirn ihrer Kinder auf eine Art und Weise, die sie dazu bringt, weniger auf Erkundung aus und wachsamer zu sein. Mit anderen Worten, sowohl ihre Biochemie als auch ihre Verhaltensweise werden zu einer Vorlage, nach der das Gehirn ihrer Babys geformt wird. In dieser Manier erhalten der Fötus und das Kleinkind eine Vorwarnung, sich besser auf Gefahr vorzubereiten.

Dementsprechend scheint die Übermittlung von Stress an den Fötus, das Kleinkind und die Jugendlichen die Anpassungsmuster zu formen, die zu jenem Typ von Umgebung passen, der sie begegnen werden. Es gibt desgleichen Belege dafür, dass, wenn die Umgebung weniger stressvoll wird, die Verhaltensmuster ein stärkeres Gefühl der Sicherheit formen. Bei uns Menschen bekommen Mütter verstärkt unsichere Kinder in Regionen, in denen es weniger Ressourcen und mehr Gewalt gibt. Es hat den Anschein, dass die Natur diese Kinder für jene Welt vorbereitet, in der sie überleben müssen.

Wenn die Bindungsschemata Anpassungsstrategien darstellen, die mit den Veränderungen der Umwelt wechseln, dann ist eines der Hauptanliegen in der Therapie, jenen zu helfen, die nicht in der Lage sind, sich mit anderen sicher zu fühlen, dieses zu lernen. Letztendlich ist die Fähigkeit, zu lieben, nicht nur eines der Hauptziele des Lebens, es erlaubt uns auch, von den von Natur aus gesunden Einflüssen positiver Beziehungen zu profitieren.

Ungeachtet des Nachweises eines Bindungsschemas von unserem ersten Geburtstag an, legt die Forschung mit Nachdruck nahe, dass dieses nicht gleichsam in „neuronalen Stein“ gemeißelt ist. Diese natürlich vorkommenden Veränderungen und die Tatsache, dass wir uns mit vielen Menschen in unserem Leben verbinden und wiederverbinden, lässt vermuten, dass die zugrunde liegenden neuronalen Systeme ihre Plastizität behalten. Um die Neuroplastizität der Bindungsnetzwerke zu unterstützen, können Erwachsene trotz negativer Erfahrungen in ihrer eigenen Kindheit sichere Bindungen für ihre Kinder schaffen.

Die Flexibilität des Schemas spiegelt die zugrunde liegende Wirklichkeit wider, dass die Bindungsschemata Überlebensstrategien darstellen, die angesichts neuer Erfahrungen modifiziert werden können. Wenn jemand, der unsicher gebunden ist, das Glück hat, mit einer sicher gebundenen Person über einen Zeitraum von fünf Jahren zusammenzubleiben, scheint er selbst einen Zuwachs an Bindungssicherheit zu erfahren. Ich vermute, dass Sie ähnliche Veränderungen in die andere Richtung für sicher gebundene Individuen finden können, die bei jemandem landen, der sie schlecht behandelt. Der Stress negativer Ereignisse und Beziehungen unterstützt das Beibehalten unsicherer Bindung, indem sie weiterhin Gefahrensignale an die Amygdala und die Netzwerke, die diese kontrolliert, senden. Sichere Bindung scheint, wenngleich nicht unempfindlich, gegenüber Veränderung resistenter zu sein als unsichere Bindung.

Dergestalt können kraftvolle Formungsprozesse in der Kindheit durch persönliche Beziehungen, Psychotherapie und/oder Erfahrungen, welche die Selbstwahrnehmung steigern, modifiziert werden. Die Fähigkeit, stressvolle und traumatische Lebensereignisse zu verarbeiten, scheint mit einer stärkeren Bindung, flexibler Affektregulation und einer erhöhten Zugänglichkeit des narrativen Gedächtnisses einherzugehen. Eine heilende Beziehung zu einem sicheren Partner oder mit einem einigermaßen guten Therapeuten, in der vergangene Ängste verarbeitet und aufgelöst werden können, kann uns helfen, ein sicheres Bindungsschema zu erlangen. Die wichtigste Schlussfolgerung für die Psychotherapie aufgrund dieser Entdeckungen besteht darin, dass unsichere Bindung durch positive Verbundenheit geändert werden kann.

Als Psychotherapeut, der an positiver Veränderung interessiert ist, möchte ich, dass das Bindungsschema eine veränderbare Form impliziten Gedächtnisses ist, sodass die Beziehungen zu Klienten es auf eine heilsame Art und Weise verändern können. So kann die Psychotherapie zu einer geführten Bindungsbeziehung werden, und zwar zum Zwecke unterstützender Emotionsregulation und letztendlicher Korrektur eines unsicheren Bindungsschemas. Am wichtigsten ist, dass intergenerationelle Muster von Misshandlung und unsicherer Bindung mithilfe angemessener professioneller Eingriffe oder persönlicher Erfahrungen aufgelöst werden können.

Bindung in der Psychotherapie

Die erste Pflicht der Liebe ist es, zuzuhören.

PAUL TILLICH

Klienten, die mit der Befähigung, sichere Bindungen zu entwickeln, in die Therapie kommen, sind in der Lage, uns recht schnell dafür zu gebrauchen, um ihre Angst zu regulieren. Das heißt, sie beteiligen sich an der

Bildung eines dyadischen [= zweiteiligen] Organismus (Therapeut und Klient) und verfügen über die Fähigkeit, das Gehirn des Therapeuten zur Steuerung ihres eigenen zu benutzen. Dies wird sich als natürliche Folge gemeinsam verbrachter Zeit und Anhäufung positiver Interaktionen ergeben.

Klienten, die unsicher gebunden sind, mögen auf demselben Stuhl sitzen, dieselben Schwierigkeiten haben und sogar dieselben Worte äußern, aber sie sehen den Therapeuten von der anderen Seite eines Schutzschirms an. Sie haben diese Verteidigungsmaßnahmen lange zuvor geschaffen, um sich selbst vor dem Schmerz und der Enttäuschung infolge mangelnder Zugänglichkeit, Fürsorge und emotionaler Einstimmung seitens anderer zu schützen. Dies sind die Klienten, denen oftmals nachgesagt wird, dass sie unter Persönlichkeitsstörungen leiden.

Daher lautet die entscheidende Frage: Wie helfen Sie jemandem, der unsicher gebunden ist, eine sichere Bindung Ihnen gegenüber zu entwickeln? Und wie überschreiben Sie die Erinnerungen an deren erste Kindheitserlebnisse mit einer Reihe neuer Erfahrungen, die auf Ihrer Fähigkeit gründen, beständig, präsent und eingestimmt zu sein? Wäre es nicht großartig, wenn es eine einfache und geradlinige Anleitung dafür gäbe?

Wie die erste Elternschaft gestaltet sich auch die Neubeelterung lang und schwierig und ist mit mancherlei Schlaglöchern auf dem Weg verbunden. Aufseiten des Therapeuten benötigt man viel Geduld und Steuerung der Emotionen. Es ist die Aufgabe der Klienten (natürlich unbewusst), Sie dazu zu bringen, auf sie so zu reagieren, wie es ihre Eltern taten. Wenn sie Zurückweisung erwarten, werden sie sich selbst so verhalten, dass sie die Zurückweisung verdienen. Wenn sie erwarten, dass man ihre Grenzen verletzt, indem man sie verführt, werden sie sich selbst für die Grenzübertretung öffnen, sich verführerisch benehmen und wütend werden, egal, ob man nun ihre Erwartungen erfüllt oder nicht. In einem gewissen Sinne besteht die Aufgabe der Klienten darin, Sie als Geisel in ihre Vergangenheit zu nehmen, und Ihr Job ist es, sich der Gefangennahme zu entziehen, indem Sie benennen, was geschieht, und im Prozess weiterhin unterstützend wirken. In diesen drei Schritten zu denken könnte hilfreich sein:

1. Schritt: Sie müssen der Elter sein, den sie nie gehabt haben – jemand, der präsent ist, auf sie eingestimmt bleibt und ihre Perspektive achtet. Das Ziel besteht dabei darin, zu jenem Punkt in der Beziehung zu gelangen, an dem die Klienten merken, dass sie ihre Verteidigungsmaßnahmen weiterhin ergreifen, obgleich diese gar nicht mehr nötig sind – Carl Rogers war darin großartig.
2. Schritt: Wenn eine wirkliche Verbindung hergestellt wurde, tauchen häufig Traurigkeit und Trauer auf. Diese Emotionen sind Reaktionen darauf, nicht bekommen zu haben, was sie in ihrer Kindheit gebraucht hatten, und auf die Wahrnehmung, dass ihre defensiven Verhaltensweisen sie davon abgehalten haben, diese Dinge im Erwachsenenalter zu erlangen. Auf diese Phase der Trauer sollte man sich einlassen und sie zulassen, doch nach einer Weile sollten Sie Ihre Klienten dazu ermutigen, mit neuen Lebenserfahrungen zu beginnen. Erinnern Sie sie von Zeit zu Zeit daran, dass Trauer eine Phase und kein Lebensstil ist. Dies ist kein emotionaler Zustand, in dem sie sich gefangen nehmen lassen sollten.
3. Schritt: Der wirkliche Prozess neuronaler Umformung ergibt sich erfahrungsgemäß, nachdem neue Wege des Sichverbindens und des Interagierens mit anderen besprochen worden sind. Jeder Klient mit einer unsicheren Bindungsgeschichte wird eine lange Liste an vergangenen sozialen Verhaltensweisen haben, die negative Folgen zeitigten. Die erste Stufe besteht darin, mit den Dingen aufzuhören, die nicht funktionieren. Wenn Klienten mit neuen Verhaltensweisen experimentieren, wird die Therapie zum Schmelztiegel neuer Pläne und nachträglicher Analysen neuer Wege der Interaktion. Die größten Herausforderungen, vor die Sie Ihre Klienten stellen können, um ihnen zu helfen, sind ihre falschen und auf Scham beruhenden Gedanken, Emotionen und Verhaltensweisen. Die zweite Stufe besteht darin, den Klienten zu helfen, mit der Angst zurechtzukommen, die Experimente weiter fortzuführen und mit Techniken der Stressbewältigung zu arbeiten – wie etwa Meditation, Yoga oder was auch immer sie dazu benutzen können, um die Aktivität der Amygdala zu mindern.

Es ist hilfreich, von unsicherer Bindung als von einer Form posttraumatischer Erinnerung zu denken, und nicht von Abwehr. Dies macht es leichter, es zu vermeiden, Ihre Klienten wegen ihres Verhaltens zu beschuldigen, und es hilft dem Therapeuten, sich nicht zurückgewiesen zu fühlen. Obgleich wir es nicht gerne zugeben, werden Therapeuten von nicht kooperativen Klienten verletzt. Daher sollten Therapeuten in ihrer persönlichen Therapie ihr eigenes Bedürfnis, geliebt, geschätzt und gehört zu werden, erkunden.

Hemmende Schaltkreise vom Kortex zur Amygdala bauen

Liebe heilt Menschen – sowohl jene, die sie geben, als auch jene, die sie empfangen.

KARL MENNINGER

Worin besteht also der Wirkmechanismus, der unsichere in sichere Bindung umwandelt? Wie führen sich wiederholende Kreisläufe der Einstimmung, der Nicht-Einstimmung und der Wiedereinstimmung zu unserer Fähigkeit, Stress zu regulieren und angesichts von Angst und Furcht verbunden zu bleiben? Kohut* verwendete den Begriff der verwandelnden Internalisierungen (*transmuting internalizations*), um den Prozess zu beschreiben – sehr poetisch, aber was bedeutet er?

Die Amygdala befindet sich im Mittelpunkt des Angstschaltkreises. Auf der Grundlage aktueller neurowissenschaftlicher Entdeckungen geht man davon aus, dass sich unsere Amygdala entwickelt hat, um negative Assoziationen dauerhaft abzuspeichern. Unsichere Bindungsschemata sind in ihrem Kern mit Angst, negativen Erfahrungen und emotionaler

* Heinz Kohut (1913–1981) war ein US-amerikanischer Psychoanalytiker österreichischer Herkunft, A. d. Ü.

Störung im Zusammenhang mit intimen Beziehungen verknüpft. So sehr jemand sich auch Intimität wünschen mag, die Amygdala signalisiert Gefahr, löst automatisch Erregung und eine Kampf-Flucht-Reaktion bei Nähe aus. Diese Verknüpfung muss gehemmt werden, wenn eine sichere Bindungsbeziehung aufgebaut werden soll.

Wenn wir Ängste und Phobien bewältigen, uns von posttraumatischer Belastungsstörung heilen oder von einem unsicheren zu einem sicheren Bindungsschema wechseln, bilden wir neue neuronale Systeme oder bestärken die bereits vorhandenen. Diese Systeme werden wahrscheinlich hemmende Schaltkreise vom präfrontalen Kortex zur Amygdala hinunter mit einschließen. Obgleich wir unseren Kortex vor allem erregend und als Speicher für unsere Erinnerungen und unser Wissen betrachten, ist seine Rolle als Hemmer genauso bedeutsam. Hier ist ein gutes Beispiel für seine hemmende Rolle.

Neurowissenschaftliche Ecke: Absteigende Hemmung

Die Fähigkeit des Kortex, limbische Mittel- und Stammhirnstrukturen zu hemmen, die uns erlaubt, frühe Reflexe und erlernte Angstreaktionen, die in diesen Bereichen gespeichert sind, zu hemmen.

Mein Sohn wurde mir ungefähr 30 Sekunden nach seiner Geburt von einer Schwester überreicht. Ich blickte ihn erstaunt an, als er sich abmühte, die Augen zu öffnen, um die Welt zu verstehen. Er war ganz erschöpft, nachdem er einen viel zu kleinen Geburtskanal durchquert hatte, und ich war aufgrund des Schlafentzugs und der Schrecken der Vaterschaft dem Wahnsinn nahe. Die Schwester deutete auf die andere Seite des Kreißsaals auf eine kleine Plexiglasbox hin, wo ich ihn ablegen sollte. Glücklicherweise gelang es mir, den Raum zu durchqueren, ohne hinzufallen, und ich legte seine ganzen sechs Pfund auf ein dünnes Laken innerhalb der Plastikbox ab.

Ein paar Fuß* über seinem Kopf befanden sich Wärmelampen, die mich an jene erinnerten, welche die Pommes frites bei McDonald's warmhalten. Natürlich waren die Lampen hell, und sie müssen besonders hell für Augen gewesen sein, die nur eine Minute alt waren. Daher hielt ich meine linke Hand über sein Gesicht, um seine Augen vor dem Glanz zu schützen. Innerhalb weniger Sekunden streckte er seine dünne rechte Hand aus und ergriff meinen kleinen Finger und dann mit seiner Linken, und ergriff schließlich meinen Daumen und zog meine Hand zu seinem Gesicht hin. Jetzt verstehe ich, dass dies ein primitiver Hirnstammreflex ist und nichts mit dem Erkennen der Kinder und ihrer Elternliebe zu tun hat. Aber natürlich war dies mein Kind und kein anonymes Kind in einem Lehrbuch; ich war mir sicher, dass es mich erkannte und mir sagte, dass es mich liebte. So viel zur wissenschaftlichen Objektivität.

Dieser primitive Greifreflex, auch als Palmargreifreflex bekannt, wird vom Stammhirn kontrolliert. Man nimmt an, dass es sich um ein evolutionäres Überbleibsel aus der Zeit handelt, als Primatenbabys sich im Fell ihrer Mütter festhalten mussten, wenn diese sich frei bewegten und ihren Geschäften nachgingen. Ich habe es selbst bei Neugeborenen und Kleinkindern beobachtet. Sie können Ihre Finger an ihre Handflächen halten, und damit den Klammerreflex auslösen. Ihr Griff ist so stark, dass sie auf diese Art und Weise in ihrem zweiten und dritten Lebensmonat leicht hochgehoben werden können. Ich hatte immer angenommen, dass diese Fähigkeit verloren ging, wenn die Kinder zu schwer wurden, sich selbst zu halten; es stellte sich heraus, dass ich falsch lag.

Was tatsächlich in diesen ersten Monaten passiert, ist, dass der Kortex absteigende Nervenfasern bildet, um den Hirnstammreflex aktiv zu hemmen. Der Grund dafür, dass der Kortex dies so früh in der Entwicklung tut, besteht darin, die Hände von diesem primitiven Greifreflex zu

* Ein „Fuß", engl. „foot", Plural „feet", ist ein Längenmaß, das je nach Land meist 28 bis 32 cm misst, A. d. Ü.

befreien, sodass die motorischen Regionen im Kortex die Hände übernehmen können, um aus primitiven Zangen ein Orchester geschickter Finger zu machen. Hier nun ein weiteres interessantes Puzzleteil, das eine absteigende kortikale Hemmung zeitigt.

Wenn aus meinem Sohn ein alter Mann werden wird und wenn er einige Anzeichen von Gedächtnisverlust oder Verwirrung an den Tag legen wird, könnten seine Kinder mit ihm zwecks einer Untersuchung zum Neurologen gehen. Wenn der Neurologe ihn untersucht, wird sie ihn bitten, seine Hände mit den Handflächen nach unten auszustrecken. Sie wird mit ihren Fingern an der Unterseite seiner Arme entlangstreichen, am Ellbogen beginnend und sich zu seinen Händen hinbewegend. Wenn sie seine Hände erreicht, wird sie mit ihren Fingern seine Handflächen ein wenig reizen, um zu sehen, ob ihre Berührung einen Greifreflex verursacht. Wenn es geschieht, wird es ein Anzeichen dafür sein, dass mein Sohn, nun in seinem hohen Alter, damit beginnen könnte, Neuronen in seinen Stirn- und Schläfenlappen zu verlieren.

Doch warum sollte der Greifreflex zurückkehren? Weil er für Jahrzehnte aktiv gehemmt worden ist, um den Händen die Freiheit fürs Schreiben und Klavierspielen zu lassen. Wenn die kortikalen zum Hemmen bestimmten Neuronen nach der Geburt aufgrund der Demenz zu sterben beginnen, macht das Stammhirn erneut die Kraft des Greifreflexes geltend. In der Neurologie bezeichnet man dies als kortikales Zeichen des Ablassens (*cortical release sign*) – die Rückkehr dieser Reflexe spiegelt einen gefährdeten Kortex wider. Die Wahrheit ist, dass der Greifreflex die ganze Zeit über vorhanden war, aber aktiv von den absteigenden kortikalen Schaltkreisen gehemmt wurde.

Neurowissenschaftliche Ecke: Kortikales Zeichen des Ablassens

Die Rückkehr eines primitiven Reflexes im späteren Leben ist Anzeichen einer Schädigung eines Bereichs im Kortex, der zu seiner Hemmung bestimmt war. Kortikale Zeichen des Ablassens sind häufig Indikationen für eine Art der Gehirnverletzung oder -krankheit.

Ich erzähle Ihnen diese Geschichte nicht, weil Sie Neurologe werden wollen, sondern weil sie wichtig für das Verständnis von Wirkmechanismen ist, die den Klienten helfen, von einer unsicheren zu einer sicheren Bindung zu finden. Genauso wie die Hemmung des Greifreflexes schickt auch der Kortex absteigende Nervenfasern zur Amygdala, um ihre Aktivität als Reaktion auf die Welt zu beeinflussen. Wenn wir in der Lage sind, einem Klienten dabei zu helfen, eine Angst vor Intimität zu überwinden, haben wir tatsächlich neue neuronale Verbindungen hergestellt, welche die Fähigkeit besitzen, unsere Kampf-Flucht-Reaktion in Beziehungen zu aktivieren.

Wenn wir also mit unseren Klienten durch die sich wiederholenden Kreisläufe von Regulation, Dysregulation und Reregulation gehen, formen wir den Bindungsschaltkreis um, mit dem sie in die Therapie kamen. Jedes Mal, wenn Klienten von uns Negatives erwarten – wie Kritik, Scham oder von uns verlassen zu werden –, wird eine neue und weitaus positivere Erinnerung dem Durcheinander hinzugefügt. Die Fertigkeiten, die wir ihnen vermitteln, um ihre Angst zu vermindern, erlaubt es ihnen, selbstreflexiv zu bleiben und eine größere kortikale Aktivität auszulösen, die zur Bildung und Umformung neuer absteigender Nervenfasern führt. Je mehr kortikale Aktivität sie angesichts von Stress beibehalten können, ein desto größeres Emotionsregulationsvermögen werden sie entwickeln.

Helikoptereltern vergleichbar, ist das Einzige, was unsere Amygdala tun will, uns vor jedem möglichen Schaden zu beschützen. Sie erschreckt uns zu Tode, nur um uns vor Schaden zu bewahren. Unglücklicherweise kann eine überfürsorgliche Amygdala das Leben nicht mehr lebenswert machen. Durch scheinbar endlose Kreisläufe von Regulation, Dysregulation und Reregulation können Therapeuten, wie Eltern, neue kortikale Schaltkreise bauen, um die Amygdala davon zu überzeugen, dass wir nichts zu fürchten haben. Was im Therapieprozess umgeformt wird, ist die Kraft, die Kohärenz und die Konnektivität neuronaler Schaltkreise, die es uns erlauben, Jahrzehnte zuvor programmierte Ängste zu hemmen und neue, anpassungsfähigere Seinsweisen zu erlernen.

8

Urscham

Die schlimmste Einsamkeit besteht darin, sich mit sich selbst unwohl zu fühlen.

MARK TWAIN

Alle von uns werden mit explodierenden primitiven, selbstsüchtigen und unzivilisierten Instinkten geboren – einen Teil unserer Psyche bezeichnete Freud als „Es". Wir erwarten, der Mittelpunkt der Aufmerksamkeit zu sein und die komplette und ungeteilte Beachtung unserer Eltern zu bekommen. Da Betreuer schwer dafür arbeiten, um uns jedes körperliche und emotionale Bedürfnis während des ersten Lebensjahres zu befriedigen, wird diese Fantasie zunächst weitgehend erfüllt. Doch wenn Kinder ihre Umgebung zu erkunden beginnen, sind sie einer gefährlichen Welt ausgesetzt. Man lehrt uns Scham, um für unsere Sicherheit zu sorgen, aber sie ist eine tief sitzende Mahnung daran, wie abhängig wir sind. In der Folge reagieren wir auf eine emotionale Drohung so, als ob unser physisches Überleben davon abhängen würde.

Diese Freeze-Reaktion* ist innerhalb des automatischen Nervensystems als ein rascher Übergang von sympathischer Erregung zu parasympathischer Hemmung codiert. Wenn die Freeze-Reaktion ausgelöst wird, werden Kinder aus einem Modus der Neugier und Erkundung in einen der Angst, der Starre und des Rückzugs katapultiert. In der Folge hält das Kind inne, senkt den Blick, lässt den Kopf hängen und krümmt den

* Von engl. „to freeze" = „einfrieren" bzw. „erstarren", A. d. Ü.

Rücken. Die Konsequenzen dieser primitiven Form sozialer Kontrolle erlangen zentrale Bedeutung, und zwar sowohl im Hinblick auf intime Beziehungen als auch auf unsere Verhaltensweisen in Gruppen. Wenn Sie einen Wirkmechanismus sozialer Kontrolle entwerfen wollten, der Alphas hinter den Betas bei der Stange hält*, könnten Sie es nicht besser als durch Urscham tun. Jene Menschen mit Urscham versuchen, perfekte Soldaten zu sein, und sind sich einer Sache nur sicher, wenn sie den Befehlen eines anderen folgen.

Böser Hund!

Das Verschwinden des Verantwortungsgefühls ist die weitreichendste Konsequenz der Unterwerfung unter die Autorität.

STANLEY MILGRAM

Wenn Sie Ihren Hund ausschimpfen, weil er den Teppich beschmutzt oder das Sofa angefressen hat, wird er sich krümmen und auf dem Rücken wälzen oder seinen Schwanz zwischen die Beine klemmen und sich davonschleichen. Ähnliche Haltungen ergeben sich als Reaktion auf Ausschluss, Verurteilung und Unterwerfung bei nahezu allen sozialen Tieren. Sie sagen im Wesentlichen eines: „Du bist der Herr!"

Viele Kinder sind nicht übermäßig von diesen sozialen Konditionierungen geschädigt worden; schließlich müssen wir eine Vielzahl von Korrekturen im Leben verkraften. Obgleich wir alle Könige und Königinnen der Welt sein möchten, wollen unsere Eltern respektvolle, hart arbeitende und sich gut benehmende Kinder. Probleme in der psycholo-

* Als „Alphatier" bezeichnet man in der Verhaltensforschung das Leittier einer Herde oder eines Rudels. Entsprechend werden die ihrem Rang unmittelbar nachfolgenden Tiere Beta-Männchen bzw. Beta-Weibchen genannt, A. d. Ü.

gischen und intellektuellen Entwicklung können jedoch auftreten, wenn einem Kind andauernd mit Beschimpfung, Kritik und Zurückweisung begegnet wird. Dies kann aufgrund strenger Elternschaft, übersensibler Kinder und einer Reihe weiterer Faktoren vorkommen, welche die Entwicklung eines gesunden Selbstwertgefühls behindern. Die Überbeanspruchung der Scham als eines Disziplinierungsinstrumentes macht Kinder desgleichen anfällig für längerfristige Schwierigkeiten mit der Emotionsregulation. Eltern, die ihre Kinder fortwährend beschämen, haben Kinder, die einen Großteil ihrer Zeit in Angst und Furcht verbringen und Gefahr laufen, depressiv und ängstlich zu werden.

Ein wichtiger Aspekt, um das Einflößen von Urscham zu vermeiden, besteht darin, Kinder vor Zurückweisung und dysregulierten Zuständen zu bewahren, indem man sich so schnell wie möglich nach einer Unterbrechung der Verbindung wieder auf sie einstimmt. Man nimmt an, dass die wiederholte und rasche Rückkehr aus dem Zustand der Scham in den Zustand der Wiederverbindung und Einstimmung zu einem Wiederausgleich autonomen Funktionierens führt, während sie zur allmählichen Entwicklung von Selbststeuerung und Selbstachtung beiträgt.

Das Problem ist, dass das, was als alte Strategie zum Schutz unserer Jüngsten begann, als die unbewusste Infrastruktur der sich später entwickelnden psychologischen Prozesse der Bindung, des sozialen Status und der Eigen-Identität konserviert worden ist. Das Gefühl, liebenswert oder nicht liebenswert zu sein, wird zur Grundlage unserer intimen Beziehungen, dessen, was wir über uns selbst denken und wie wir uns in Gruppen verhalten. Jene von uns mit Urscham verbringen ihr Leben mit dem deutlichen Gefühl, Gefahr zu laufen, angegriffen, verlassen und sogar vom Tod bedroht zu werden.

Der Ursprung der Urscham

Ich nehme Komplimente nur ungern an.

JAMES TAYLOR

Da Urscham während einer Entwicklungsphase gebildet wird, die durch egozentrische Informationsverarbeitung gekennzeichnet ist, wird der Verlust eines Elters durch Inhaftierung, Scheidung oder sogar Tod persönlich genommen. In der Kindheit lassen sich unsere Eltern nicht scheiden oder sterben an einer Krankheit; sie verlassen uns, weil wir nicht liebenswert genug sind, damit sie bei uns bleiben. Kinder haben keinen qualitativen Zeitbegriff, was sie dazu führt, die lange Dauer der zusammen verbrachten Zeit als Liebe zu deuten. Wenn Sie die meiste Zeit ohne sie verbringen, werden sie dies als Zurückweisung erleben. Es spielt keine Rolle, wie gut Ihre Entschuldigung ist oder dass andere Erwachsene dies verstehen würden; Menschen wurden dazu geformt, nahe beieinander zu sein und sich mit ihren Betreuern zu verbinden.

Es scheint, dass Erfahrungen emotionaler Unstimmigkeit mit den Eltern die gleichen parasympathischen Reflexe auslösen wie die Erfahrung, ausgeschimpft und verlassen zu werden. Daher wird die emotionale Unzugänglichkeit des Elters als Zurückweisung erlebt und gedeutet als „Ich bin nicht wichtig, wertvoll oder liebenswert genug, um als Mitglied meiner Familie sicher zu sein" – was sich wie eine Bedrohung anfühlt, wenn ihr Überleben vom Schutz ihrer Familie abhängt. Diese Erfahrungen können in frühen Bindungsbeziehungen vorkommen, wenn einer enthusiastischen Verbindungserwartung bei einem Kind mit Unaufmerksamkeit, Gleichgültigkeit oder Ärger seitens eines Elters oder Betreuers begegnet wird. Diese Erfahrungen emotionaler Nicht-Einstimmung lösen die gleichen raschen Wechsel von sympathischer zu parasympathischer Kontrolle aus, wie es die Dominanz-Unterwerfungsverhaltensweisen bei anderen sozialen Säugetieren demonstrieren.

Diese Brüche der Einstimmung und emotionalen Verbindung finden zwischen den besten Eltern und gesündesten Kindern statt. Doch ein

Kind mit einem sensiblen oder ängstlichen Temperament könnte angesichts dessen, was als alltägliche Elterninteraktion normal erscheint, stark leiden. Unterschiede in Temperament und Persönlichkeit zwischen Elter und Kind können desgleichen zu der Entwicklung von Urscham beitragen, weil sie in dauernde Nicht-Einstimmung münden können.

Angemessene Scham versus Urscham

Lebe so, dass du dich nicht schämen brauchtest, wenn du deinen Papagei an die stadtbekannte Tratschtante verkaufen würdest.

WILL ROGERS

Lassen Sie uns klar und deutlich Urscham von angemessener Scham unterscheiden, welche die Moral und die Werte einer Gruppe aufrechterhält. Angemessene Scham taucht langsam während der Kindheit auf, zusammen mit einem Verständnis für die Erwartungen anderer, einer Fähigkeit, unsere Verhaltensweisen diesen Erwartungen entsprechend zu beurteilen, und der nötigen Kontrolle, antisoziale Impulse zu hemmen. Angemessene Scham unterstützt die Entwicklung des Gewissens, vertieft unsere empathischen Fähigkeiten und erlaubt es uns, wechselseitig sich fördernde Beziehungen zu haben.

Dagegen entwickelt sich Urscham in den frühesten Monaten der Kindheit als eine Widerspiegelung der Art und Weise, wie wir unseren Wert als Individuum und als Mitglied unserer Familie erleben. Die Folge der Urscham besteht darin, dass das Selbst als grundlegend mangelhaft, wertlos und nicht liebenswert erfahren wird. Während angemessene Scham zum Aufbau einer positiven Identität verhilft, führt Urscham zum Gegenteil der Selbstachtung. Wenn angemessene Scham bewusst im Sinne des Beschämtseins aufgrund von etwas, das Sie getan haben, zum Ausdruck kommt, ist die Urscham eine tief emotionale Erfahrung des Beschämtseins aufgrund dessen, wer und was Sie sind. Bei Urscham ist ein zentraler Part Ihrer Erfahrung das Gefühl, dass Sie Ihr Gesicht unwiederbringlich verloren haben.

Häufige Auswirkungen von Urscham

Psychologisch

Depression, niedriges Selbstwertgefühl
Unangemessene Selbstanklage
Wut, Feindseligkeit, Neid und das Beschuldigen anderer

Interpersonell

Konfliktvermeidung, automatisches Sich-Entschuldigen
Oberflächliche Vermessenheit mit reduziertem interpersonellem Problemlösungsvermögen
Zeitweilige Wutausbrüche

Biologisch

Geschwächtes Immunsystem
Erhöhte Cortisol- und Adrenalinspiegel
Verminderte Neuroplastizität

Leistung in Schule und Beruf

Krankhafter Perfektionismus
Reduzierter Stolz als Reaktion auf Erfolg
Angst vor negativer Beurteilung und intensive Scham angesichts des Scheiterns

Klienten mit Urscham berichten von ähnlichen Motiven aus ihrer Kindheit. Sie haben meistens autoritäre und kritische Eltern oder haben das Gefühl, unter ihren Geschwistern benachteiligt worden zu sein. Sie machen häufiger Erfahrungen von Missbrauch, Vernachlässigung oder Verlassenheit seitens eines oder beider Eltern oder haben Eltern, die sie aus emotionalen und praktischen Gründen als Stütze benutzten. Viele Kinder, die ungeeignete Eltern haben, übernehmen bereits mit jungen Jahren die Rolle, ihnen ein emotionaler Betreuer zu sein.

Trotz der Kompetenz dieser Kinder und ihres erwachsenen Auftretens wird das Ausbleiben einer adäquaten Beelterung von ihrem jungen Gehirn als mangelnder Selbstwert interpretiert. Der Glaube lautet: „Wenn ich liebenswert gewesen wäre, hätten mir meine Eltern das gegeben, was ich nötig hatte." Im Zentrum der Urscham herrscht die innere Gewissheit, eine mit Mängeln behaftete Person zu sein, in Kombination mit der Angst davor, dass diese Wahrheit publik wird. Selbst wenn jemand mit Urscham nichts Falsches getan hat, existiert ein tiefes Gefühl, dass er es nicht wiedergutmachen kann, da die „Untat", nicht von den Eltern geliebt zu werden, selten Teil ihres Bewusstseins ist.

Wenn Kinder mit Urscham alt genug sind, um zur Schule zu gehen, betreten sie den Klassenraum ängstlich und furchtsam, indem sie schulisches Versagen und sozialen Ausschluss vorwegnehmen. Da jede soziale und erzieherische Gelegenheit auch die Möglichkeit des Scheiterns bietet, mühen sich Kinder mit Urscham häufig ab, in der Klasse mitzumachen, mit Gleichaltrigen zu interagieren und sich als Teil der Gruppe zu fühlen. Urscham wird im impliziten Gedächtnis als etwas gespeichert, das gelernt zu haben, wir uns nie erinnern, das wir aber auch nie vergessen – ein zentraler Aspekt des unbedacht Bekannten. Einer der Schlüsselgründe dafür, dass Therapie wirkt, besteht in unserer Fähigkeit, Urscham aufzudecken und zu benennen und Strategien zur Bewältigung zu entwickeln.

Selbstwertgefühl versus Urscham

Das Selbstwertgefühl ist nicht alles, aber wenn du keines hast, hast du nichts.

GLORIA STEINEM

Wenn wir zwischen dem fünften und zehnten Lebensjahr ein stabiles Selbstbewusstsein erlangen, wurde das positive Selbstwertgefühl oder die Urscham bereits als soziale und emotionale Gegebenheit programmiert. Es ist in vielerlei Hinsicht vergleichbar mit dem Hochfahren Ihres Computers und seines von Microsoft oder Apple gestalteten Desktops. Sie akzeptieren sie als Parameter Ihres Computeruniversums, ohne auf die Tausende von Programmcodes zu achten, die dafür nötig waren, Ihre Realität zu generieren. Mit anderen Worten, grundlegendes Selbstwertgefühl und Urscham werden so früh im Leben programmiert, dass sie zutiefst bekannt sind, aber selten bedacht oder unmittelbar artikuliert werden.

Sobald Kinder sich an zunehmend komplexen Gruppen Gleichaltriger beteiligen, beginnt Scham, ihre soziale Welt zu formen. Wie Sie sich vorstellen können, werden beide, sowohl Opfer als auch Täter des Mobbings, wahrscheinlich eher mit Urscham zu kämpfen haben. Sie wird besonders während der Adoleszenz bedeutend, und zwar aufgrund der starken Betonung des Coolseins, der Akzeptanz bei neuen Gruppen und bei Verabredungen. Die Urscham verzerrt das soziale Erkennen und führt zur Erfahrung von Zurückweisung in neutralen und sogar positiven Situationen. Stete Fehlwahrnehmung neutraler Interaktionen als Zurückweisung erzeugt einen Teufelskreislauf, der die Beliebtheit, den sozialen Status und die Fähigkeiten des Opfers, Beziehungen einzugehen, aversiv [im Sinne von „wegkehrend", A. d. Ü.] prägt. Ihr Leben wird von chronischer Angst, Depression und der Erschöpfung aufgrund des verlorenen Kampfes, sich Akzeptanz zu verschaffen, bestimmt.

Da etwas nicht zu wissen nicht tolerierbar ist, leiden Individuen mit Urscham unter der Schwierigkeit, geduldig auf Lösungen hin zu arbeiten. Sie möchten die Probleme schnell gelöst haben und werden Sprüche und allzu simple Antworten vonseiten religiöser Führer und populärer

Psychologen bereitwillig akzeptieren, um ihrer Angst vor der Ungewissheit zu entfliehen. Um positive Veränderungen bei diesen Klienten herbeizuführen, sind „Werkzeuge" zur Regulierung von Angst und Stress nötig. Wie es einer meiner Klienten zum Ausdruck brachte: „Ich kann sein, wo ich bin, und ich kann dort sein, wo ich hingehe, aber ich kann die Ungewissheit zwischen beiden nicht ertragen."

Urscham in der Psychotherapie

Ein Freund ist jemand, der dich bewundert, obwohl er die Dinge kennt, für die du dich am meisten schämst.

JODIE FOSTER

Die Urscham weist eine Reihe von Schlüsselsymptomen auf, die Therapeuten im Auge behalten müssen. Unnachgiebiger Perfektionismus, ein Mangel an Selbstfürsorge und die Wahl von Partnern, die einen entweder missbrauchen oder nicht unterstützen, zählen zu den häufigsten. Einen Ausdruck der Scham können Sie auch in der Unfähigkeit erblicken, das Alleinsein zu ertragen, oder bei Individuen, die nach einer Trennung einen Selbstmordversuch unternehmen. Menschen mit Urscham erleben bereits kleine Formen von Verlassenheit als lebensbedrohlich, weil sie implizite Erinnerungen an frühe Verlassenheitserfahrungen auslösen. Bei manchen löst jede Art von Feedback, die suggeriert, dass sie weniger als perfekt sind, Panik aus, macht sie unfähig, Risiken einzugehen, neue Ideen zu erkunden oder eine Anleitung zu akzeptieren.

Wenn wir beschämt sind, schaltet sich unser Gehirn, wie auch unser Körper, gleichsam ab. Bei vielen Menschen, die mit deaktivierender Scham zu kämpfen haben, werden die kognitiven und intellektuellen Fähigkeiten durch ihre negativen Emotionen negiert. Mit anderen Worten, es ist schwer, rational zu denken oder die Wirklichkeit klar zu sehen, wenn Ihr

Gehirn Ihrem Geist sagt, dass Sie Gefahr laufen, verlassen zu werden und zu sterben. Einer meiner Klienten beschrieb es so: „Meine Scham macht es mir unmöglich, geliebt zu werden, weil ich sicher bin, dass ich nicht liebenswert bin. Wenn mich daher jemand liebt, kann ich ihn unmöglich respektieren, weil sein Urteil so mangelhaft ist."

Eine positive und ehrliche Verbindung zu den Klienten mit Urscham herzustellen ist wichtig, um ihr Gehirn anzuregen, sich zu verändern. Doch wie Sie sich vorstellen können, werden Sie hart dafür arbeiten müssen, um ihr Vertrauen zu gewinnen. Oftmals werden sie den Spieß umdrehen und Sie bitten, Ihre Probleme mit ihnen zu teilen. Sich um andere zu kümmern ist häufig eine erfolgreiche Strategie, um unsere eigene Bedürftigkeit vor uns selbst und anderen zu verbergen. Da Scham zu Wut und Groll führt, könnten Sie zur Zielscheibe beträchtlicher Schuldzuweisung und Feindseligkeit werden. Ihr Einsatz und Ihre Offenheit könnten als Bedrohung oder als Angriff erfahren werden. Klienten werden manchmal zu Mobbern und leben ihre Scham aus, indem sie Sie schikanieren.

Kinder mit Eltern, die Probleme mit Drogen oder dem Gesetz oder beidem haben, könnten ihre Urscham durch die bewusste Scham ihrer Familienmitglieder bestätigt finden. Häufig haben Kinder zu ihren Eltern, die sie missbrauchen, eine tiefe Verbindung. Gehen Sie also nicht davon aus, dass missbrauchte und verlassene Kinder sich nicht selbst dafür beschuldigen, was ihnen angetan wurde. Ein freundlicher und aufmerksamer Therapeut könnte von vernachlässigten Klienten angegriffen werden, weil er in ihnen eine Traurigkeit im Hinblick auf die Eltern geweckt hat, die sie nie gehabt haben. Klienten könnten desgleichen ihre Wut, die sie gegenüber ihren Eltern haben, auf ein sicheres Ziel richten – auf Sie. Bis Sie diese Übertragung nicht gelöst haben, wird keine Ihrer guten Taten unbestraft bleiben.

Klienten mit Urscham können zu Menschen werden, die sich bei dem Versuch, die Konflikte und den vermeintlich verdienten Zorn anderer, zu vermeiden, zwanghaft entschuldigen. Lob prallt bei ihnen an, aber alles, was als Kritik gedeutet werden kann, wird ernst genommen und löst eine Kampf-Flucht-Reaktion aus. Sie werden auf Interpretationen überreagieren, da sie Unvollkommenheit nahelegen und Scham auslösen. Obgleich ziemlich intelligent, werden die Klienten versuchen, alles Neue zu vermeiden, bis sie sich des Erfolges sicher sind. Während es ihnen hilft, Fehler zu vermeiden, hält es sie auch davon ab, für neue Dinge offen zu sein, Herausforderungen anzunehmen und zu lernen, wie sie ihre Gefühle der Unsicherheit auf ihrem Weg zur Meisterschaft regulieren. Dies ist ein Grund dafür, dass eine erfolgreiche Therapie mit einer Abnahme von Vermeidungsverhaltensweisen einhergeht. Mit anderen Worten, sich unseren Ängsten zu stellen, ist ein zentraler Wirkmechanismus beim Aufbau neuer Netzwerke zur Angsthemmung.

Brüche in der Einstimmung sind unvermeidlich, doch eine schnelle Rückkehr zu einem Zustand des Aufeinandereingestimmtseins unterstützt die Regulation und trägt zur allmählichen Entwicklung der Selbststeuerung bei. Man nimmt an, dass wiederholte und rasche Rückkehrbewegungen von Zuständen der Scham zu Zuständen der Wiederverbindung und des Eingestimmtseins dazu führen, dass das automatische Funktionieren ausgeglichen wird, während es zur stufenweisen Entwicklung von Selbststeuerung beiträgt. Diese wiederholten Wiederherstellungen werden als instinktive, sensorische, motorische und emotionale Erinnerungen auf allen Ebenen des zentralen Nervensystems abgespeichert und machen aus der Verinnerlichung positiver Beelterung eine Ganz-Körper-Erfahrung. Seinem Wesen nach ist die Urscham eine Ganz-Körper-Erfahrung des Unverbundenseins, des Ausgestoßen- und Verbanntseins von sozialer Konnektivität, was die gleichen Hirnareale aktiviert wie Schmerz und Angst. Daher senkt Tylenol* den emotionalen Einfluss sozialer Zurückweisung.

Da das mit Urscham einhergehende Stressniveau derart hoch ist, hemmen die negativen Effekte auf die Gehirnbiochemie die Neuroplastizität und das Lernen und machen das Profitieren von der Therapie äußerst schwer. Aus diesem Grund ist die mit Urscham verbundene Übertragung eine zentrale Komponente der Therapie. Die Kluft zwischen Ihnen und Ihrem Klienten zu überbrücken ist die Aufgabe, um sich anzunähern und die Urscham-Probleme zu behandeln.

* Tylenol ist ein US-amerikanisches Medikament bzw. eine Marke, dessen Hauptwirkstoff das auch in Deutschland bekannte „Paracetamol" ist; ein schmerzstillender und fiebersenkender Arzneistoff der Gruppe der Nichtopioid-Analgetika, A. d. Ü.

Die Therapeuten sind für Urscham genauso anfällig wie die Klienten. Klienten mit Urscham sind außergewöhnlich gut darin, die Schwächen und Unsicherheiten anderer aufzudecken und sie auszunutzen, vor allem dann, wenn sie ihre Bewertung fürchten. Ihre unerforschte Scham, Ihre Ängste und Verletzlichkeiten könnten von Menschen mit Urscham gesehen und ausgebeutet werden – ein guter Angriff ist die beste Verteidigung. Die emotionale Reife und Selbsterkenntnis des Therapeuten kann über Erfolg und Scheitern entscheiden. Versuchen Sie, Teile Ihrer eigenen Zerrissenheit zu entdecken, zu erforschen und zu heilen, bevor Sie Ihrem ersten Klienten gegenübersitzen.

Ich werde Sie beobachten

Wenn eine Frau zu dir spricht, höre auf das, was sie dir mit ihren Augen sagt.

VICTOR HUGO

Die wichtigsten Informationen in der Welt bekommen wir durch die Gesichter der anderen. Blickrichtung, Pupillenerweiterung, Erröten und Gesichtsausdruck verbinden uns mit dem Herz und dem Geist anderer Menschen. Tatsächlich ist eine grundsätzliche Vorliebe für und ein Erkennen von Gesichtern mit direktem Blickkontakt bereits während der ersten Lebenstage zu beobachten. Später wird die Blickrichtung als Mittel sozialer Kontrolle dienen. Wie viele von uns erinnern sich daran, einen Blick unserer Eltern zugeworfen bekommen zu haben, dass uns die Knie schlotterten? Forschungen haben herausgefunden, dass, während viele Menschen ihre Hände nach dem Aufsuchen einer öffentlichen Toilette nicht waschen, ein auf dem Badezimmerspiegel aufgemaltes Augenpaar diese prosoziale Verhaltensweise signifikant stärken wird.

Die Blickrichtung spielt bei der sozialen Kommunikation eine besonders starke Rolle. Wenn wir andere dabei beobachten, wie sie eine Person oder einen Gegenstand anstarren, aufschauen oder etwas hinter unserem Rücken fixieren, lenken wir unsere Aufmerksamkeit dorthin, um ihren Fokus zu teilen. Wenn wir einen angstvollen oder überraschten Blick bei anderen sehen, wenden wir uns rasch der Richtung ihres Blickes zu, um ausfindig zu machen, auf was sie reagieren. Gesteigerte Erregung als Reaktion auf einen Blick ist bereits im frühen Alter von drei Monaten nachgewiesen worden, ein Prozess, der bei Menschen mit Autismus-Spektrum-Störung (*autism spectrum disorder*, ASS) verspätet auftritt oder verhindert wird.

Blickobjekt von jemand anderem zu sein ist eine ganz andere Geschichte. Dies ist ein Grund dafür, dass Blickkontakt so schwer in der Therapie sein kann. Wenn der Blick eines anderen sich von der Umgebung abwendet und sich uns zuwendet, erhöht sich die automatische Aktivität und die Netzwerke des sozialen Gehirns sind in höchster Alarmbereitschaft. Die Entdeckung und Analyse des direkten Blickes eines anderen geschieht aufgrund der Bedeutung, die der Blickkontakt für die physische Sicherheit und den Fortpflanzungserfolg hat, sehr schnell. Sie können diesen Wechsel tatsächlich spüren, wenn Sie sich dabei erleben, wie Sie aufgrund des Blickes eines anderen in Alarmbereitschaft geraten, vor allem wenn jemand, der besonders bedrohlich oder attraktiv ausschaut, es auf Sie abgesehen hat. Wenn Menschen den Augenkontakt ein paar Sekunden lang halten, werden sie wahrscheinlich entweder kämpfen oder Sex haben.

Während der direkte Blick die Kraft hat, die Erregung zu aktivieren, die für eine Kampf-Flucht-Reaktion oder eine romantische Annäherung gebraucht wird, kann ein abgewandter Blick Zurückweisung, Ausgrenzung oder ein schweigendes Bestrafen signalisieren. Auf eine bewundernde Art und Weise angeblickt zu werden, lässt uns den Blickenden attraktiver erscheinen – viele Menschen mögen es, bewundert zu werden. Andererseits kann der zerstreute Blick eines anderen Gefühle eines niedrigen Selbstwertgefühls, eines verringerten Interesses an Beziehungen und den Impuls signalisieren, aggressiv gegen jene vorzugehen, die von uns wegsehen.

Obgleich unser Gehirn dahin gehend „verdrahtet“ wurde, um sich über den Blick an sozialen Informationen zu orientieren und diese zu sammeln, wird die Sprache der Augen desgleichen von frühen sozialen Interaktionen und kulturellen Werten im Frontallappen der Großhirnrinde gestaltet. Wenn wir einander zu sehr beäugen, kann es als eine Beleidigung oder ein Zeichen der Aggressivität erlebt werden. Wir überwachen den Blick unserer Zuhörer, um zu sehen, ob sie aufmerksam sind – und sind wahrscheinlich beleidigt, wenn sie zu oft wegschauen. In vielen anderen Kulturen ist das Abwenden des Blicks ein Zeichen des Respekts gegenüber höhergestellten Personen und etwas, das zwischen den Geschlechtern erwartet wird. Augenkontakt wird auch dazu gebraucht, soziale Dominanz herzustellen. Kinder veranstalten Wettbewerbe, indem sie einander möglichst lange anstarren, um herauszufinden, wer die besseren Nerven hat. Andererseits kann das Halten des Blickkontakts mit einem möglicherweise romantischen Interesse als ein Zeichen gedeutet werden, dass eine Annäherung akzeptiert werden wird.

Reaktionen auf direkten Blickkontakt können Ihnen sehr viel über den inneren Zustand Ihrer Klienten verraten. Angst vor oder das Vermeiden des Blickkontakts sind häufig Symptome von sozialer Angst, Borderline-Persönlichkeitsstörung und Urscham. Da direkter Blickkontakt so viel bedeuten kann, kann das Anschauen Ihrer Klienten als alles Mögliche erfahren werden, von der Beruhigung bis hin zur Bedrohung. Wie Ihr Blick interpretiert werden wird, wird von einer Interaktion zwischen Ihrem Verhalten und der Art und Weise bestimmt, wie Ihr Klient Sie erlebt.

Sonntage im Nudistenlager

Es war mir immer ein Rätsel, wie Menschen sich durch die Demütigung ihrer Mitmenschen geehrt fühlen können.

MAHATMA GANDHI

Es gibt für die Ohren eines Therapeuten nichts Wohlklingenderes, als einem Klienten zu begegnen, der sich mit allen dazu erforderlichen Mitteln radikale Veränderungen wünscht. Jillian war eine solche Klientin.

Intelligent, psychologisch anspruchsvoll, aber von einer Reihe physischer Krankheiten gezeichnet, die ihr die Diagnose einer Konversionsstörung* einbrachten. Sie begann die Therapie mit der Gewissheit, dass ihr körperliches Leiden die Folge ihrer Anfechtungen in der Kindheit war. Mit 60 konnte Jillian einen klaren Bogen von den Beziehungen zu ihren Eltern hin zu ihrer lebenslangen emotionalen Gehemmtheit und ihrem brennenden Verlangen, um jeden Preis unsichtbar zu bleiben, schlagen. Trotz dieser Anfechtungen hatte sie es fertiggebracht, eine erfolgreiche Ehe zu führen, zwei gesunde Kinder großzuziehen und sich ehrenamtlich für Opfer häuslicher Gewalt zu engagieren.

Definition: Konversionsstörung

Wenn Emotionen unterdrückt und nicht ausgedrückt werden, bilden sie einen zurückstrahlenden Kreislauf innerhalb des Körpers, der das homöostatische und immunologische Funktionieren stört. Dies stellt uns jene Falle, die Freud als Konversionsstörung bezeichnete – eine Umwandlung psychologischer und emotionaler Schmerzen in körperliche Symptome. Bei dem [weiter unten beschriebenen, A. d. Ü.] Arbeitsmodell „Hinauf, nach links und heraus" handelt sich um eine Ausweitung der Freudschen Theorie mithilfe eines aktuelleren Verständnisses der zugrunde liegenden Neurobiologie. Was manchmal gegen die Konversion wirkt, sind Experimente im Hinblick auf Emotionsausdruck, Sichtbarkeit und Selbstbehauptung.

---

* Die Konversionsstörung, engl. „conversion disorder“, wird auch als „dissoziative Störung“ bezeichnet, A. d. Ü.

Beide Elternteile waren emotional unzugänglich und mit ihren eigenen Kämpfen um Selbstwertgefühl, Bindung und Sexualität beschäftigt. Jillians Kindheit war eine Collage aus unangemessener Sexualisierung, pathologischer Religiosität und Geheimniskrämerei seitens der Familie und der Freunde. Sie und ihre Geschwister waren weitgehend auf sich selbst gestellt, mit dem durch die zutiefst narzisstischen Eltern verursachten Chaos, der Verwirrung und der Angst zurechtzukommen. Obgleich die Geschichte nicht ungewöhnlich ist, haben ihr Bedürfnis nach Unsichtbarkeit und ihre Urscham einen speziellen Beigeschmack aufgrund der Beteiligung ihrer Eltern an der Nudismusbewegung.

Zu Beginn von Jillians Adoleszenz entschieden ihre Eltern, jeden Sonntag im Nudistenlager zu verbringen. Trotz ihres anfänglichen Protests wurde Jillian gezwungen, lange Tage in einem bewaldeten Park unter den Blicken erwachsener Männer zu ertragen. „Es gab keine anderen Jugendlichen im Lager. Andere Menschen gingen nicht mehr dorthin, wenn ihre Kinder in die Pubertät kamen, meine Eltern aber nicht – für uns ging es dann erst richtig los." Jillian fühlte sich so, als ob sie und ihre Schwestern „aufgemotzt" worden wären, damit ihre Eltern Aufmerksamkeit auf sich ziehen und Freundschaften schließen konnten.

Als ich sie fragte, warum sie überhaupt hinging, sagte sie, dass ihre Mutter darauf bestand, weil nichts Schlechtes dabei gewesen sei. Zugleich verlangte man von ihr, niemandem etwas davon zu sagen, da sonst ihr Vater den Job verlieren würde. Jillians rasche Unterwerfung unter diese Wünsche verdankte sich dem dominanten und kontrollsüchtigen Wesen ihrer Mutter, und sie spürte, dass Rebellion nicht infrage kam. Sie wurde gelehrt, Befehlen Folge zu leisten und das Geheimnis der Sonntage im Nudistenlager bis weit in ihr Erwachsenenleben hinein für sich zu behalten.

Jillian erinnert sich daran, wie Männer sich um die Strandkörbe ihrer Familie versammelten, um sie und ihre Schwestern anzustarren, und die Scham und Verlegenheit fühlte sie jede Woche. Aus Protest gegen die ganze Erfahrung vergrub sich Jillian in ein Buch und versuchte, die Blicke, die sie auf ihrem Körper spürte, zu ignorieren. Eine der Nachwirkungen dieser Nackt-Sonntage war eine lebenslange Angst davor, gesehen zu werden oder die Aufmerksamkeit auf sich zu ziehen, insbesondere als ein sexuelles Wesen. Sie verbrachte ihr Leben damit, die unattraktivsten Kleider, die sie nur finden konnte, zu tragen, mied Make-ups und spielte alles herunter, was sie als Frau ausmachte. Sie erweckte den Eindruck, als ob sie auf ihre Kleider keinen Wert legte, während in Wirklichkeit ihr Erscheinen durchaus beabsichtigt war.

Ihre Urscham und ihr verzweifeltes Bedürfnis, unsichtbar zu sein, trieben sie dazu, das Einschlagen einer Karriere zu vermeiden und sich in die Betreuung ihrer Kinder und ihres Ehegatten zu vertiefen. Zu der Zeit, als ich Jillian traf, hatte sie ihre Wut, ihre Angst und ihren Zorn fast gänzlich unterdrückt und sie in Autoimmunkrankheiten und andere körperliche Probleme umgewandelt. Sie wusste, dass sie diese Emotionen ausdrücken musste, erkannte aber auch, dass sich ein in versteckter Angst zugebrachtes Leben nicht über Nacht verändern lassen würde.

Ich begann meine Arbeit mit Jillain, indem ich mein Bestes versuchte, um ihre Urscham, ihre Angst, gesehen zu werden, und den alltäglichen Kampf, am Leben zu bleiben, zu verstehen. Ich sagte ihr, dass wir, trotz ihrer Begeisterung, vorwärtszukommen, kleine Schritte tun müssten und dass sie unsere Arbeit stets kontrollieren müsste. Diese therapeutische Haltung ist vor allem bei Klienten wichtig, die von anderen, die sie in der Vergangenheit verletzt hatten, kontrolliert wurden.

Mit dem Fokus auf ihren Kampf gegen die körperlichen Beschwerden beginnend, erläuterte ich ihr ein Arbeitsmodell, das ich „Hinauf, nach links und heraus“ nenne. „Hinauf, nach links und heraus“ beruht auf der Idee, dass unsere Emotionen in unserem Körper aktiviert und gespeichert werden und mit der bewussten Wahrnehmung verbunden werden müssen, indem sie nach oben, in die rechte Gehirnhälfte (die Spitze körperlicher Verarbeitung) geschickt und in die Verarbeitung der linken Gehirnhälfte integriert werden müssen, um zu den Gefühlen Worte hinzuzufügen und sie dann uns selbst und anderen auszudrücken.

Während Jillian nicht mehr mit ihrem Vater kommunizierte, war ihre Mutter gezwungen, in Verbindung mit ihr zu bleiben, um das Gefühl der Kontrolle zu bewahren. Jillian ging ihren Telefonanrufen aus dem Weg, statt eine klare Grenze zu ziehen. Der erste Versuch für Jillian bestand darin, ihrer Mutter klar und deutlich zu sagen, dass sie nicht länger mit ihr kommunizieren wolle, um eine bewusste Grenze zu ziehen und sich selbst zu stärken.

Ein anderer Weg, auf dem ihre Mutter ihr Leben beeinflusste, bestand darin, ihr ständig Unmengen an Urlaubsgeschirr zu schenken, was Jillian und ihr Mann hassten, das sie aber trotzdem in ihren Geschirr- und Wandschränken aufbewahrten. Daher war der zweite Versuch „das Geschirr zu zerbrechen", was wir als rituelle Auflösung der mütterlichen Einflussnahme auf ihr Leben betrachteten. Jillian schickte mir via SMS eine Reihe von Bildern zu, die den Scherbenberg auf dem Garagenboden zeigten. Viele Klienten betrachteten diese Übung nicht nur als sehr produktiv, sondern auch als befriedigend und spaßig.

Ein dritter Versuch mit Hinblick auf „Sichtbarkeit" bestand darin, Jillian dazu zu ermutigen, über ihre Arbeit mit Opfern häuslicher Gewalt zu schreiben und die Materialien, die sie in ihren Gruppen verwendete, für eine etwaige Publikation aufzubereiten. Ein vierter Versuch betraf die Veränderung ihrer Garderobe und Erscheinung mit dem Ziel, sichtbar und sogar attraktiv für andere zu sein. Obgleich all diese individuellen Übungen gering erscheinen mögen, stellen sie zusammen einen stufenweisen und zu meisternden Prozess dar, um aus dem Schatten wieder ins Licht zu kommen.

Jeder dieser Versuche kann langsam angegangen werden, kann ausgewertet und für die nächste Herausforderung rekonfiguriert werden. Dies erlaubt es unseren Klienten, den absteigenden kortikalen Schaltkreis langsam aufzubauen, der nötig ist, um die Amygdala-Aktivität im Hinblick auf Sichtbarkeit, Durchsetzungsvermögen und persönliche Macht zu hemmen. Gute Eltern helfen ihren Kindern, dies im Leben durch emotionale Einstimmung durch das gemeinsame Teilen und Ausdrücken von Erfahrungen früher zu erlangen. Doch wie ich selbst immer und immer wieder bezeugen kann, ist es zum Erlernen dieser Lektionen niemals zu spät.

9

Das soziale Rangordnungsschema: Unser Platz in der sozialen Welt

Es ist besser, einen Löwen an der Spitze einer Armee von Schafen zu haben, als ein Schaf an der Spitze einer Armee von Löwen.

DANIEL DEFOE

Im Laufe des letzten Jahrzehnts haben viele Psychotherapeuten die Konzepte und Entdeckungen, die sich der Erforschung menschlicher Bindung verdanken, adaptiert. Die Vereinbarkeit von Psychotherapie und Bindungstheorie beruht auf ihrer gemeinsamen Wertschätzung des bedeutenden Einflusses früher intimer Beziehungen auf die Entwicklung und Funktion unseres Gehirns, unseres Geistes und die sich anschließenden Beziehungen. Die Formung des Bindungsschemas und eine Wertschätzung seiner Verbindungen mit allem, von der physiologischen Regulation über die Resilienz bis hin zu abstrakten Fähigkeiten, verwoben sich in die Art und Weise, wie Therapeuten begrifflich denken und mit ihren Klienten arbeiten. Ein Verständnis der Verbindungen zwischen früher Bindung und der Formung und dem Einfluss von Urscham hat zudem wachsenden klinischen Nutzen gezeigt.

Was selten unmittelbar in der Psychotherapie (oder in der Forschung) angesprochen wird, ist die Bedeutung der sozialen Rangordnung [bzw. des sozialen Status, A. d. Ü.] oder ihrer Rolle während früher Erfahrungen, die die Art und Weise formen, wie wir uns in sozialen Gruppen verhalten. Wie ein Bindungsschema ist auch ein soziales Rangordnungsschema eine Form des impliziten Gedächtnisses, das die Art und Weise formt, wie wir mit anderen in Beziehung treten und welche Rolle wir in Gruppen spielen. Darüber hinaus macht sich das soziale Rangordnungsschema den primitiven neuronalen Schaltkreis der Angst und Furcht zunutze, um uns Alpha- oder Betarollen in verschiedenen Situationen zuzuweisen.

Ihren Platz kennen und Ihren Job tun

Als die Säugetiere sozialer wurden, kam es dazu, dass größere Gruppen einen Wettbewerbsvorteil in Bezug auf Land, Nahrung und andere Ressourcen hatten. Aber um die Vorteile der Größe zu realisieren, müssen Strategien zur Zusammenarbeit, Organisation und Führerschaft gebildet werden. Soziales Verhalten innerhalb von Primatengruppen wird von neurochemischen, hormonellen und natürlichen Instinkten bestimmt, die das Überleben der Gruppe zu unterstützen scheinen. Obgleich wir uns zivilisierten, sind die Strategien der Organisation und der sozialen Hierarchien, die man bei unseren Verwandten, den Primaten, beobachten kann, auch bei uns weitgehend bis heute intakt geblieben. Viele der Verhaltensweisen, die man bei Halbaffen, Affen und Schimpansen beobachtet hat, sind ohne Weiteres auch auf dem Spielplatz, im Büro, auf Cocktailpartys und in den sozialen Medien zu beobachten.

Obgleich Hunderte von Büchern über Bindung unsere Regale füllen, gibt es nur wenige, die Probleme des sozialen Status auch nur erwähnen. Das mag daran liegen, dass Therapeuten sich in der Regel außerhalb der sozialen Arena befinden und einem einsamen Beruf nachgehen. Es ist sogar ein wenig verwirrend, wenn man den Therapeuten in der sozialen Hierarchie einen passenden Platz zuordnen möchte. Ein anderer Grund dafür könnte sein, dass Therapeuten den sozialen Status als ein weniger bedeutsames Nebenprodukt der Bindungssicherheit betrachten, was aber nicht der Fall zu sein scheint.

Obgleich ich über die Gründe nur Vermutungen anstellen kann, hat die Vermeidung der Erforschung des sozialen Rangordnungsschemas eine große Lücke in einem Bereich gelassen, der für unsere Fähigkeit, zu lieben und zu arbeiten, von entscheidender Bedeutung ist. Wie wir mit dem sozialen Status umgehen, ist von zentraler Bedeutung bei der Entwicklung des Selbstwertgefühls und der Eigen-Identität. Dieses und das nächste Kapitel sind ein Versuch, die Existenz des sozialen Rangordnungsschemas zu thematisieren, und wie wir in der Psychotherapie beginnen könnten, darüber zu denken.

Warum wir ein soziales Rangordnungsschema haben

Der Manager akzeptiert den Status quo; der Anführer verändert ihn.

WARREN BENNIS

Wenn die Gruppe überleben soll, muss jedes Individuum eine Rolle und einen Platz innerhalb der sozialen Hierarchie finden, die zum Funktionieren der Gruppe beitragen. Dies macht Gruppen zur Quelle des Überlebens und zur Arena, in der unser Bedürfnis nach Liebe und Arbeit zum Ausdruck kommt. Das Bedürfnis nach Alphas und Betas taucht bei der prozesshaften Suche nach Wegen auf, Individuen innerhalb einer Gruppe zu koordinieren. Sobald eine Hierarchie festgelegt ist und Rollen zugewiesen wurden, kann die Gruppe ihre Aufmerksamkeit auf das Geschäft des Überlebens konzentrieren. Den Ameisen sehr ähnlich, für welche die Eindeutigkeit der Rollen von Königinnen, Soldaten und Arbeitern das Überleben der Kolonie bestimmt, müssen auch Menschen herausfinden, wo sie hingehören, ob sie führen oder folgen sollen und was ihr Job sein wird.

Im Bindungsschema werden Furcht und Angst dazu benutzt, um Eltern und Kinder der Sicherheit und des Überlebens willen eng beieinander zu halten. Im sozialen Rangordnungsschema werden Furcht und Angst wiederum dazu verwendet, Betas respektvoll hinter den Alphas zu halten. Alphas werden von Führungs- und Schlüsselpositionen angezogen und verfügen über Qualitäten, die wichtig sind, um die Gruppe anzuleiten. Betas hingegen fokussieren sich auf Alphas, suchen nach Führung und Anleitung und versuchen, sich deren Wohlwollen zu verdienen. Ähnlich jenen mit unsicherem Bindungsschema unterstützt die Angst, die Betas dazu treibt, auf das zu achten, was der Alpha macht, die Gruppenkoordination, die Kooperation und die Führungsstabilität. Wann immer soziale Tiere neue Gruppen bilden, sei es in der Wildnis, auf dem Schulhof oder am Arbeitsplatz, beginnen sie früh damit, ihre Kraft, Intelligenz und Mittel zu messen, um einen Anführer zu bestimmen.

Definition: Soziales Rangordnungsschema

Dies sind Konstellationen biochemischer Interaktionen, Instinkte und impliziter Erinnerungen, die unser Verhalten in Gruppen formen. Dieses Schema bestimmt darüber, ob wir uns an die Spitze setzen und ein Anführer werden oder anderen beim Führen zusehen. Sie wurden durch natürliche Auslese gestaltet, um den Zusammenhalt, die Koordination und das Überleben der Gruppe zu verbessern.

Ich beobachtete ein deutliches Beispiel dafür, als ich Zeuge einer Begegnung zwischen einem Wolf und einem Hund an einem heißen Nachmittag in Arizona wurde. Ein Freund, der einen Wolf besaß, und ich fuhren auf den Campus der Tuscon-Universität, um eine Besorgung zu machen. Als der Wolf von dem Lastwagen sprang, rannte ein ungefähr gleich großer Hund auf ihn zu, und sie begannen sofort damit, sich zu beschnüffeln und mit dem Schwanz zu wedeln. Binnen von Sekunden liefen sie vom Fußweg auf eine grasbedeckte, von Büschen umgebene Fläche. Beide liefen mit Höchstgeschwindigkeit, und als sie die Büsche erreichten, stürzte der Hund, die Kontrolle verlierend, in sie hinein, während der Wolf elegant darüber hinweg auf die weit entfernte Mauer sprang.

Der Hund, der sich wieder gefasst hatte, schoss ein weiteres Mal, vom Wolf verfolgt, quer über den Hofplatz. Im Nu trat der Wolf dem Hund auf den Schwanz. Er ließ den Hund straucheln, indem er ihm auf die Hinterpfoten trat, und der Hund wälzte sich in einer Staubwolke. Der Hund sprang auf, schüttelte sich den Staub ab und hielt auf uns zu. Der Hund, der nach dem Wolf das Auto erreichte, legte sich auf den Rücken und bot ihm den ungeschützten Hals dar. In weniger als einer Minute hatten wir beobachtet, wie ein Rudel eine neue Rangordnung bildete. Danach rannten sie los, um miteinander zu spielen, ohne sich darum zu kümmern, wer der Chef war. Im Fall der zur Familie der Hunde Gehörigen, deren sozialer Status auf körperlichen Fähigkeiten und Intelligenz beruht, war der Wolf dem Hund in allem überlegen. Hunde überlebten, indem sie lernten, den Menschen gute Begleiter zu sein – Fertigkeiten, die in einem Wolfsrudel wertlos sind.

Da es für das gemeinsame Überleben von zentraler Bedeutung ist, unseren Platz innerhalb der Gruppe zu finden, prägen sich Erfahrungen von sozialem Erfolg und Versagen in unseren Verstand, in unseren Körper und in unseren Geist ein. Wir alle scheinen über eine Handvoll siegreicher und demütigender Erinnerungen zu verfügen, die unser Selbstbild in Gruppen geformt haben. Diese Prägungen formen uns zu Alphas oder Betas auf unserem Weg ins Erwachsenenalter und behalten zeitlebens einen starken Einfluss bei. Obgleich sie verändert werden können, spiegelt der nachhaltige Einfluss sozialer Beschämung während der Kindheit die Art und Weise wider, wie unser Gehirn und unser Geist sich dazu entwickelten, den gruppeninternen sozialen Status beizubehalten.

Ist das Alpha- oder Betasein eine Sache der Natur oder der Erziehung, der Gene, der Erfahrung, der Persönlichkeit, des Mutes oder bloß eine Sache der Umstände? Im übrigen Reich der Tiere neigen Alpha- und

Betaeltern dazu, ihren sozialen Rang an ihre Kinder aufgrund einer Kombination aus Genen, Biologie und Verhaltensweisen weiterzugeben. Oberflächlich betrachtet, sind Menschen ein wenig komplexer, da sie einander aufgrund einer ganzen Reihe von Eigenschaften beurteilen, einschließlich Größe und Kraft, Attraktivität, Reichtum, Kleidung und Coolness. Und anders als andere Tiere verbringen wir unser Leben, indem wir an einer Vielzahl von Gruppen teilnehmen, in denen unser Status variieren kann. Obgleich der soziale Rang nicht auf vereinfachende Unterscheidungen zwischen Alphas und Betas reduziert werden kann, können die Persönlichkeit und die inneren Erfahrungen von Individuen, die in die jeweilige Kategorie passen, für die Therapie hilfreich sein.

Von Alphas und Betas

Innovation macht den Unterschied zwischen einem Anführer und einem Anhänger aus.

STEVE JOBS

Alphas sind die Nabe des sozialen Rades, jene, bei denen andere in Zeiten der Angst und Unsicherheit Schutz und Anleitung suchen. In einer Elefantenherde ist das Alpha-Tier höchstwahrscheinlich das älteste Weibchen, die Matriarchin, die über das gesammelte Wissen um die Wasserlöcher und alle Einzelheiten der Kinderaufzucht verfügt. In einem Gorillarudel ist das Alpha-Tier in der Regel das größte Männchen, der Silberrücken. Der Silberrücken ist am besten ausgestattet, um das Rudel vor Angriffen zu schützen, und er ist höchstwahrscheinlich der Erzeuger von männlichen Kindern, die das Gleiche tun werden. Daher wird das Alpha-Tier nicht strikt aufgrund von Größe, Geschlecht oder Kampfkraft bestimmt, sondern durch den Wert dieses Wesens für das Überleben der Gruppe in einer bestimmten Umgebung.

Eine Art und Weise, vom Alpha-Tier zu denken, besteht darin, es als das Gehirn der Gruppe anzusehen, welches das Gruppenverhalten so organisiert, dass das Überleben der Gruppe verbessert wird. Die erfolgreiche Gruppe ist jene mit der wirkungsvollsten Führerschaft, die die Herausforderungen des Überlebens am besten bewältigt, sei es durch Kraft, List oder Vorsorge. Die immer wieder neue Gegenwart vorauszusehen und sich ihr anzupassen ist das oberste Gebot des menschlichen Gehirns und der Gruppe. Ich betone die Vielfalt des Alpha-Seins aufgrund unserer kulturellen Neigung, den Alpha-Status mit einem bestimmten Geschlecht, Körpertyp oder mit bestimmten Verhaltensregeln gleichzusetzen. Der soziale Status hängt vor allem von der Anpassung an bestimmte Ökosysteme ab.

Wie ich früher bereits erwähnt habe, wird das soziale Schema, wie das Bindungsschema auch, auf vielen Ebenen programmiert, einschließlich der Biochemie und Neuroanatomie unseres Gehirns. Noch vor der Geburt beginnen die Erfahrungen, Emotionen und Geisteszustände unserer Mutter die Produktion und Verfügbarkeit von Neurotransmittern in unserem Nervensystem zu beeinflussen. Zur gleichen Zeit beginnen die neuronalen Netzwerke, die unsere Veranlagungen und Beziehungen bestimmen, Form anzunehmen. Und obgleich dieser Formungsprozess zeitlebens fortbesteht, sind die frühen Erfahrungen die einflussreichsten.

Beziehungen zu den Eltern und Geschwistern und frühe Interaktionen mit Gleichaltrigen scheinen von zentraler Bedeutung zu sein. Die meisten Kinder fangen zunächst an, ihre Eltern als Alphas zu betrachten – eine Sichtweise, die einen Wettbewerb mit den Eltern im Sinne einer normalen Entwicklung begründet. Gleichzeitig hängen die Kinder von der elterlichen Liebe und ihrer Fürsorge um des Überlebens willen ab. Emotional reife Eltern sehen ihre Kinder als eigenständige Menschen an und unterstützen ihre Entwicklung und ihren Erfolg, indem sie ihren Wettbewerbstrieb auf eine Art und Weise formen, die es ihren Kindern erlaubt, sich erfolgreich zu fühlen und Vertrauen aufzubauen.

Wenn Eltern die Beelterung und die Sicherheit, die sie als Kinder gebraucht haben, nicht empfingen, könnten ihre ungelösten Probleme Teil des Kindheitsdramas der nächsten Generation werden. Emotional unreife Eltern könnten sich nicht mehr daran erinnern, in Situationen des

Wettbewerbs Eltern zu sein, indem sie ihren Kindern wiederholt Erfahrungen des Versagens und der Scham bescheren. Diese Eltern werden ihre Kinder als Bedrohung ansehen, und sie werden nicht in der Lage sein, Ermutigung oder Stolz im Hinblick auf die Leistungen ihrer Kinder auszudrücken. Dominante, unsichere Eltern könnten ihre Kinder mit sehr detaillierten Vorgaben anleiten (*to micromanage*) und das beginnende Vertrauen und die Entwicklung von Fertigkeiten ihrer Kinder unterminieren. Eltern könnten desgleichen die Enttäuschung, die sie seitens ihrer Eltern gespürt haben, unbewusst an ihre eigenen Kinder weitergeben.

Söhne von sehr erfolgreichen Vätern sehen sich vor eine besondere Herausforderung gestellt: „Wie kann ich dem gewachsen sein?" Erfolgreiche Väter werden bei der Arbeit weitaus mehr geschätzt als zu Hause. Viele Väter, die durch eigene Kraft emporgekommen sind und hart arbeiten, um ihre Kinder zu versorgen, verübeln es ihren Kindern, dass sie deren Initiative und Arbeitsmoral nicht teilen. Sie vergessen oftmals, dass ihre Motivationen der gleichen Entbehrung, Angst und Mühe entspringen, vor denen sie ihre Kinder beschützten. Es ist sehr leicht, erfolgreich zu sein und Kinder zu haben, mit denen man keine Beziehung herstellen kann, was der Grund dafür sein könnte, dass so viele Männer, mit denen ich arbeitete, das Gefühl haben, dass deren Väter von ihnen enttäuscht waren.

Der Verlust eines Elters durch Tod oder Verlassenwerden hinterlässt Kinder generell in einer gefährdeten Lage. Für manche Kinder ist verlassen zu werden demoralisierend und es beraubt sie eines Leiters in das Erwachsenenleben. Für andere löst der abwesende Elter eine Kampfmoral aus, die ihre Kräfte und ihren Erfolg inspirieren. Ich vermute, dass, ungeachtet des Ergebnisses, der Elternverlust ein tiefes Gefühl der Unsicherheit schafft, das entweder durch einen Antrieb, erfolgreich zu sein, oder durch einen Verlust an Motivation kompensiert wird. Zum Alpha- oder Beta-Dasein gehört es, die sozialen Verhaltensweisen Ihrer Eltern zu formen. Die Abwesenheit des Elters könnte, per Definition, ein Nachteil für die Schaffung eines Platzes innerhalb der Gruppe sein.

Der offensichtlichste Bereich sozialer Dominanz ist körperliche und emotionale Aggression, was wir als Mobbing bezeichnen. Kinder, die in gewisser Weise anders sind, werden höchstwahrscheinlich eher gemobbt;

sie sind leicht auszumachende Zielscheiben, leiden häufig unter einem niederen Selbstwertgefühl, haben Schwierigkeiten, sich selbst zu verteidigen, und werden wahrscheinlich weniger von anderen beschützt. Opfer eines Mobbings zu sein, kann ernsthafte emotionale und verhaltensmäßige Folgen haben, vor allem dann, wenn der Missbrauch ernst und/oder chronisch ist. Diese schmerzvollen Erfahrungen auf verletzlichen Entwicklungsstufen können lebenslange Effekte zeitigen. Unterschätzen Sie niemals den Einfluss von Mobbing in der Kindheit auf das Gehirn, den Verstand und das Herz Ihrer Klienten.

Die meisten Mobbingvorfälle sind eine Sache öffentlicher Auslegung, bezeugt und erinnert von anderen im Dienste des Aufbaus oder der Beibehaltung einer sozialen Hierarchie. Der öffentliche Charakter des Gemobbtwerdens erhöht die vom Opfer erlebte Scham, was den sozialen Status des Mobbers erhöht (zumindest in seinen eigenen Augen). Die Gefühle der Scham, die mit einem öffentlichen Gemobbtwerden einhergehen, bestätigen den Beta-Status, sowohl bei den Opfern selbst als auch in den Augen der anderen.

Manche Individuen sind in der Lage, Erfahrungen des Gemobbtwerdens in Wut zu übersetzen, die sie anschließend dazu nutzen, den Alpha herauszufordern und zu besiegen. Andererseits erfährt eine Vielzahl von Erwachsenen, die langwieriges Mobbing in der Kindheit und Jugend erlebt hat, weiterhin Symptome ihrer Diskriminierung im Erwachsenenalter. Erwachsene Betas erinnern sich in der Regel an Vorfälle, als sie gemobbt worden waren, und halten im Sinne einer Bestätigung ihres niederen sozialen Ranges daran fest. Berichte von Depression, Angst, abgestumpften Emotionen, Schlafstörungen und PTSD-Symptomen* sind üblich. Was wir als psychiatrische Symptome bezeichnen, dient, durch eine andere Linse betrachtet, als ein lebenslanger Mechanismus sozialer Kontrolle.

---

* PTSD ist die engl. Abkürzung für „posttraumatic stress disorder" = dt. „posttraumatische Belastungsstörung", A. d. Ü.

Das Viererschema

Meine Einstellung ist es, niemals zufrieden zu sein, niemals genügend, niemals.

DUKE ELLINGTON

Wie jedes einzelne Gehirn ist auch die Gruppe ein Organ der Anpassung im Dienste des Überlebens, das von der Komplementarität von Alphas und Betas bei der Unterstützung des Gruppenüberlebens abhängt. Gruppen enthalten für gewöhnlich ein paar wenige Alphas und viele Betas. Wenn sich Gruppen bilden, rangeln deren Mitglieder um Positionen, stellen ihre Fertigkeiten zur Schau und streben danach, Bündnisse zu schließen. Oberflächlich betrachtet, erweckt diese Verhaltensweise den Eindruck, von Eigeninteresse angetrieben zu sein. Aus der Distanz betrachtet, zeigt sich, dass die ganze soziale Kletterei, die Herausforderungen, das Raufen und Kämpfen im Spiel und die Aggression auch dazu dienen, die Gruppe mit einem Pool potenzieller Anführer zu versorgen. Und während wir im Allgemeinen den Alpha-Beta-Konflikt mit Männern in Verbindung bringen, ist er unter Frauen genauso wichtig und taucht in unterschiedlichen Ausmaßen quer durch die Geschlechter auf.

Ich habe in meinen persönlichen und beruflichen Beziehungen mindestens vier soziale Ranggruppen bemerkt. Es gibt zwei Gruppen von Individuen, die ihrem sozialen Status gut entsprechen und die ich als natürliche [bzw. „(an)geborene", A. d. Ü.] Alphas und Betas bezeichne. Eine dritte Gruppe besteht aus jenen, die wissen, dass sie Betas sind, aber danach streben, Alphas (auf sozialen Aufstieg bedachte Alphas) zu werden, und eine vierte Gruppe, deren Mitglieder denken, sie seien Alphas, aber tatsächlich Betas (Pseudoalphas) sind. Sowohl die auf sozialen Aufstieg bedachten Alphas als auch die Pseudoalphas können als unsicher betrachtet werden, weil es einen Konflikt zwischen ihrem erwünschten sozialen Status und der Programmierung ihrer Biochemie, ihrer Gedankenmuster und Verhaltensweisen gibt.

Eine sehr kleine Zahl von Menschen sind natürliche Alphas – jene, die gut darin sind und ihre Befriedigung daraus ziehen, Anführer zu sein.

Obgleich sie für die Meinung anderer nicht taub sind, schenken natürliche Alphas der Gruppenmeinung weniger Beachtung, indem sie sich auf ihre Instinkte und inneren Visionen fokussieren, um sie zu leiten. Natürliche Alphas schauen mit einem Auge stets in die Zukunft, und ihre Unzufriedenheit mit dem Status quo ist eine geheime Quelle der Freude. Diese Qualitäten der natürlichen Alphas versorgen die Gruppe mit Imaginationen, Visionen und zusätzlichen Anpassungsfähigkeiten. Natürliche Alphas müssen nicht versuchen, Alphas zu sein; ihr Status entspringt einem inneren Sinn für Sicherheit, der Vorwegnahme und sogar der Erwartung von Erfolg und ihrer natürlichen Anpassungsgabe.

Eine andere große Gruppe von Menschen sind natürliche Betas, die diesem Rang gut entsprechen. Natürliche Betas werden nicht von Ängsten geplagt, leistungsschwach zu sein, oder davor, ihr Licht unter den Scheffel zu stellen. Sie haben Freude an ihren Berufen und sozialen Beziehungen, und sie sind zufrieden mit dem, was sie erreicht haben. Natürliche Betas finden Gefallen an äußeren Strukturen und sind zuversichtlich und glücklich, wenn es vorgegebene Regeln und Pläne gibt, die es zu befolgen gilt. Sie neigen dazu, sich auf die gegenwärtige Situation zu konzentrieren, und machen das Beste aus den gegebenen Ressourcen. Es ist leicht zu ersehen, wie wichtig eine große Anzahl solcher Betas für ein erfolgreiches Reich sein könnte.

Das Schema der vier sozialen Ränge

Natürliche bzw. geborene Alphas: Natürliche Anführer, die sich in der Gruppe wohlfühlen und nicht zögern, ihre Stimme zu erheben und nötigenfalls die Führung zu übernehmen. Sie sind biologisch dazu programmiert, weniger ängstlich, erkundungsfreudiger und im Hinblick auf körperlichen und sozialen Stress resilienter zu sein als andere.

Natürliche bzw. geborene Betas: Natürliche Anhänger, die dadurch Bedeutung und Befriedigung erreichen, dass sie der Gruppe dienen, indem sie eine vorgegebene Rolle einnehmen. Sie sind biologisch dazu programmiert, etwas ängstlicher und durch die Ansichten anderer beeinflussbarer zu sein.

Auf sozialen Aufstieg bedachte Alphas: Biologisch und psychologisch dazu programmiert, Betas zu sein, haben diese Individuen den Wunsch und oft auch die Fähigkeit, eine Alpha-Rolle zu übernehmen. Ihr Wunsch, gesehen zu werden und sich auszudrücken, gerät in Konflikt mit ihrer Programmierung, die darin besteht, Teil der Gruppe zu sein und dem Anführer zu folgen. Dies sind die Individuen, die am häufigsten in die Therapie und Karriereberatung gehen, um Hilfe für ihr persönliches Wachstum zu bekommen.

Pseudoalphas: Individuen mit dem persönlichen Erscheinungsbild eines Alphas, aber den inneren Konflikten eines Betas. Pseudoalphas denken von sich selbst, sie seien Alphas und unterdrücken ihre Ängste und Unsicherheiten durch Leugnung, Mobbing von anderen und Prahlerei. Pseudoalphas werden in der Regel von anderen zur Therapie geschickt, denen es schwerfällt, mit ihnen zu leben und zu arbeiten, oder aufgrund von Drogenmissbrauch oder anderen selbstschädigenden Verhaltensweisen.

Weder natürliche Alphas noch natürliche Betas erfahren Rangkonflikte, weil ihr Gehirn, ihr Verstand und ihre Beziehungen gleichgerichtet sind. Wenn einem natürlichen Beta vorgeworfen wird, Versagensängste zu haben, oder ein natürlicher Alpha als Narziss bezeichnet wird, tut er dies rasch mit einem Achselzucken ab – nichts schafft mehr Vertrauen, als zu wissen, wer man ist und wo man seinen eigenen Platz innerhalb des

Stammes hat. Die optimale Gruppe dürfte einen natürlichen Alpha, viele natürliche Betas und ein paar auf sozialen Aufstieg bedachte Alphas umfassen, die zur Verfügung stehen, wenn Führungsrollen zu besetzen sind.

Die auf sozialen Aufstieg bedachten Alphas fühlen sich wie Betas, vermuten jedoch, dass sie das Nötige für ein Alpha-Dasein haben, und verfügen über den Antrieb, nach Führungsrollen zu streben. Während ihr Verstand ihnen sagt, sich zu zeigen, Risiken einzugehen und das Kommando zu übernehmen, ist ihr Gehirn darauf konditioniert, dem Anführer zu folgen. Dergestalt befinden sich auf sozialen Aufstieg bedachte Alphas in einem Konflikt – einerseits scharren sie vor Ungeduld mit den Füßen, um beachtet zu werden, während sie andererseits Zweifel hegen, ihre Ideen und Absichten öffentlich zu machen. Die auf sozialen Aufstieg bedachten Alphas leben in einer dynamischen Spannung zwischen dem Antrieb, sich auszudrücken, und ihrer Angst, gesehen zu werden. Dies manifestiert sich als Selbstzweifel (Bin ich intelligent und stark genug, es zu schaffen?) und Scham (Bin ich der Liebe und Bewunderung der anderen wert?).

Dann gibt es jene, die den Status eines Alphas erreicht zu haben scheinen, aber trotzdem wie Betas „ticken". Obgleich ich mir nicht sicher bin, dass es diese Gruppe bei Tieren gibt, kommt sie unter Menschen sicherlich vor. Diese Individuen, die ich als Pseudoalphas bezeichne, sind häufig erfolgreiche Führungskräfte: Ärzte, Anwälte und Politiker, die hohe Positionen und den Respekt und die Bewunderung ihrer Gruppe haben. Mit Ausnahme jener paar Menschen, die sie am besten kennen, sehen die meisten sie als natürliche Alphas an. Trotzdem erleben die Pseudoalphas die größte Angst und Unsicherheit und die größten Konflikte von allen, weil sie in ständiger Angst leben, enttarnt zu werden. Sie sind häufig ineffektive oder giftige Anführer, deren narzisstische Verteidigungsmaßnahmen und Unsicherheiten zur Belastung für die Gruppe werden.

Für natürliche Alphas und Betas sind Gehirn, Verstand und Beziehungen gleichgerichtet, was zu Glück, Erfolg und minimalen Konflikten führt. Für auf sozialen Aufstieg bedachte Alphas und Pseudoalphas sind Gehirn, Verstand und Beziehungen nicht gleichgerichtet, was psychologische und soziale Konflikte zeitigt, indem es eine Reihe von Verhaltensweisen schafft, die ihre inneren Kämpfe verraten. Im Großen und Ganzen sind die unsicheren Betas unzufrieden mit ihrem Leben. Sie sind frustriert und auf andere wütend; sie können ihr Potenzial nicht ausschöpfen und sind von sich selbst enttäuscht. Dies sind Klienten, die Hilfe in der Therapie suchen.

Das Gehirn und der Verstand der Alphas und Betas

Wer andere beherrscht, ist stark. Wer sich selbst beherrscht, ist mächtig.

LAOTSE

Das Gehirn und der Verstand von Alphas können am besten dadurch charakterisiert werden, dass sie weniger ängstlich, bei Stress resilienter und auf Erforschung und Kreativität ausgerichtet sind. Auf einer biologischen Ebene sind menschliche Alphas daher weniger ängstlich, Risiken einzugehen oder zu versagen, und eher bereit, es nach einem Scheitern erneut zu versuchen. Ihr Erinnerungsschaltkreis ist auf eine Art und Weise „verdrahtet", die sie für die Zukunft positive Erwartungen haben und sie positive Ergebnisse vorwegnehmen lässt. Mit anderen Worten, Optimismus ist von zentraler Bedeutung für ihre Erfahrung.

Psychologisch betrachtet, zögern Alphas nicht, ihre Meinung zu äußern, und beschäftigen sich nicht damit, wie andere sie wahrnehmen. Sie fühlen sich wohl, gesehen zu werden, und haben nichts dagegen, im Mittelpunkt der Aufmerksamkeit zu stehen. Alphas sind zudem zuversichtlich, wenn es darum geht, eine Vorgehensweise für sich selbst und andere zu zeichnen, und sie sind bereit, die Folgen ihrer Entscheidungen zu akzeptieren. All diese Eigenschaften würden eine erfolgreiche Gruppenführung in den allermeisten Überlebenssituationen unterstützen. Obgleich viele dieser Kennzeichen der sicheren Bindung entsprechen, sind die sichersten gebundenen Individuen nicht dazu programmiert, Alphas zu sein.

Alpha-"Verdrahtung" macht Anführer aus uns

Körperliche Reaktionen	Ein Ruhezustand, der auf eine auftauchende Bedrohung reagieren kann Die Bereitschaft, bei Bedarf zu handeln
Emotionen	Ruhig, neugierig, begeistert, optimistisch
Gedanken	Erwartungen positiver Ergebnisse Geringe Sorgen über mögliches Scheitern Genaue Beurteilung äußerer Situationen Genaue Beurteilung persönlicher Kräfte, Schwächen und Fähigkeiten
Verhaltensweisen	Erkundend, Risiken eingehend Bereit, Probleme zu lösen

Betas erleben ihre sozialen und inneren Welten auf recht unterschiedliche Art und Weise. Betas sind ängstlicher, besorgt, wie andere sie sehen, und fürchten das Versagen. Gesehen und herausgehoben zu werden und sich anderen nicht zu fügen, wird als Bedrohung erfahren. Gesehen zu werden löst zunächst Angst aus und dann eine parasympathische Reaktion, die im Rückzug und im Ablassen endet. Betas fühlen sich weitaus wohler, wenn sie sich in die Gruppe integrieren und dem Anführer folgen. Sie könnten Panikattacken bekommen, wenn sie vor Publikum sprechen oder im gesellschaftlichen Rampenlicht stehen. Sie empfinden Erleichterung, wenn sie keine Entscheidungen treffen müssen oder übergangen werden, wenn es an der Zeit ist, einen Toast auszusprechen.

Das Gehirn von Betas ist derart „verdrahtet“, dass sie zu größerer Wachsamkeit für umfeldbedingte Gefahren fähig sind, ganz besonders im Hinblick auf das, was sie in den Augen der anderen sehen. Augen verfügen über eine direkte Verbindung zur Amygdala und vermitteln die Ansichten anderer Menschen über das, wer wir sind und was wir tun. Daher signalisieren die Augen anderer den Betas, was sie zu tun haben und ob der Alpha-Typ zufrieden mit ihnen ist. In Abwesenheit eines Alphas verfügen Betas über einen Satz innerer Augen zusammen mit einer inneren Stimme, die sie auf Linie halten – was Freud als Über-Ich bezeichnete. Die Unsicherheit der Betas über ihre Fähigkeiten und ihren Status verstärkt die Macht des Alphas. Die Rolle der Betas in der Evolution bestand darin, aufgrund von Einschüchterung fügsam, umgänglich und kontrollierbar zu sein, sowohl seitens anderer als auch durch die inneren Stimmen, die sie auf Linie halten, sogar dann, wenn niemand zusieht.

Die Eigenschaften der Alphas und Betas unterstützen den Zusammenhalt und die Koordination der Gruppe durch ihre Komplementarität: Die eine Gruppe sorgt für Anführer und die andere für gute Soldaten. Die Formung von Alphas und Betas erlaubt es ihnen, sich zu einem Gruppengeist miteinander zu verbinden, der es der Gruppe erlaubt, als eine Einheit zu funktionieren. Alphas suchen nach Lösungen für Probleme, während Betas auf das Signal warten, zu handeln. Die Gehirne von Alphas und Betas sind dazu geformt worden, sich miteinander im Dienste der Gruppe zu verbinden. Und während alle von uns unseren sozialen Rang als individuelle Leistung oder als Versagen erfahren, dient die Tatsache, dass wir einen Status haben und eine Rolle spielen, heimlich dem Überleben der Gruppe.

Beta-"Verdrahtung" macht Anhänger aus uns

Körperliche Reaktionen	Extreme Wachsamkeit in Bezug auf Bedrohung Unterwerfungsreaktion
Emotionen	Angst, Furcht, Traurigkeit, Depression, Demoralisierung
Gedanken	Erfahrung von Gefahr, Minderwertigkeit, Vorwegnahme des Scheiterns Erwartung des Beschämtseins, Gefühl des Betrogenwerdens
Verhaltensweisen	Vermeidung von Situationen, die mit Angst verbunden sind Sich verbergen, Unsichtbarkeit, sozialer Rückzug, Vermeidung von Risiken Fertigkeiten und Fähigkeiten unter Wert verkaufen Vermeidung von Situationen, in denen Scheitern möglich ist

Unser Rangordnungsschema verändern

Eine Frau ohne Mann ist wie ein Fisch ohne Fahrrad.

IRINA DUNN

Nach außen hin sagt uns unsere Kultur, dass wir alle dazu in der Lage sind, Alphas zu sein – jeder kann reich, berühmt oder Präsident werden. Da dies aber nur für relativ sehr wenige zutrifft, läuft die große Mehrheit von uns Gefahr, sich wie Versager zu fühlen. Angesichts der Tatsache, dass die meisten von uns dazu „verdrahtet" sind, Betas zu sein, gibt es häufig Konflikte mit unserer Programmierung. Das soziale Mandat, ein Alpha zu sein, kollidiert mit unserer unbewussten Programmierung, sich einzureihen und keinen Ärger zu verursachen. Aber was wäre, wenn Sie das Zeug zu einem Alpha hätten, Ihr Gehirn und Verstand jedoch eine Beta-Programmierung hätten, die der Urscham entspringt?

Das Ziel der Therapie besteht in der Beratung darin, jenen zu helfen, mit denen wir arbeiten, dadurch Sicherheit zu erlangen, dass ihr Gehirn, ihr Verstand und ihre Beziehungen gleich ausgerichtet werden. Natürliche Alphas und Betas werden nicht zu uns kommen, weil sie Hilfe im Hinblick auf ihr soziales Rangordnungsschema benötigen. Viel eher werden die auf sozialen Aufstieg bedachten Alphas und gelegentlich auch einmal ein Pseudoalpha ihren Weg zu uns finden. Die Botschaft an diese Leute lautet, dass, wenn sie dazu programmiert worden sind, ein Beta zu sein, es Wege gibt, zu lernen, wie man ein Alpha wird. Dies erreicht man, indem wir unseren Verstand einsetzen, um Strategien zu entwickeln und neue Fertigkeiten zu erlernen. Es braucht Zeit, Arbeit und die Fähigkeit, uns unseren Ängsten zu stellen. Es bedarf auch eines Anführers oder eines Therapeuten, der uns auf unserer Reise dahin begleitet.

Für viele Klienten steht die Veränderung des Beta-Status hin zu einem Alpha-Status im Fokus der Psychotherapie. Viele Menschen, die in die Therapie kommen, sind entweder auf sozialen Aufstieg bedachte Alphas, die möchten, dass man ihre Träume verwirklicht, oder Pseudoalphas, deren Leben von einer Nichtübereinstimmung von inneren und äußeren Welten negativ geprägt worden ist. Eines der häufigsten Probleme unserer Klienten besteht darin, dass sie ihr ganzes Leben damit verbracht haben, sich selbst zu beurteilen, und zwar auf der Grundlage dessen, wie andere sie sehen, und sie haben nie gelernt, ihre eigenen Gefühle und Perspektiven zu haben. Wenn das wie eine Art von Gehirnwäsche und sozialer Kontrolle klingt, ist es genau das. Nicht durch einen Kultführer, sondern durch eine evolutionäre Strategie, die über Millionen von Jahren geformt wurde.

Die auf sozialen Aufstieg bedachten Alphas werden Erfolg erfahren, der sie zum Reden in der Öffentlichkeit bringt, was Angst und sogar Panikattacken auslösen wird. Sie haben die Schwierigkeit, selbstbewusst zu sein in Situationen, die es erfordern, oder sie tun sich schwer damit, Leute zu konfrontieren, wenn schwierige Emotionen damit verknüpft sind. Die auf sozialen Aufstieg bedachten Alphas könnten auch die Schwierigkeit haben, ihren Angestellten zu sagen, was diese tun sollen, obgleich dies ein Teil ihres Berufes ist. Es wird schwer für sie sein, Eigenwerbung zu betreiben, so dass sie beobachten werden, wie andere, die weniger fähig und erfahren sind, befördert und ihnen vorgezogen werden. Außerhalb der Arbeit werden sie gelegentlich anderen den guten Tisch im Restaurant überlassen oder anderen den Vorzug geben, die begehrteste Frau um eine Verabredung zu bitten.

Dies sind alles Beta-Verhaltensweisen, die, wenn sie von Zeit zu Zeit vorkommen, kein Anlass zur Sorge sind. Doch wenn sie einen Lebensstil darstellen und wenn der Gedanke, etwas anderes zu tun, bemerkbare Angst auslöst, spiegeln diese Verhaltensweisen höchstwahrscheinlich eine Beta-Programmierung wider, welche die Klienten davon abhalten wird, in ihrem Leben voranzukommen. Manchmal werden Menschen, die als Betas „verdrahtet" wurden, philosophische und religiöse Glaubensinhalte schaffen oder adaptieren, die ihr Beta-Verhalten rechtfertigen – die zweite Backe hinhalten, selbstlos sein, sich um alles andere kümmern und sich selbst hinten anstellen. Und obgleich dies wunderbare Philosophien sind, ziehen Sie die Möglichkeit in Betracht, dass sie die Betas davon anhalten, sich ihren Ängsten, gesehen zu werden, zu stellen.

Der soziale Rang in der Psychotherapie

Gehe selbstbewusst in die Richtung deiner Träume!
Lebe das Leben, das du dir vorgestellt hast.

HENRY DAVID THOREAU

Die zentrale Komponente in jeder helfenden Beziehung ist der Aufbau einer sicheren und vertrauensvollen Beziehung. Die Wärme, Akzeptanz und positive Zuwendung, die Kennzeichen erfolgreicher Therapeuten, Berater, Lehrer und Eltern sind, sind das Gegenteil eines Kampfes um soziale Dominanz. Dies ist keine Koinzidenz – helfende und heilende Beziehungen sind von unserem Bedürfnis geformt worden, neuronale Netzwerke zu aktivieren, die in Verbindung mit Anpassung, Lernen und Wachstum stehen. Das Bedürfnis, in Therapie zu sein, und das Bedürfnis, Therapeut zu werden, werden von unserem tiefen Wunsch bestimmt, gesehen und gefühlt zu werden und sich mit anderen zu verbinden.

Es ist immer wichtig, nicht zu vergessen, dass jede therapeutische Beziehung mindestens zwei parallel laufende Geschichten aufweist. Zunächst die Geschichte an der Oberfläche oder die Interaktion zwischen einem warmherzigen, unterstützenden Therapeuten und einem Klienten, der offen dafür ist, dass ihm geholfen wird. Doch die Geschichte unter der Oberfläche, die Prozessgeschichte, ist eine Wiederholung sozialer Rangordnungskämpfe und der Bindungsgeschichte jedes Individuums. Therapeut und Klient kommen in den Beratungsraum mit ihren eigenen Geschichten, die sich als Part der therapeutischen Beziehung ausleben – Übertragung und Gegenübertragung. Diese Ebene der Beziehung und des Fortschritts zu ignorieren, könnte durch die Aktivierung grundlegender Machtdynamiken negiert werden.

Einer der starken Antriebe der Psychotherapie war es von Anfang an, den Prozess bewusster Entwicklung voranzubringen. Das Problem mit einem ausschließlichen Fokus auf dieses Therapieziel besteht darin, dass wir immer noch Primaten sind, die viele unserer primitiven Säugetiergefühle behalten haben. Wir wetteifern um Statuts und die besten Partner auf die gleiche Art und Weise, wie andere Tiere es tun. Wenn Klient und Therapeut den Beratungsraum betreten, sind auch sie Tiere, die am Überlebenskampf teilnehmen.

Wie Sie in Kapitel 10 sehen werden, unterscheidet sich die Begleitung eines Klienten auf dem Weg zu einem Alpha-Status von den traditionellen psychotherapeutischen Modellen. Sie ist interaktiver und nach außen hin gerichtet und erfordert vom Therapeuten, die Rolle eines Elters, Anfeuerers und manchmal eines harten Gegners zu spielen. Sie schließt mehr männliche Aspekte als mütterliche Qualitäten der Neubeelterung ein, nach denen wir sonst streben.

10

Wie man Klienten hilft, Alpha-Menschen zu werden

Wenn du eine bestimmte Eigenschaft haben willst,
handle so, als ob du sie schon hättest.

WILLIAM JAMES

Von den vier Kategorien der sozialen Rangordnung ist es der auf Aufstieg bedachte Alpha-Typ, der am wahrscheinlichsten Ihre Hilfe suchen wird. Auf sozialen Aufstieg bedachte Alphas sehnen sich danach, für ihre Fertigkeiten und Fähigkeiten anerkannt zu werden, mit den großen Kindern zu spielen und dass ihre Ideen ernst genommen werden. Obgleich das Streben nach einem Alpha-Dasein noch keine Garantie für Erfolg ist, werden viele unserer Klienten dazu getrieben, es zu versuchen. Dieser Antrieb, der von der natürlichen Auslese geformt wurde, um die gegenwärtige Führerschaft herauszufordern, sollte respektiert und unterstützt werden. Dieses Verlangen, das älter als die Menschheit ist, steht im Mittelpunkt des Heldenmythos. Es ist die Reise, der sich viele von uns stellen müssen, um äußere Hindernisse und innere Zweifel zu überwinden, um den Preis des Erwachsenseins zu gewinnen: Reichtum, Liebe und Freiheit.

Kann ein Beta ein Alpha werden? „Warum nicht?" Wir wissen, dass wir unseren Geist ändern können, und wir wissen, dass unser Gehirn seine Plastizität zeitlebens behält. Warum sollte also ein Beta nicht den

Status eines Alphas verdienen? Wenn der Kern des Beta-Status aus einer Reihe von körperlichen Reaktionen, Gefühlen, Gedanken und Verhaltensweisen besteht, warum können unsere Klienten ihr Gehirn nicht für den Alpha-Rang „verdrahten“? Obgleich es wie ein überaus oberflächliches Klischee klingt, ist „fake it till you make it“* eine Form der Nachahmung, die von zentraler Bedeutung für die Art und Weise ist, wie die Menschen sich dazu entwickelten, zu lernen. Dies ist der Grund dafür, dass wir so viel Energie fürs Spielen in den frühen Lebensjahren aufwenden – um Fertigkeiten in einem sicheren Umfeld auszuprobieren, die wir eines Tages in der realen Welt brauchen werden. Wir spielen Vater-Mutter-Kind, wir spielen Krieg und wir spielen Doktor, lange bevor irgendeine dieser Situationen real wird. Damit aus einem Beta ein Alpha wird, müssen sich unsere Klienten eine Reihe von Zielen setzen und einen Plan, um diese zu erreichen. Beachten Sie die folgenden drei allgemeinen Schritte.

Erster Schritt: Arbeiten Sie mit Ihren Klienten zusammen, um ein Bild dessen, was sie werden möchten, mitzugestalten. Erkunden Sie ihre Lebensvision und erstellen Sie eine Liste von Alpha-Eigenschaften entsprechend ihren Zielen. Unterstützen Sie sie dabei, sich entsprechend ihren Zielen zu verhalten, zu denken und zu fühlen. Bereiten Sie Ihre Klienten in dem Bewusstsein darauf vor, dass, obgleich sich das „Alphatum“ zunächst fremd anfühlen mag, eine kontinuierliche Praxis es schließlich zum erlebten Part des eigenen Selbst machen wird. Dies ist kein Trick – Nachahmung hat sich in unserem Gehirn als ein Schlüssel eingeprägt, um zu lernen, und ist unmittelbar mit unseren Vorstellungen verknüpft. Der natürliche Fluss geht von der Imitation über die Improvisation zur Invention [dt. = „Erfindung“, A. d. Ü.].

Zweiter Schritt: Da ein Großteil unserer Eigen-Identität sich in den Geschichten widerspiegelt, die wir über uns selbst erzählen, helfen Sie Ihren Klienten dabei, ihre Geschichten nach unbewusster Beta-Programmierung zu erkunden. Als Therapeuten können wir Klienten helfen, ihre

* Idiomatische engl. Wendung, dt. in etwa: „Tu so, dann wirst du so“ bzw. „Durch Schein zum Sein“, A. d. Ü.

Geschichte zu untersuchen, Beta-Gedanken, -Emotionen und -Verhaltensweisen mit denen von Alphas zu ersetzen. Sind ihre eigenen Geschichten Blaupausen für Erkundung, Anführerschaft und Mut? Oder sind sie voller Kompromisse, Entschuldigungen und der Erwartung, von einem Alpha gerettet zu werden? Die auf sozialen Aufstieg bedachten Alphas müssen erkennen, dass Geschichten Unterbewertungen ihrer Fähigkeiten enthalten und wiederholen können. Sie müssen auch wissen, dass ihre Lebensgeschichten mit neuen Handlungsstrukturen, Handlungsverläufen und Schlussfolgerungen überschrieben werden können.

Dritter Schritt: Angesichts von Gefahr aktiviert die Beta-Programmierung das parasympathische Nervensystem, indem es uns signalisiert, uns klein zu machen und zurückzuziehen. Wenn Sie etwas vorführen sollen, wird es antizipatorische Angst [= „Angst vor der Angst“, A. d. Ü.], negative Gedanken in Ihrem Kopf aktivieren und sogar Panikattacken auslösen, sobald Sie sich dem Podium nähern. Diese Beta-Strategien sind in unserer Amygdala gespeichert und dazu bestimmt, weiterhin dem Anführer zu folgen. Arbeiten Sie also daran, dass Ihre Klienten Angst und Furcht neu ausrichten, von einem Signal des Rückzugs hin zu einem des Vorrückens. Einer der stärksten Nebeneffekte therapeutischen Erfolgs ist der Rückgang von Vermeidungsreaktionen. Sich den Ängsten zu nähern bietet die Gelegenheit, primitive Schaltkreise der Angst neu zu „verdrahten“, von einer Beta-Tendenz hin zu einer Alpha-Tendenz. Ein Schlüsselunterschied zwischen Alpha- und Beta-Status ist unsere Reaktion auf Herausforderung und Unbekanntes; Betas ziehen sich zurück, während Alphas voranschreiten. Mut ist nicht die Abwesenheit von Angst, sondern trotz Angst voranzugehen. Mut wird von den auf sozialen Aufstieg bedachten Alphas verlangt, um den Rang eines Alphas zu erlangen.

Der Alpha-Wechsel

Nur eine Sache ist wichtig, eine Sache: fähig sein, etwas zu wagen.

FJODOR DOSTOJEWSKI

Danach zu trachten, ein Alpha zu werden, ist eine große Herausforderung, vor allem dann, wenn der Beta-Status Ihrer Klienten von Urscham bestimmt wird. Dies erfordert von uns, sowohl unterstützend als auch herausfordernd zu sein, und zwar in einer Ausgewogenheit, die den gegenwärtigen Bedürfnissen eines jeden Klienten entspricht. Wir müssen uns sowohl in ihre Ängste einfühlen als auch sie dazu ermutigen, sich ihren Dämonen zu stellen. Sie können wie ein Anführer vorgehen und ihre Scham direkt ansprechen, ihren Geist ändern und die Kontrolle über ihr Leben übernehmen.

Was nun folgt, das sind einige kontrastierende Kennzeichen von Alphas und Betas. Jeder dieser Unterschiede kann in Strategien umgewandelt werden, um die Beta-Programmierung und Urscham zu besiegen. Lassen Sie sie zu Beginn eine dieser Alpha-Daseinsarten auswählen und sie entsprechend ihren Fähigkeiten mit Leben erfüllen. Die Sitzungen sollten die Planung von Experimenten im Alpha-Stil, die Rekapitulation der Experimente der vergangenen Woche und das Problemlösen bei auftauchenden Hindernissen umfassen. Sobald die Klienten ein gewisses Leistungsniveau mit einer Alpha-Eigenschaft erreicht haben, können sie eine andere anwenden und den Vorgang wiederholen.

Der Verstand eines unsicheren Betas verzerrt Informationen, um ihn in einer unterwürfigen Haltung verharren zu lassen. Wenn Sie Ihre Klienten lehren, ihre Gedanken nach negativen Verzerrungen zu überprüfen, werden sie lernen, weniger auf die negativen Informationen zu hören, mit denen ihre Beta-Programmierung sie versorgt. Sie werden bald bemerken, dass die Strategien, ein Alpha zu werden, ziemlich genau die Ziele der meisten Psychotherapieformen, der Beratung von Führungskräften und der elterlichen Begleitung abbilden – das ist kein Zufall. Viele emotionale und zwischenmenschliche Kämpfe werden von dem zugrunde liegenden und unausgesprochenen Kampf mit der Beta-Programmierung innerhalb unseres sozialen Rangordnungsschemas angetrieben.

1 Alphas sind zuversichtlich

Mit Zuversicht hast du gewonnen, bevor du überhaupt angefangen hast.

MARCUS GARVEY

Das Vertrauen der Alphas in ihre Fähigkeiten ist ihr bester Verbündeter. Sie sind bereit, auf der Grundlage ihres eigenen Urteils Risiken einzugehen, und sie sind offen für Korrekturen und Änderungen, um ihre Strategien zu verbessern. Wenn sie in den Interaktionen mit anderen falschliegen, entschuldigen sie sich. Ihre Entschuldigungen betreffen nicht das, was sie sind, sondern das, was sie falsch gemacht haben. Dagegen entschuldigen sich unsichere Betas häufig reflexartig dafür, etwas getan zu haben, ganz gleich, ob es nun ihr Fehler war oder nicht. Unter der Oberfläche gelten ihre Entschuldigungen nicht dem, was sie getan haben, sondern sind soziale Signale der Unterwerfung.

Betas entschuldigen sich reflexartig, weil sie sich stets wie zur Bewährung fühlen – eine gute Beschreibung von Urscham. Pseudoalphas mit großen Egos beschuldigen hingegen andere fürs Scheitern und bestätigen sich selbst stets, indem sie ihre Qualifikationen, Verbindungen und Stammbäume erwähnen – es sind jene mit den Namenszusätzen. Sie gehören zu den Ersten, die andere korrigieren und herablassende Haltungen an den Tag legen. Die größeren Egos der Pseudoalphas sind Behinderungen, weil sie viel zu empfindlich sind und die Ansichten der anderen mit Unsicherheit betrachten.

2 Alphas übernehmen Verantwortung für die Folgen

Der Preis der Größe heißt Verantwortung.

WINSTON CHURCHILL

Alphas übernehmen Verantwortung für ihre Verhaltensweisen und den Erfolg der Gruppe; Betas bringen Entschuldigungen für das Scheitern vor und beschuldigen andere. Wenn Fehler auftauchen, sieht der Alpha eine Gelegenheit, Veränderungen vorzunehmen, und ist flexibel genug, alternative Pläne zu entwickeln, welche die Wahrscheinlichkeit des Ausfalls senken. Alphas versuchen, die für den Erfolg nötigen Unwägbarkeiten zu kontrollieren, und nutzen das Scheitern als Lernerfahrung für die Zukunft. Mit dieser Strategie sind sie viel häufiger erfolgreich und haben viel größeres Vertrauen in einen möglichen Erfolg. Da unsichere Betas das Scheitern vorwegnehmen, wenden sie große Mengen an Energie dafür auf, Entschuldigungen vorzubereiten und Listen von anderen anzufertigen, die ihren Fortschritt verhindert haben, und von äußeren Faktoren, die das Versagen verursacht haben. Dies schützt die Betas davor, ihre eigenen Fehler anzugehen – eine kurzfristige Lösung, mit der sie sich ihre Urscham vom Leibe halten.

Wenn Sie Klienten haben, die sich für ihre Fehler und Mängel entschuldigen, können Sie diesen Kreis durchbrechen, indem Sie ihnen helfen, ihren Verantwortungssinn auszuweiten. Veranlassen Sie sie, sich selbst zu fragen: „Was hätte ich anders machen können?", indem sie sich eine Wiederholung mit besseren Informationen und einer anderen Strategie vorstellen. Sie können den Klienten helfen, herauszufinden, wie sie von jeder sich ihnen stellenden Herausforderung lernen können. Um unseren Status zu ändern, müssen wir alle, wo irgend möglich, persönliche Verantwortung übernehmen. Dies wird die Art und Weise verändern, wie wir uns selbst sehen, und genauso, wie uns die anderen wahrnehmen.

3 Alphas haben keine Angst vor dem Scheitern

Gib niemals auf! Nie! Nie! Nie!

WINSTON CHURCHILL

Alphas sind von Hindernissen fasziniert und sehen sie als Gelegenheit an, ihre Problemlösungsfähigkeiten zu erweitern. Während Alphas Fehler als Voraussetzungen für den Erfolg betrachten, fixieren sich Betas auf das Versagen und überdenken es immer wieder. Dies fixiert Betas in einer unterwürfigen Haltung und lässt sie zu Alphas zwecks Führung aufblicken. Für Betas mit Urscham sind Fehler traumatische Abstimmungen über ihren Wert als menschliche Wesen, sodass die Möglichkeit des Scheiterns sie davon abhält, weiterhin Risiken einzugehen. Wenn das Leben zu leben ein Auto zu fahren bedeuten würde, würden Betas das Auto lenken, indem sie in den Rückspiegel starren und sich auf vergangene Fehler fixieren. Alphas würden sich ans Steuer setzen und nach vorn auf die Straße blicken. Alphas spielen, um zu gewinnen, nicht um das Verlieren zu vermeiden.

Veranlassen Sie Ihre Klienten dazu, ihre Fehler zu überdenken, indem sie davon eine Liste erstellen, die sie als zu lernende Therapieübungen praktizieren. Anstatt unsere Schwächen zu vermeiden, müssen wir der Reihe nach an jeder einzelnen arbeiten, bis sie zu Stärken werden.

4 Alphas halten ihren eigenen Rat ab

Ein Mann, der ein Orchester leiten will, muss der Menge den Rücken kehren.

JAMES COOK

Ein natürlicher Alpha ist vom Gruppenzwang und -denken weniger beeinflusst. Alphas denken sich neue Ideen aus und propagieren diese, um dem Stamm neue Optionen anzubieten. Damit verbunden ist die Verwendung innerer Werte seitens des Alphas, um das Denken anzuleiten. Obgleich sie nicht von der Wahrnehmung der anderen abhängig sind, sind sie auch nicht blind dafür. Alphas bewerten die Ansichten anderer Menschen als Daten und potenzielle Quellen wertvoller Informationen. Sie können durch Kritik verletzt werden, doch dies geschieht nicht automatisch. Sie denken erst über das Feedback nach, um zu sehen, ob es mit ihren eigenen Erfahrungen übereinstimmt; sie überprüfen die Quelle und wählen dann die wertvollen Informationen aus.

Klienten, die sich auf dem Weg zum Alpha-Status befinden, sollten keine Zeit damit verschwenden, sich über das, was andere von ihnen denken, zu sorgen. Andererseits müssen sie den politischen Aspekten einer Situation Aufmerksamkeit schenken. Der Unterschied ist, es ist nicht persönlich; für Alphas geht es darum, die Mannschaften zu unterstützen, Kultur zu schaffen und das Ziel zu erreichen. Sobald es persönlich wird, tauchen Ängste auf und die Führungsfunktion ist dahin. Wenn unsichere Betas kritisiert werden, schlägt ihnen diese Kritik auf den Magen und sie fühlen sich gezwungen, sie in sich aufzunehmen. Veranlassen Sie Ihre Klienten stattdessen, sich vorzustellen, wie sie die Kritik auf ein Tablett setzen, einen Blick darauf werfen und überlegen, ob sie sie schlucken wollen oder nicht. Erinnern Sie sie daran, dass uns tatsächlich nur sehr wenige Menschen Aufmerksamkeit schenken – Betas sind besorgt darüber, was Sie über sie denken, und Alphas haben bessere Dinge zu tun. Das Urteil findet in unseren eigenen Köpfen statt; lassen Sie nicht zu, dass Ihre Klienten zum Narren gehalten werden, indem sie denken, es käme von anderen.

5 Alphas sind in der Lage, ihre Emotionen zu steuern

Du musst die Person sein, zu der du nie den Mut hattest.

PAULO COELHO

Alphas haben keine Wutanfälle. Explosive und unkontrollierte Emotionsausbrüche entstammen Gefühlen der Frustration, Hilflosigkeit und Angst. Menschen, die ihre Angestellten anschreien, ihre Ehepartner und Kinder schlagen oder die Kontrolle über sich selbst verlieren, sind selten Alphas. Dies bedeutet nicht, dass Alphas sie niemals verlieren. Der Unterschied ist, dass dies Ausnahmen ihrer üblichen Verhaltensweisen sind. Pseudoalphas missdeuten Aggression als Macht – es handelt sich tatsächlich um das Gegenteil. Jemand, der einem Partner nachstellt, der ihn verlassen hat, zeigt Verletzlichkeit und Verzweiflung – keine Kraft.

Wenn Klienten die Neigung haben, verletzt und ängstlich zu werden, bringen Sie ihnen bei, ihrer Atmung Aufmerksamkeit zu schenken und sie zu kontrollieren. Da unsere Atmung mit unserem autonomen Nervensystem und der körperlichen Erregung synchronisiert ist, sind die bewusste Wahrnehmung und die Kontrolle unserer Atmung ein Weg, um unseren Körper und unsere Emotionen zu steuern, und ein hilfreiches Mittel in angstauslösenden Situationen. Atmen und sprechen gehen Hand in Hand; während die Klienten lernen, sich ihres Atems bewusst zu werden, sollten sie auch auf das Tempo und den Ton ihrer Stimme achten. Erinnern Sie sich daran, dass die Geschwindigkeit, der Ton und die Tonlage unserer Stimme unsere Selbstwahrnehmung und die Wahrnehmung anderer beeinflussen wird. Eine tiefere, weichere, festere Stimme kann große Wirkung ausüben. Wenn Sie Klienten vorfinden, die von einem Ort zum anderen huschen, können Sie sie daran erinnern, dass Alphas sich in ihrem Körper wohlfühlen, und der Raum, durch den sie sich bewegen, ihr Raum ist. Wir alle werden ängstlich; ein Alpha zu sein und die Urscham zu überwinden bedeutet, dass wir die Kontrolle haben, nicht die Angst.

6 Alphas haben Ziele und einen Plan, um dahin zu kommen

Führung ist die Fähigkeit, Visionen Wirklichkeit werden zu lassen.

WARREN BENNIS

Alphas haben typischerweise eine Vision von der Zukunft im Sinn und fokussieren sich auf das, was das Beste für die Gruppe ist. Ihr Gehirn und ihr Verstand sind dazu geformt, jenseits der Gegenwart und jenseits der vorliegenden Informationen zu denken. Dies ist der Grund dafür, dass Alphas, zumindest in der modernen Welt, so oft Karriere machen, während Betas einen Job haben. Der Alpha ist ein harter Arbeiter, der nicht davon ausgeht, mithilfe der Anstrengung anderer Erfolg zu haben. Alphas wissen, dass nichts Großes ohne die Kombination aus Vision und harter Arbeit erreicht wird, und sie verwenden eine Menge Zeit und Energie, um ihre Ziele zu erreichen.

Betas sind derart geformt, dass sie sich auf die von anderen vorgegebenen Strukturen verlassen. Dagegen sehen sich Alphas, selbst dann, wenn sie für andere arbeiten, als die CEOs ihrer eigenen Karriere. Sie machen einen guten Job in der Gegenwart, werfen aber auch ein Auge auf die Zukunft, die sie sich vorstellen. Für Alphas wird die Zukunft sie weiterhin vor Herausforderungen stellen, entsprechend ihrem wachsenden Wissen und ihren Fähigkeiten. Dies knüpft an die Tatsache an, dass Stämme immer einen Anführer brauchen, der querdenkt, wenn die Situation sich ändert – eine gute Definition der Anpassung.

Einige Klienten mögen nicht über die gegebene Situation hinaus denken; trotzdem können Sie sich eine Reihe von Übungen und Fragen ausdenken, um Ihre Klienten daran zu erinnern, diesen Problemen Aufmerksamkeit zu schenken, indem Sie mithilfe von Aufgaben und Fragen ein prothetisches Führungssystem (*executive system*) schaffen. Ermutigen Sie die Klienten dazu, ihre Vorstellungen und Glaubensinhalte zu verändern, statt unpassende Muster zu behalten. Aus der Perspektive eines Außenstehenden können Sie Ihren Klienten helfen, neue Wege und Ideen zu erkunden.

7 Alphas verstehen und nutzen die Kraft der Worte

Besser als tausend hohle Wörter ist ein Wort, das Frieden bringt.

DER BUDDHA (DHAMMAPADA, VERS 100)

Das Erzählen von Geschichten war die meiste Zeit der Menschheitsgeschichte die vorrangige Art und Weise des Lernens und der Anleitung des Gruppenverhaltens. Alphas wissen, wie man eine gute Geschichte erzählt, und sie verstehen Humor und Selbstironie zu nutzen, um ihre Pointen anzubringen. Echte Alphas sind sich der Macht ihrer Worte bewusst, sodass sie sie sorgfältig und zu ihrem eigenen Vorteil abwägen. Die lauteste Person im Raum, jene, die Sie nicht zu Wort kommen lässt, oder jene, die spricht, während Sie sprechen, ist immer ein Pseudoalpha. Alphas wissen, wie man anderen zuhört und, noch wichtiger, wie man sich selbst zuhört.

Lernen, ruhig zu sein, zuzuhören und sorgfältig zu beachten, was andere sagen, sind zentrale Komponenten eines achtsamen Gewahrseins. Dies ist eine wichtige Übung für Klienten wie Therapeuten. Zwanghaftes Reden ist fast immer ein Anzeichen von Ängstlichkeit, die uns davon abhält, uns mit anderen zu verbinden, und uns von uns selbst exiliert. Wir müssen lernen, nicht reflexartig zu sprechen. Dies braucht Übung. Indem wir uns selbst Zeit geben, nachzudenken und den Einfluss unserer Worte zu berücksichtigen, können wir unserer selbst bewusster und effektiver in unseren Interaktionen mit anderen werden. Der Wechsel vom Beta- zum Alpha-Status schließt das Lernen, besser zuzuhören und weniger zu reden, während man mehr sagt, mit ein.

8 Alphas akzeptieren ihre Verletzlichkeit

Vollkommenheit selbst ist Unvollkommenheit.

VLADIMIR HOROWITZ

Alphas haben weniger Angst, sich ihren Fehlern zu stellen, und sind deshalb besser in der Lage, ihre Fehler zu überwinden. Alphas wissen, dass sie Fehler haben, sodass sie in Bereichen, wo sie schwach sind, die Führerschaft an andere abtreten und sich anderen anschließen, die über die Fertigkeiten und Fähigkeiten verfügen, die sie zum Erfolg brauchen. Da unsichere Betas versuchen, vollkommen zu sein, machen sie ständig Erfahrungen des Scheiterns, was sie dann nur noch unsicherer werden lässt. Betas fühlen sich immer wie Opfer einer inneren Erpressung – sie wollen nicht, dass das Geheimnis ihrer Unvollkommenheit öffentlich wird.

Während Betas viel zu viel Angst davor haben, ihre Mängel oder Fehler zuzugeben, erfahren Alphas die Freiheit der Verletzlichkeit. Indem sie sich selbst als unvollkommen outen, vermeiden sie es, von den inneren Stimmen der Scham erpresst zu werden. Als Therapeut können Sie Ihre Beta-Klienten dazu ermutigen, sich ihre Mängel anzuschauen und sie in ihr Selbstbild zu integrieren. Indem Sie ein sicheres Umfeld schaffen, werden die Klienten in der Lage sein, ihre Unvollkommenheiten zu erforschen, ohne dabei von Furcht oder Angst überwältigt zu werden. Sobald die Klienten die tiefe Einsicht erlangt haben, dass sie gar nicht vollkommen sein müssen, können sie ihre Mängel objektiver betrachten und lernen, wie viel Kraft im Menschsein liegt.

9 Alphas wählen ihre Partner bewusst aus

Glücklich, der in seinem Weib einen wahren Freund findet.

FRANZ SCHUBERT

Sowohl im Beruf als auch in den persönlichen Beziehungen neigen Betas dazu, von anderen angezogen zu werden, die von ihnen angezogen werden. Sie gehen darüber hinweg, den Wert oder die Anpassungsfähigkeit einer Person im Hinblick auf eine Beziehung abzuschätzen. Aus diesem Grund finden sich unsichere Betas mit Urscham häufig in Beziehungen wieder, die ihre Erwartungen nicht erfüllen. Um es noch schlimmer zu machen, projizieren sie ihre Unzulänglichkeiten auf ihre Partner und geben anderen die Schuld für ihre Enttäuschungen. Andere Betas wiederum wählen sich Partner aus, welche die Qualitäten besitzen, nach denen sie selbst trachten, nehmen ihnen aber später dieselben Eigenschaften übel.

Alphas wählen ihre Partner bewusst aus; das heißt, sie hören auf beides, sowohl auf ihr Herz als auch auf ihren Verstand. Die Herausforderung für Alphas besteht nicht darin, einen Partner zu finden, der von ihnen angezogen wird, sondern einen, der sich mit ihrer Kraft und ihren Fähigkeiten wohlfühlt. Alphas wissen, dass es für sie wichtig ist, sowohl in der Arbeit als auch in ihrem Privatleben Partner zu finden, die sich nicht durch sie bedroht fühlen – einen anderen Alpha oder Beta. In Erwägung ziehend, wen sie in einer Beziehung gerne haben würden, entscheiden sie, ob sie lieber das Gegenteil von einem Beta oder die Partnerschaft eines anderen Alpha hätten. Unterschiedliche Situationen werden unterschiedliche Partnerschaften erfordern, und der Alpha ist sich dieser Probleme bewusst.

10 Alphas haben keine Angst davor, ruhig oder alleine zu sein

Einsamkeit ist die Armut des Selbst; Alleinsein ist der Reichtum des Selbst.

MAY SARTON

Alleine mit seinen Gedanken zu sein, sollte eine Quelle der Kraft sein, kein Terror. Betas spüren nicht, dass es an ihnen liegt, über ihren eigenen Wert zu entscheiden, sodass sie von der Vorstellung besessen sind, wie sie auf andere wirken. Betas geben anderen die Macht, über ihren Wert als menschliche Wesen zu entscheiden. Sie kämpfen darum, die Aufmerksamkeit der anderen auf jede nur mögliche Art und Weise zu gewinnen, verlassen sich auf die Zustimmung anderer und sehen sich selbst, wie sie von anderen glauben gesehen zu werden. Alphas haben die Fähigkeit, alleine zu sein, und können aus ihren inneren Ressourcen Kraft und eine erweitere Perspektive gewinnen.

Sobald Ihre Klienten lernen, ihre negativen inneren Stimmen infrage zu stellen, werden sie auch lernen, sich weniger um die Meinungen anderer zu kümmern, und werden ihre Innenwelt als einen sicheren Ort entdecken, einen Ort, an dem sie selbst entscheiden, was sie denken, wie sie fühlen und welche Entscheidungen sie treffen können. Erinnern Sie die Klienten daran, dass der Dialog in ihrem Kopf geändert werden kann – es handelt sich nur um eine andere Reihe erlernter Verhaltensweisen. Wenn sie die nötige Stärke erlangt haben, sich um ihr inneres Kind zu kümmern und es zu schützen, werden sie auch lernen, dass sie sich selbst ein guter Begleiter sein können.

Terapia con cojones

Ich bin der Größte. Ich sagte das schon, bevor ich es überhaupt wusste.

MUHAMMAD ALI

Wie kann die Therapie also die Urscham angehen und den Prozess, den Status eines Alphas zu erwerben, anleiten? Ein Teil der Antwort besteht darin, was wir bereits tun – uns auf Empathie, Verständnis und den Aufbau einer Beziehung zu konzentrieren. Der andere Teil ist etwas, das Therapeuten häufig vermeiden: Unsere Klienten herauszufordern, eine härtere Gangart einzulegen, größere Risiken einzugehen und ihren Dämonen entgegenzutreten.

Die Beta-Status-Programmierung wird im Gehirn in denselben neuronalen Netzwerken gespeichert und gestaltet und in einer ähnlichen Art und Weise wie traumatische Erfahrungen. Das primitive Exekutivsystem der Amygdala tut sein Bestes, um uns vor allem, was es mit Gefahr in Zusammenhang bringt, zu schützen. Dies ist die Art und Weise, wie das Beta-Gehirn Vertrauen, Wut und Durchsetzungsvermögen mit sozialer Ängstlichkeit, Gefahr und Furcht in Zusammenhang bringt. Das Problem ist, dass, wenn wir unsere Wut beiseitelassen, wir auch unsere Kraft und Fähigkeit, von anderen gesehen zu werden, aufgeben und uns als jene Betas erweisen, die nach Führung suchen.

Therapeuten verfügen über zwei Waffen gegen diese Beta-Konditionierung. Die erste ist unsere Fähigkeit, Amygdala-Flüsterer zu sein und unsere Klienten stufenweise zu lehren, wie sie ihre Ängste beruhigen. Die zweite ist, wir können den Klienten helfen, in Berührung mit ihrer primitiven Wut und ihrem Zorn zu kommen, den einzigen Instinkten, die mächtiger als Angst sind. Der erste Part ist in der Psychotherapie sehr verbreitet; es ist ein stark weiblicher Beruf. Es werden mehr Frauen zu Therapeuten und mehr Frauen kommen als Klienten zur Therapie. Der zweite Schritt ist weit weniger üblich. Menschen, die Therapeuten werden, vermeiden häufig ihre eigene Wut und haben Angst davor bei ihren Klienten. Diese innerlich motivierte Vermeidung von Wut wird unterstützt durch die realistische Angst weiblicher Therapeuten als Reaktion darauf, die Wut männlicher Therapeuten zu aktiveren, wenn sie alleine zusammen sind. Alles sehr verständlich.

So wie Frauen für die Jungs keine Väter sein können, haben weibliche Therapeuten eine verständlicherweise schwere Zeit, männlichen Klienten dabei zu helfen, mit ihrer Wut umzugehen. Sei es eine andere Art und Weise, eine Beziehung einzugehen, ein Wunsch nach Verbindung oder bloß die Angst vor körperlicher Gewalt, weibliche Therapeuten scheuen die wütenden Gefühle, die Männer in ihrem Kampf, Alphas zu werden, haben. Stattdessen neigen weibliche Therapeuten dazu, sich um die Traurigkeit zu kümmern. Die Traurigkeit ist extrem wichtig und sollte nicht übersehen werden. Dennoch müssen Männer wütend werden, anderen finstere Blicke zuwerfen und auf den Kriegspfad gehen. Frauen wollen in der Regel nichts von alldem. Andererseits werden weibliche Therapeuten nur bis zu jenem Grad in der Lage sein, ihren weiblichen Klienten zu helfen, in Berührung mit ihrer Wut, ihrem Durchsetzungsvermögen und ihrer Kraft zu kommen, an dem sie selbst mit ihrer eigenen in Kontakt sind.

Maschinengewehr Kelly

Jeder kann wütend werden – das ist einfach. Aber wütend auf die richtige Person zu sein … zum richtigen Zweck, auf die richtige Art – das ist nicht so einfach.

ARISTOTELES

Eine Übung, die ich Maschinengewehr Kelly nenne, könnte für Klienten und Therapeuten hilfreich sein, die Zugang zu ihrer Wut erlangen möchten. Der erste Schritt besteht darin, sich den angsteinflößenden Alpha vorzustellen – häufig in Gestalt des Vaters, eines beleidigenden Lehrers oder eines beleidigenden Ehepartners, dem die Stirn zu bieten ihre Klienten Angst haben. Die Übung ist, sich eine Szene vorzustellen, in der sich der Klient vorstellt, erschrocken und verängstigt gewesen zu sein. Dies muss nicht unbedingt bedeuten, dass der angsteinflößende Alpha in körperlicher Hinsicht bedrohlich war. Es könnte auch heißen, dass der Alpha Ihren Klienten mit Ekel und Zurückweisung angeschaut hat oder ihm nur seinen Rücken zugekehrt hat. Das wichtige Element ist, dass das Gehirn Ihres Klienten dies als eine Interaktion aufgezeichnet hat, die sein Überleben bedrohte.

Der nächste Schritt besteht darin, Ihren Klienten zu ermutigen, sich ein Maschinengewehr zu schnappen und das Feuer zu eröffnen. Er sollte es sich vorstellen – sie zerlegen, beobachten, wie die Fetzen fliegen. Wenn Sie noch eine tiefere Ebene erreichen wollen, ist es in Ordnung, noch ein wenig weiter zu gehen; der Klient könnte Schreie und Gesten aus den Kampfsportarten benutzen, um seine Emotionen besser auszudrücken. Instruieren Sie Ihren Klienten, den angsteinflößenden Alpha in Stücke zu zerreißen. Dann sprechen Sie über die Gefühle des Klienten, die von freudiger Erregung über Angst vor und Mitleid mit dem Alpha reichen können. (Ein derart extremes imaginäres Szenario wird die unterdrückten Klienten entweder dazu bringen, es zu erleben oder ihm zu widerstehen. Häufig wird die bloße Diskussion über ihren Widerwillen, sich auf die Visualisierung einzulassen, zu bedeutenden Erkundungen, Erkenntnissen und zu Wachstum führen.)

Nachdem sie ihre Gefühle ausgedrückt haben, lassen Sie Ihre Klienten sich vorstellen, wie sie den angsteinflößenden Alpha wieder zusammensetzen und es noch einmal tun. Versuchen und fügen Sie jedes Mal etwas anderes hinzu, sodass daraus keine Routine wird bzw. es zu keinen stereotypen Verhaltensweisen ohne Gefühle kommt. Alle Reaktionen sind willkommen und für eine Diskussion und Interpretation geeignet. Setzen Sie Ihr Urteilsvermögen ein, um den Klienten zu helfen, ihre Wut angesichts ihrer Lebensgeschichte, ihrer Anfechtungen und ihrer Persönlichkeit auf welche Art und Weise auch immer auszudrücken. Wichtig ist, dass Sie Ihren Klienten helfen, einen Weg zu finden, ihre Wut nach außen hin zu kanalisieren, und zwar auf eine aggressive und kraftvolle Art und Weise. (Bedenken Sie, dass das Maschinengewehr nur eine von vielen Möglichkeiten darstellt. Die Aufgabe kann auch anders lauten: Den wertvollen Besitz des Alphas plattzumachen oder an seinem Haus Spray-Bilder anzubringen mag für viele Klienten bereits eine völlig ausreichende Herausforderung sein.)

Das, was die meisten Klienten nach mehrfachen Imaginationsübungen bemerken, ist (1), dass es leichter wird, (2) dass die Emotionen von Angst zu Wut und Zorn wechseln und (3) dass es schließlich langweilig wird. Sie schießen, um sich zu langweilen. Wenn die Angst verarbeitet ist und die kraftvolle Dynamik sich verändert hat, verliert das Bild schließlich seine Wirksamkeit. Sobald die Angsterinnerungen in die gegenwärtige kortikale Verarbeitung integriert sind, wird es einen Wechsel der Art und Weise geben, wie der Klient über den angsteinflößenden Alpha denkt und fühlt. Das funktioniert nicht immer – aber es ist ein Versuch wert. Sie werden zumindest ein paar interessante Informationen über die Innenwelt Ihres Klienten zusammentragen und darüber, wie tief der frühe Alpha-Beta-Status im zentralen Nervensystem des Klienten eingeprägt ist. (*Vorsicht* – setzen Sie diese Übung nicht bei jenen ein, die Schwierigkeit haben, ihre Wut zu kontrollieren, sondern nur bei jenen, deren lebenslanges Muster darin besteht, mit ihrer Wut in Kontakt zu kommen und sie auszudrücken.)

Zunächst werden die meisten Klienten vor dieser Übung aufgrund einer Kombination aus Angst und Loyalität dem Alpha gegenüber zurückschrecken – eine Loyalität, die von unseren primitiven Instinkten angetrieben wird. Derselbe zugrunde liegende Instinkt steuert höchstwahrscheinlich das Stockholm-Syndrom*, bei dem die Geiseln sich mit ihren Geiselnehmern zu verbünden und Mitleid mit ihnen zu haben beginnen. Wie bei allen primitiven Reflexen besteht die Gefahr, dass, wenn sie zu weit gehen, sie zu funktionsgestörtem und symptomatischem Verhalten führen. Nahrungssuche kann in Horten ausarten; ein Wunsch nach Ordnung kann zu einer Zwangserkrankung führen und das Bedürfnis,

* Der Begriff des „Stockholm-Syndroms“ ist auf ein Geiseldrama im August 1973 in einer Kreditbank mitten im Zentrum der Hauptstadt Schwedens zurückzuführen, A. d. Ü.

ein guter Junge oder ein gutes Mädchen zu sein, kann die Konsequenz haben, dass wir unsere Ansichten, Glaubensinhalte und Instinkte um der Selbsterhaltung willen aufgeben.

Wut gegen die Maschine

Erziehung ist Indoktrination, wenn du weiß bist,
Unterwerfung, wenn du schwarz bist.

JAMES BALDWIN

Wut ist ein extremer Ausdruck der Kampf-Flucht-Reaktion, die durch eine Bedrohung gegen eine geliebte Person oder einen Angriff gegenüber einer von uns wertgeschätzten Sache ausgelöst wird. Wut geht mit einem Anstieg des Adrenalinspiegels einher, der uns dazu bringt, Dinge zu tun, die wir ansonsten gar nicht in der Lage wären zu tun. Die Zeit verlangsamt sich; unsere Aufmerksamkeit wird messerscharf und das rationale Denken wird vorübergehend ausgeschaltet. Obgleich Wut in der Regel als kontraproduktiv angesehen wird, kann sie uns auch dienen. Wir alle haben Geschichten von der außergewöhnlichen Kraft gehört, die ein Elter aufgebracht hat, um ein Kind zu schützen oder es zu retten. Wut kann auch zu unserem eigenen Vorteil gegenüber unbewusster Programmierung eingesetzt werden. Die primitive Kraft der Wut hat die Fähigkeit, der Angst, die uns in ein Beta-Sein einsperrt, entgegenzuwirken.

Betas sind oftmals wütend, wenn sie von Frustration und Gefühlen der Kraftlosigkeit überwältigt sind. Diese impotente Wut wird an den Nächststehenden ausgelassen, weil sie sich sicher genug fühlen, um sie auszudrücken. Wir wissen, dass die Gegenwart eines Alpha sowohl den Testosteronspiegel als auch die Aggression von Betas in Gruppen senken wird. Wenn diese durch die Gegenwart eines Alphas geschaffene Hemmung wegfällt, wird die Wut an den Verletzlichsten ausgelassen – an Kindern,

Tieren, Partnern oder bei wem auch immer, der sie erdulden wird oder muss. Da diese Art von Wut so zerstörerisch ist und viele Menschen zur Aggressionsbewältigung in Therapie geschickt werden, kommt die Idee, Wut in einem konstruktiven Sinne einzusetzen, fast nie zur Sprache. Doch Wut ist eines der Gegenmittel bei parasympathischem Eingesperrtsein – wo die Angstkonditionierung die Menschen davon abhält, ihre Wut, ihr Durchsetzungsvermögen und ihre Kraft zu erkennen. Jeder Berater und Ausbildungsleiter (*drill instructor*) weiß dies.

Sandy ersuchte mich um Hilfe, „sein Leben wieder auf Kurs zu bringen". Er war gerade dabei, sich aus einer emotional wie körperlich missbräuchlichen Ehe zu befreien, die rund ein Dutzend Jahre dauerte. Außer seinen beiden jungen Töchtern konnte er nichts Positives erkennen, das der Beziehung entsprungen ist, und er fühlte sich nach so vielen Jahren feindseliger Kritik, körperlicher Angriffe und das, was er emotionale Sabotage nannte, erschöpft und demoralisiert. Davon abgesehen, dass er alle Schuld seiner baldigen Ex-Frau zuschrieb, beschrieb er ein Muster im Hinblick auf seine Beziehung zu Geschäftspartnern: dieselbe schüchterne, zögerliche und untergebene Art, wie er sie auch gegenüber seiner Frau an den Tag legte. Sicherlich hat seine Art und Weise, mit anderen in Beziehung zu treten, seinem beruflichen Erfolg geschadet. Sandy bemerkte, dass es da etwas in ihm gab, das seine Fähigkeit, zu lieben und zu arbeiten, begrenzte.

Als ich Sandy kennenlernte, beschrieb er seinen Vater als physisch und emotional missbräuchlich, als eine ständige Quelle der Angst, bis er das Haus verließ, um aufs College zu gehen. Er beschrieb desgleichen die Loyalität zu seiner passiven und frommen Mutter, die versuchte, die Familie auf Kosten ihrer eigenen körperlichen Gesundheit und ihres emotionalen Wohlergehens zusammenzuhalten. Dies führte Sandy dazu, sich mit seiner Mutter zu identifizieren, und er übernahm sowohl ihre religiösen Glaubensinhalte als auch ihr Vermeidungsverhalten angesichts von Konflikten. Er war ein zutiefst konditionierter Beta, was auch der Grund dafür ist, dass er glaubte, seine Ehe würde so tadellos zu ihm passen, sehr zum Schrecken seiner Freunde und Mitarbeiter.

Die Einzelheiten seines Berufslebens lasen sich wie eine lange Liste verpasster Gelegenheiten. Sandy war ein begabter und kreativer Ingenieur, der eine Reihe von vielversprechenden Erfindungen gemacht hatte. Jede von ihnen schlug fehl aufgrund seines Versagens, sich zu zeigen und für seine Idee zu werben. Er schreckte davor zurück, Investoren anzusprechen, hatte Angst, Telefongespräche mit wichtigen Personen zu führen, und war unfähig, sich vor eine Gruppe hinzustellen und zu beschreiben, was er entwickelt hatte. „Ich habe alles vermieden, was zu einem Konflikt oder Scheitern hätte führen können", sagte er mir, „was aber tatsächlich zu Konflikten und Scheitern führte."

Sandy erzählte mir, dass, wann immer er einen Konflikt vorwegnahm, er automatisch die Situation vergessen und zu etwas anderem übergehen würde. „Dies hatte zur Folge, dass all meine Leistungen durch die Probleme, die ich durch mein Vermeiden und Verbergen geschaffen hatte, zunichtegemacht wurden. Jedes Wohlwollen, das ich meinerseits aufbrachte, ging verloren; jedes Geld, das ich verdiene, geht letztendlich für die anfallenden Schulden drauf." Sandys Amygdala „glaubt", dass er, um zu überleben, Präsenz und Wut vermeiden muss. Sogar angesichts all des Schmerzes und des Scheiterns, die er erfahren hat, hat sie ihn davon abgehalten, etwas anderes zu tun. Er hat sich auch eine bewusste Geschichte über sich selbst bzw. eine Lebensgeschichte zurechtgelegt, die ihn als gescheiterten Beta beschreibt.

Da die Biologie des Beta-Status so primitiv ist, musste ich alle nur möglichen Hebel in Bewegung setzen, um die Art und Weise, wie sein Gehirn „verdrahtet" war, zu verändern. Seine Wut, sein Durchsetzungsvermögen und seine Kraft sind gehemmt worden, aber ich fragte mich, ob seine primitive Wut immer noch zugänglich war. Und falls ja, war sie stark genug, seine parasympathische Hemmung auszugleichen? Wie konnte Sandy seine primitive Wut aktivieren und zügeln, um sich selbst dabei zu helfen, alte Ängste, die ihn gefangen hielten, zu zerbrechen? Ich entschied mich gegen das Maschinengewehr-Kelly-Szenario und versuchte, mir etwas auszudenken, das seiner Alltagserfahrung näherstand. Hier ist das, was mir eingefallen ist. Ich bat Sandy, seine Augen zu schließen und sich folgendes Szenario vorzustellen:

LC: Auf dem Nachhauseweg, bei dem Sie ihre Töchter von der Schule abholen, machen Sie an einer Tankstelle Halt. Während des Tankens fragen die Mädchen, ob sie einen Imbiss haben könnten, sodass sie alle drei in den Gemischtwarenladen gehen. Während die Mädchen in den Regalen nach Snacks suchen, bemerken Sie, dass Ihre Siebenjährige nun auf der anderen Seite des Ladens von einem Mann gepackt wird, der sie aus dem Laden zu zerren versucht. Sie schreit: „Daddy, Daddy!"

Noch bevor ich Sandy frage, was er denkt und fühlt, kann ich die Spannung in seinem Körper erkennen, während er sich nach vorne beugt, und seine Augen füllen sich mit Tränen. Ich frage ihn, was er erlebt.

S: Ich fühle mich erschrocken und wütend zu gleicher Zeit.

LC: Was fühlen Sie in Ihrem Körper?

S: Ich fühle, wie mein Körper sich zu meiner Tochter hinbewegt, um sie zu retten. Ich kann das Adrenalin durch meinen Körper pumpen fühlen. Ich möchte diesen Typen beiseite zerren.

LC: Was stellen Sie sich vor, werden Sie tun, wenn Sie bei ihm sind? Werden Sie ihn freundlich bitten, Ihre Tochter loszulassen, oder sie ihm überlassen, wenn er Ihre Bitte ablehnt?

S: Machen Sie Scherze?! Ich werde ihm sein verdammtes Gesicht herunterreißen, wie dieser Schimpanse es mit jener Frau getan hat.

LC: Und was, wenn er stärker und größer ist als Sie?

S: Solange ich atme, wird er mir meine Tochter nicht wegnehmen. Ich werde ihm mit meinen Zähnen die Venen aus dem Hals reißen, wenn es sein muss.

LC: Schön!

Diese „unzivilisierte" Reaktion war in Sandy immer noch gesund und munter. In den Schichten seines primitiven Gehirns ausgestaltet, die möglicherweise noch tiefer reichten als seine Scham, überlebte sie unberührt von der Angstkonditionierung seiner Kindheit. Wir alle verstehen und erkennen diese Emotionen wieder, und nur wenige Menschen würden ihm einen Vorwurf machen, wenn diese Situation real gewesen wäre und er jemanden erheblich verletzt hätte. Die Gesetze des Dschungels werden in diesen Situationen heraufbeschwört und jeder Elter hätte ihn für unschuldig erachtet.

In diesem Moment wurde Sandy klar, dass das Selbstbild eines Schlappschwanzes, das er in seiner persönlichen Geschichte gezeichnet hatte, nicht die ganze Wahrheit war. Ich versicherte ihm, dass seine primitive Alpha-Energie gesund und munter sei. Immerhin hatte ich sie nicht in weniger als 10 Sekunden mithilfe einer grundlegenden Visualisierung angezapft? Er hatte sie offenbar zur Hand, wenn er sie brauchte; er wusste nur nicht, dass sie in seinem Werkzeugkasten lag. Um die Sache noch schlimmer zu machen, die Geschichte, die er für seine eigene hielt, sagte ihm nicht einmal, nach einer solchen in sich zu suchen.

Ich sagte Sandy: „Das ist der Alpha-Teil von Ihnen, den wir brauchen, um jene Angst ‚neu zu verdrahten', die Ihnen das Leben stiehlt. Sie müssen auf sich selbst aufpassen, so wie Sie es für Ihre Tochter tun, und der Angst das Gesicht herunterreißen, das Sie in Ihrem gegenwärtigen Leben gefangen hält. Sie müssen Ihrem Vater gegenüber absolut illoyal sein, indem Sie ein mächtiger, guter Vater für sich selbst sind, etwas, wozu Ihr eigener Vater nicht fähig war. Sie müssen gegen Ihre Mutter illoyal sein, indem Sie kein Heiliger sind – dies ist Krieg; dies ist Ihr Leben, für das Sie kämpfen."

Die Wahrheit ist, und das gilt für uns alle, dass, wenn wir als Kinder nicht wütend sein dürfen, wir unsere Wut verbergen müssen. Doch wenn wir unsere Wut verbergen, verbergen wir auch unser Durchsetzungsvermögen und unsere Kraft. Dies könnte das gewesen sein, was wir gebraucht haben, um neben einem missbräuchlichen Elter zu überleben, aber es ist genau das, was wir brauchen, um uns zu verändern, sobald wir entflohen sind. Um uns zu verändern, müssen wir den Mut zusammennehmen, gegen die Maschine in unserem Kopf zu wüten, sodass wir unseren Körper und unsere Emotionen aktivieren können. Eine Amygdala kann wie ein überfürsorglicher Elter sein, von dem wir uns lösen müssen, um unser Leben zu leben.

Achtung, Beta

Mit der Veränderung unseres sozialen Schemas sind eine Reihe von Kosten verbunden. Wir müssen einige unserer geschätztesten Glaubensinhalte aufgeben, wie beispielsweise (1) im Schatten anderer Menschen zu leben, (2) uns immer darüber Gedanken zu machen, was andere von uns denken, (3) in Angst zu leben, Fehler zu machen, und (4) uns wie Betrüger zu fühlen. Wir müssten vielleicht sogar Bindungen zu jenen auflösen, die von uns fordern, Betas zu bleiben – Freunde, Ehepartner, sogar Eltern. Wir müssen härter arbeiten, mehr Risiken eingehen und sogar Fehler akzeptieren, wenn wir unser sicheres Beta-Versteck verlassen. Es muss sich lohnen, uns zu ändern – doch der Lohn könnte groß sein.

Teil III

Dissoziation und Integration

Anwendungen der Psychotherapie

11

Angst und Stress

Sage deinem Herzen, dass die Angst, zu leiden, schlimmer ist, als das Leiden selbst.

PAULO COELHO

Das menschliche Gehirn ist ein Energiefresser, der weit mehr an körperlichen Ressourcen verbraucht als alle anderen Organe. Diese große Investition ist unmittelbar mit dem Wert verbunden, den unser Gehirn für das Überleben hat. Als Anpassungsorgan dient uns das Gehirn wie bei den Tieren auf drei grundlegende Weisen:

1. Das Gehirn schätzt das soziale und physische Umfeld nach positiven und negativen Werten ab. Kann man das essen? Ist das ein freundlicher Hund? Sollte ich so nahe am Rand dieser Klippe laufen? Mit anderen Worten, der Unterschied zwischen dem, was gut, und dem, was schlecht ist.
2. Das Gehirn organisiert unsere Orientierung hin zu den Dingen, die wir brauchen, und weg von jenen, die wir meiden müssen. Das Gehirn strukturiert nicht nur unsere Fähigkeiten, zu krabbeln, zu gehen und zu schwimmen, es wählt auch die Richtung, Geschwindigkeit und Art und Weise aus, wie wir uns durch die Welt bewegen.
3. Die Ergebnisse der Abschätzung und Orientierung sind im impliziten Gedächtnis für den späteren Gebrauch gespeichert, das, was unsere Eltern „aus Erfahrung lernen" nannten. Das Gehirn erinnert sich an Erfahrungen der Belohnung, der Bestrafung und an erfolgreiche Strategien, um sie in der Zukunft anzuwenden.

Diese Fähigkeiten, abzuschätzen, sich zu orientieren und aus Erfahrung zu lernen, und die neuronalen Netzwerke, die sie strukturieren, haben sich über Millionen von Jahren mitentwickelt. Für moderne Menschen funktionieren diese integrierten neuronalen Systeme als ein integriertes Ganzes. Wenn die in diesen Systemen eingebetteten Informationen gut mit unseren sozialen und physischen Umgebungen zusammenpassen, dann sind wir gesund, glücklich und in der Lage, zu lieben und zu arbeiten. Menschen kommen in die Therapie, wenn ihr Gehirn ihnen Einschätzungen, Orientierungsstrategien und aus Erfahrung gewonnene Lerninhalte vermitteln, die schlecht zu ihrem gegenwärtigen Leben und ihren Erwartungen passen.

Da unser Gehirn derart komplex geworden ist, vergisst man leicht, dass unsere modernen neuronalen Systeme tief mit dem primitiven, für Erregung, Stress und Angst zuständigen Überlebensschaltkreis verwoben sind. Der primitivste subkortikale Kampf-oder-Flucht-Schaltkreis, den wir mit unseren reptilischen Vorfahren teilen, wurde während der Evolution konserviert und liegt im Zentrum des modernen menschlichen Gehirns. Als der Kortex sich entwickelte und ausweitete, kam es zu dichten Verbindungen dieser primitiven Gehirnregionen mit den höchstentwickelten neuronalen Netzwerken. Die Folge ist, dass unser Sinn für Sicherheit alles reguliert, von unserer Fähigkeit, zu warten, uns zu konzentrieren und zu lernen, bis zu unseren zentralen Glaubensinhalten über die Welt, die Zukunft und uns selbst.

Unsere Erfahrungen von Angst und Furcht sind die bewussten emotionalen Einschätzungen unseres Gehirns und des fortwährenden Aufspürens von Bedrohung seitens unseres Körpers. Im besten Falle bestärkt uns die Angst beispielsweise darin, die Straßenseite nicht zu wechseln, ohne vorher nach links und rechts geschaut zu haben, oder zu überprüfen, ob wir unsere Steuererklärung unterschrieben haben, bevor wir den Briefumschlag zukleben. Im schlechtesten Falle hemmt die Angst das Lernen, stoppt das Erkundungsverhalten und hält uns davon ab, angemessene Risiken einzugehen. Angst kann durch zahllose bewusste und unbewusste Anzeichen ausgelöst werden und hat die Macht, unsere Verhaltensweisen, Gedanken und Gefühle zu formen. Daher entwickelte sich das, was als einfaches Alarmsystem begann, zu einer Beeinträchtigung, die einer sorgfältigen Führung bedarf. Für jene von uns, die zur Ängstlichkeit neigen, gleicht unser Alarmsystem einem Rauchmelder über einem Toaster – wir bekommen eine Menge falscher Alarme.

Beinahe jede Art von Stress löst eine Reihe physiologischer Veränderungen aus, um den Körper auf Kampf oder Flucht vorzubereiten. Energie wird durch den kardiovaskulären und den Muskeltonus freigesetzt und durch die Hemmung der Verdauung, des Wachstums und immunologische Abwehrreaktionen konserviert. Eine Flut biochemischer Aktivierungen überschwemmt den Hypothalamus, die Hypophyse [bzw. die Hirnanhangdrüse, A. d. Ü.] und die Nebennieren, genauso wie es zu einem Anstieg von Glucocorticoiden, Adrenalin und körpereigener Opioide kommt. Die physiologischen Folgen von Stress sind besonders fürs Lernen wichtig, weil fast alle von ihnen einige Aspekte der Aufmerksamkeit, der Konzentration und des Gedächtnisses negativ beeinflussen.

Als Erwachsene erfahren wir die Auswirkungen hoher sympathischer Erregung in Situationen wie Autounfällen, entscheidenden Momenten von Sportereignissen oder während einer besonders hitzigen Debatte. Derselbe Prozess könnte bei Kindern und Erwachsenen in Gang gesetzt werden, wenn sie aufgefordert werden, vor der Klasse zu sprechen, oder wenn sie auf dem Schulhof gemobbt oder von einem Konflikt zu Hause überwältigt werden. Weil wir soziale Tiere sind, sind andere Menschen unsere Hauptquelle der Sicherheit und des Stresses. Wie andere uns behandeln, hat einen unmittelbaren und dauerhaften Einfluss auf unsere sympathische Erregung.

Psychotherapie ist in ihrem Kern einem Klassenzimmer mit einem Schüler und einem Lehrer vergleichbar. Klienten kommen in die Therapie, um mehr über sich zu lernen, und wie sie besser geeignete Gedanken, Gefühle und Verhaltensweisen entwickeln können. Was wir auf den kommenden Seiten erkunden werden, ist die Art und Weise, wie Stress das Lernen zum Erliegen bringen kann und wie die Fähigkeit des Therapeuten, einem Klienten zu helfen, mit Stress umzugehen, eine Schlüsselrolle für den therapeutischen Erfolg darstellt. Da Lernen von der Plastizität abhängt und Plastizität von der Erregung gesteuert wird, ist die zwischenmenschliche Regulierung von Angst durch den Therapeuten eines seiner wirkmächtigsten therapeutischen Werkzeuge. Wenn das Gehirn letztendlich zum Lernen ausgeschaltet wird, wozu braucht man dann noch Therapie?

Die Amygdala, der Hippocampus und der Stress

Die stärkste Waffe gegen Stress ist unsere Fähigkeit, einen Gedanken einem anderen vorzuziehen.

WILLIAM JAMES

Zur Erinnerung: Der Hippocampus ist wesentlich für die Verschlüsselung und Speicherung des bewussten Lernens und des Gedächtnisses. Er ist desgleichen überaus empfänglich für die negativen Auswirkungen von Stresshormonen, die Degeneration von Dendriten*, den Zelltod und Funktionsstörungen. Die Amygdala, unser Dreh- und Angelpunkt der Verarbeitung von Einschätzungen, ist unser leitendes Exekutivzentrum, und zwar sowohl während der Evolution als auch während unserer persönlichen Entwicklung, und spielt zeitlebens eine zentrale Rolle beim emotionalen Lernen. Als solches ist sie ein neuronaler Schlüsselspieler beim Assoziieren bewusster und unbewusster Anzeichen von Gefahr und auf eine Überlebensreaktion vorbereitet. Ihre zentrale Rolle bei der Einschätzung der Umgebung und dem Auslösen der biochemischen Flut der Kampf-oder-Flucht-Reaktionen macht sie unverzichtbar für die Verarbeitung von Erinnerungen, die Emotionsregulation und die Bindung.

Die neuronalen Projektionen [bzw. Fortleitungen, A. d. Ü.] von der Amygdala auf zahlreiche anatomische Zielscheiben verursachen mannig-

---

* Dendriten sind Zellfortsätze von Nervenzellen, die aus dem Zellkörper hervorgehen und vorwiegend der Reizaufnahme dienen, A. d. Ü.

faltige Ausdrücke von Stress, Angst und Furcht. Beispielsweise führen Projektionen von der Amygdala zum seitlichen Hypothalamus zu erhöhtem Herzschlag und Blutdruck, während jene zum Trigeminusnerv ängstliche Gesichtsausdrücke verursachen. Eine wichtige absteigende Verbindung von der Amygdala führt zum Locus coeruleus [bzw. caeruleus, A. d. Ü.], dem Norepinephrin-Erzeuger des Gehirns. Norepinephrine verstärken den Fokus auf Gefahr, während sie unwichtige Aktivitäten wie das Aufnehmen neuer Informationen hemmen.

Warum ist chronischer Stress unserer Gesundheit und unserem Wohlbefinden derart abträglich? Der zentrale Wirkmechanismus wird über eine Gruppe von Hormonen vermittelt, die als Glucocorticoide bezeichnet werden, insbesondere das Cortisol. Glucocorticoide werden von den Adrenalin-Drüsen ausgeschüttet, um das sofortige Überleben zu unterstützen. Der erste Aspekt dieses Prozesses, der entdeckt wurde, war der Zusammenbruch komplexer Verbindungen, sodass sie nicht zur sofortigen Energieproduktion eingesetzt werden können. Das erste dieser Hormone spaltete komplexe Zuckerverbindungen auf, daher der Name Glucocorticoide. Dies sorgt für den raschen Energiebedarf der Kampf-Flucht-Reaktion.

Später entdeckte man, dass die Glucocorticoide eine größere Rolle bei der Kampf-Flucht-Reaktion spielen. In Ergänzung zu ihrer katabolischen [bzw. „abbauenden", A. d. Ü.] Rolle bei der Bereitstellung sofortiger Energie hemmen sie viele der allgemeinen Versorgungsfunktionen des Körpers. Die dahinterliegende Logik scheint zu sein, dass, wenn wir plötzliche Bedrohung nicht überleben, die langfristige Versorgung eine Zeitverschwendung ist. Daher bestanden ihre anderen Aufgaben darin, die Proteinsynthese oder das Zustandekommen einfacher Proteinstrukturen zu blockieren, die an der Bildung des Gehirns und des Körpers beteiligt sind.

Dies klingt nach einem Nachteil, bis man genauer hinschaut. Wenn Sie die Proteinsynthese hemmen, bringen Sie nicht nicht nur das immunologische Funktionieren zum Erliegen, sondern stoppen auch die Bildung neuer neuronaler Strukturen, die für das Lernen zuständig sind. Wiederum die gleiche Logik – warum sollten Sie sich vor Infektionen schützen oder neue Informationen verarbeiten, wenn Ihr Leben in Gefahr ist? Dieses System ist sinnvoll für primitive Tiere, die in einfachen, reizarmen Umgebungen leben, aber nicht so sehr für Menschen.

Neurowissenschaftliche Ecke: Die Wirkungen des Cortisols

- Aufspaltung von Zuckerverbindungen, Fetten und Proteinen zur sofortigen Energiefreisetzung
- Hemmung des neuronalen Wachstums und der Gesundheit auf lange Sicht
- Hemmung von Entzündungsprozessen
- Hemmung immunologischer Funktionen durch das Einstellen der Produktion von Leukozyten, T-Zellen, natürlichen Killerzellen und anderen.

Die biologische Verknüpfung zwischen anhaltendem Stress und hippocampaler Atrophie [bzw. „Verkümmerung", A. d. Ü.] scheint durch den katabolischen Einfluss der Stresshormone vermittelt zu sein. Im Großen und Ganzen werden die Wirkmechanismen langfristigen Wohlbefindens um des umgehenden Überlebens willen geopfert. Diese Strategie ist sehr sinnvoll, wenn die Stressoren von kurzer Dauer sind. Doch wenn Stress chronisch wird, setzen uns hohe Cortisolspiegel der Gefahr körperlicher Krankheiten und Lern- und Gedächtnisschwächen aus.

Das menschliche Gehirn ist gut dafür ausgestattet, kurze Perioden von Stress ohne Langzeitschäden zu überstehen. In einem optimalen Zustand können stressvolle Erfahrungen mit guten Bewältigungsstrategien und der Hilfe fürsorglicher Menschen rasch beseitigt werden. Durch die Arbeit mit Ratten und Meerkatzen hat Robert Sapolksy gezeigt, dass anhaltender Stress zu hippocampaler Atrophie und einer Reihe von Funktionsstörungen führt. Seine Forschung ist vor allem wichtig, weil sie dazu beitragen könnte, einige der negativen Langzeiteffekte von Stress und Trauma in der Kindheit zu erklären.

Neurowissenschaftliche Ecke: Die Wirkungen des Cortisols auf den Hippocampus, das Gedächtnis und das Lernen

- Hemmung der Nervenentwicklung, des Nervenwachstums und der Zellerhaltung
- Degeneration der Dendriten, Mängel der Myelinisierung und Zelltod
- Störungen beim Lernen von Neuem, beim expliziten Gedächtnis und beim räumlichen Denken

Der gleichbleibend hohe Stresspegel und die Cortisolproduktion, die durch den menschlichen Kortex und die moderne Gesellschaft erzeugt werden, passen schlecht zu unserem steinzeitlichen, primitiven Stresssystemen. Es scheint, dass dieses System dazu bestimmt war, mit kurzen Perioden von Stress in Notsituationen umzugehen, und nicht um für Wochen oder Jahre am Stück beibehalten zu werden. Aufgrund ihrer negativen Langzeitwirkungen müssen mit Stress verbundene biologische Prozesse unmittelbar nach Beendigung der Krise rückgängig gemacht werden, um dem Körper zu erlauben, zu Funktionen der Wiederherstellung zurückzukehren.

Anhaltender Stress und gleichbleibend hohe Glucocorticoid- und Cortisolspiegel unterbrechen drei zentrale Prozesse der Erhaltung und des Aufbaus unseres Gehirns und unseres Körpers. Erstens: Indem die Proteinsynthese gehemmt wird, um einen höheren Stoffwechsel zu erhalten, wird die Produktion der zentralen Bausteine unseres Immunsystems (z. B. Leukozyten, B-Zellen, T-Zellen und natürliche Killerzellen) unterdrückt. Unsere herabgesetzte Fähigkeit, gegen Infektionen und Krankheiten anzukämpfen, ist ein Hauptgrund für die starke Korrelation zwischen anhaltendem Stress und Krankheit.

Zweitens: Da die Bildung der Neuronen und Dendriten auch von der Proteinsynthese abhängt, führen anhaltende Stresspegel zur Hemmung des Gehirnwachstums und zu beeinträchtigtem Lernen. Drittens: Anhaltender Stress führt zu chronisch hohen Pegeln des Gehirnstoffwechsels, die gut bei kurzen Ausbrüchen, aber schlecht sind, wenn sie andauern. Fortwährender Stress löst das Pumpen von Sodium [bzw. Natrium, A. d. Ü.] in die Neuronen aus, das schließlich die Fähigkeit der Zelle, es wieder hinauszubefördern, überwältigt. Nach einiger Zeit schwellen die Neuronen an und die Zellmembran platzt, was zum neuronalen Tod führt. Dieser Prozess stellte sich als besonders schädlich für den Hippocampus heraus, was eine Reihe von Gedächtnisschwächen und Depression zur Folge hat. All diese Prozesse unterbrechen die Fähigkeit des Klienten, sich an das Alltagsleben anzupassen und von der Therapie zu profitieren.

Der optimale Bereich des Lernens

Das Geheimnis des Genies ist es, den Geist des Kindes ins hohe Alter zu führen, das heißt, nie die Begeisterung zu verlieren.

ALDOUS HUXLEY

Obwohl wir intuitiv verstehen, dass unsere Klienten in der Psychotherapie sich in einem empfänglichen Geisteszustand befinden müssen, ist es tatsächlich der Zustand ihres Gehirns, der es ihnen gestattet, von der Behandlung zu profitieren. Der Schlüssel zu einem Gehirn, das bereit zum Lernen ist, ist das angemessene Gleichgewicht zwischen der hippocampalen und der amygdalen Aktivierung, des neuronalen Systems, das sie leiten, und der biologischen Aktivierung, die sie innerhalb des Gehirns schaffen. Lassen Sie uns mit einer grundlegenden Studie beginnen, die Erregung und Lernen miteinander verbindet, und von dort zur Psychotherapie zurückkehren.

Vor über einem Jahrhundert vermuteten zwei Forscher namens Yerkes und Dodson, dass es eine starke Verbindung zwischen Lernen und Erregung gibt. Ihre Hypothese war, dass je mehr sie Tiere unter Stress setzen, sie desto motivierter sein werden, zu lernen, und sie daher auch mehr lernen werden. Auf eine Forschungsstudie übertragen: Je größer der Schock war, den eine Maus als Strafe für das Nichtlernen erhielt, umso mehr würde sie lernen. Was sie also voraussagten, das war die Eins-zu-eins-Entsprechung zwischen Erregung und Lernen.

Entgegen den Erwartungen fanden sie heraus, dass Mäuse einen moderaten Schock schneller zu vermeiden lernten als einen von hoher oder niedriger Intensität. Sie stellten ihre Entdeckungen in einer Grafik dar, mit der Erregung auf der x-Achse und dem Lernen (Leistung) auf der y-Achse (siehe Diagramm 1). Nach Jahren entdeckte man das gleiche Phänomen bei verschiedenen Spezies, einschließlich der Menschen, und quer durch eine Reihe von Lernaufgaben. Ihre Entdeckungen wurden als Lernkurve in Form eines umgekehrten U's bekannt.

Die evolutionäre Logik dieser Beziehung in Form eines ungekehrten U's zwischen Lernen und Erregung ist wahrscheinlich folgende: Wenn unsere Bedürfnisse nach Nahrung, Partnerschaft und Sicherheit befriedigt sind und nichts Interessantes geschieht, dann gibt es auch keinen Grund, Energie ins Lernen zu investieren.

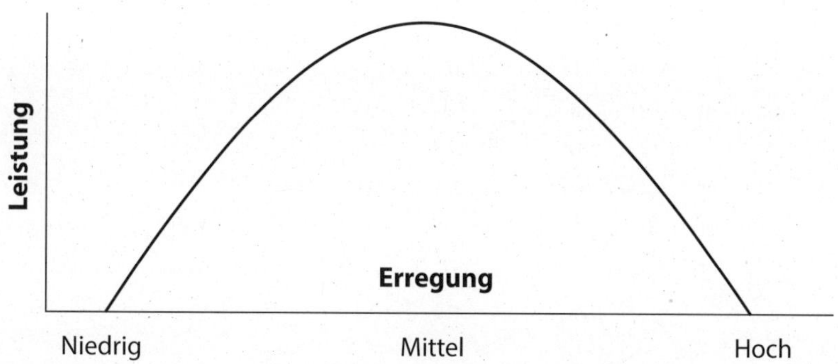

Diagramm 1. Die Lernkurve in Form eines umgekehrten Us.

Daher signalisiert die Amygdala bei niedrigem Erregungspegel dem Hippocampus, eine Pause einzulegen und sich zu entspannen. Im anderen Extremfall erfordern gefährliche Situationen sofortige Handlungen und lassen keine Zeit für neues kortikales Lernen zu. In diesen Zeiten signalisiert die Amygdala dem Hippocampus und dem Kortex zudem, sich zurückzuhalten, sodass all die verfügbare Energie im Dienste des körperlichen Überlebens umgeleitet werden kann. Diese beiden Strategien spiegeln die linke bzw. rechte Seite der umgekehrten Us wider.

Irgendwo zwischen diesen Extremen finden wir den optimalen Bereich des Lernens [engl. „the sweet spot“ = wörtl. „der süße Punkt“, A. d. Ü.], das heißt den Punkt, an dem das Lernen durch das Signal der Amygdala an den Hippocampus, aufmerksam zu sein und zu lernen, unterstützt wird. Der optimale Bereich des Lernens scheint ungefähr links von der Spitze der Kurve zu liegen, ein Erregungszustand, den wir als Motivation, Erkundung und Neugier bezeichnen könnten. Dieser Zustand birgt in der Regel ein paar Gefahren und ein Gefühl der Gefahr, aber nicht so stark, als dass er einen Zustand der Verteidigung und des Rückzugs auslösen würde.

Obgleich die Forschungen von Yerkes und Dodson lange vor der Zeit stattfanden, da wir etwas über die Neurowissenschaft des Lernens wussten, wurde das gleiche Muster eines umgekehrten Us bei den zugrunde liegenden biochemischen Prozessen, die an der hippocampalen Aktivierung beteiligt sind, entdeckt. Trotzdem wird diese Plastizität bei mittleren und hohen Erregungspegeln gehemmt.

Bei leichten Erregungspegeln verbessert die Amygdala die hippocampale und kortikale Plastizität, indem sie die Ausschüttung von Norepinephrinen und Glucocorticoiden auf mittlerer Stufe anregt. Durch diese chemischen Botenstoffe wird der Hippocampus angehalten, sich an die Wichtigkeit dessen zu erinnern, was erfahren wird, und schaltet auf Langzeit-Potenzierung (LTP)*, Neurogenese [= Bildung von Nervenzellen, A. d. Ü.] und andere am Lernen beteiligten biochemischen Prozesse

* Unter „Langzeit-Potenzierung“, engl. „long-term potentiation“, versteht man eine langandauernde Verstärkung der synaptischen Übertragung, A. d. Ü.

um. Eine leichte Amygdala-Aktivierung erleichtert die hippocampale und kortikale Plastizität durch die Proteinsynthese, die epigenetische Transkription und die Aktivierung von Nervenwachstumshormonen. Wenn wir zu ängstlich und besorgt sind, löst die Amygdala hohe Norepinephrin- und Cortisolspiegel aus, welche die hippocampale Aktivierung und das Erlernen von Neuem hemmen.

Hippocampale Neuronen bedürfen niedriger Cortisolspiegel zur Stimulation und Strukturerhaltung, während höhere Cortisolspiegel deren Wachstum und andere neuroplastische Fähigkeiten hemmen. Cortisol beeinflusst das Lernen und die Plastizität, indem es die Proteinsynthese reguliert, die für das Wachstum der Dendriten und für die Komponenten neuronaler Plastizität benötigt wird, einschließlich LTP, Langzeit-Depression (LTD)* und der vorbereiteten Ausstoß-Potenzierung im gleichen Muster des umgekehrten Us. Hohe Stresspegel lösen eine Endorphin-Ausschüttung aus, die beides, die Proteinsynthese und die Konsolidierung des expliziten Gedächtnisses, erschwert.

Neurowissenschaftliche Ecke:
Der Bed Nucleus der Stria Terminalis

Eine limbische Struktur, die eng mit der Amygdala verbunden ist, ist der Bed nucleus der Stria terminalis (BNST). Wie die Amygdala ist er nach oben mit dem präfrontalen Kortex verbunden, genauso wie nach unten mit dem autonomen Nervensystem. Anders als die Amygdala ist der BNST empfänglich für abstrakte Zeichen und er ist der Langzeitaktivierung fähig, indem er sowohl auf seine spätere Entwicklung als auch seine Rolle bei der antizipatorischen

* Unter „Langzeit-Depression“, engl. „long-term (synaptic) depression“, versteht man eine dauerhafte Abschwächung der Signal-Übertragung an den Synapsen. Ihr Gegenstück ist ist die Langzeit-Potenzierung, A. d. Ü.

Angst hindeutet. Es scheint, dass sich die Amygdala auf die Angst spezialisiert hat, während der BNST sich dazu entwickelt hat, mit komplexeren Angstauslösern umzugehen, die auftauchten, als unser Gehirn besser in der Lage war, zukunftsorientiert zu denken, wie beispielsweise: „Werde ich das Geld haben, um nächsten April meine Steuern zu entrichten?" Bei Ratten stellte man fest, dass der BNST als Reaktion auf mütterliche Aufgaben wuchs. Vielleicht ist das der Grund dafür, dass viele Eltern die ständige Sorge um ihre Kinder als ein Grundgefühl nennen, sogar noch vor deren Geburt.

Wenn Therapeuten durch ihre zwischenmenschlichen und fachlichen Fertigkeiten den Stresspegel im Behandlungszimmer regulieren, verändern sie auch die neuroplastischen Fähigkeiten des Gehirns ihrer Klienten. Wir sind herausgefordert, uns daran zu erinnern, dass das Lernen während Zeiten des Erkundens und der Anpassung angeregt und bei Stress und Angst ausgeschaltet wird. Wir können diese Prinzipien anwenden, um die Neuroplastizität im Dienste des Lernens und der positiven Gehirnveränderung zu optimieren.

Zwei Hauptschlüssel des therapeutischen Erfolgs sind die Qualität der Beziehung und die Reduktion von Vermeidungsverhalten. Eine sichere Beziehung regt den positiven Stoffwechsel an und reguliert die Angst, was dazu beiträgt, das Gehirn in einem optimalen neuroplastischen Bereich zu halten. Eine Verminderung des Vermeidungsverhaltens ist ein Hinweis darauf, dass Angst dabei ist, sich zu verändern, und dass das Gehirn die Gelegenheit hat, sich dem zu stellen, was es mit einer Angstreaktion assoziiert hat, und zu lernen, keine Angst zu haben.

Plastizität in der Psychotherapie

Nicht die Dinge ändern sich, wir ändern uns.

HENRY DAVID THOREAU

Eine unglückliche Wendung des evolutionären Schicksals besteht darin, dass die Amygdala bei der Geburt ausgereift ist, während die Systeme, die sie steuern und hemmen, viele Jahre brauchen, um sich zu entwickeln und heranzureifen. So kommen wir in einem Zustand totaler Verletzlichkeit angesichts überwältigender Angst auf die Welt, ohne die Fähigkeit, uns zu schützen. Andererseits sind wir in der Lage, uns auf Betreuer einzustimmen, die unseren Angstschaltkreis regulieren können, bis unser eigenes Gehirn bereit ist, diese Aufgabe zu übernehmen. Die Art und Weise, in der unsere Eltern unsere Angst regulieren und uns vor Angst schützen, wird zum Fundament, auf dem unser sozialer und emotionaler neuronaler Schaltkreis aufgebaut wird. Aus diesem Grund suchen wir in den ersten Lebensjahren die Nähe unserer Eltern als primäres Mittel der Emotionsregulation.

Bei sicherer Bindung ist das Kind in der Lage, den Elter als einen sicheren Hafen zu benutzen, und vermeidet Erfahrungen autonomer Aktivierung als Reaktion auf Stress. Eine sichere Bindung zu den Therapeuten erlaubt es den Klienten, den Stress neuen Lernens zu bewältigen und ihre Versagensängste mithilfe der Unterstützung des Therapeuten zu regulieren. Genau in diesem Kontext von Sicherheit und autonomer Steuerung weist das Gehirn eine ausreichende Plastizität auf, um von den meisten Lernsituationen zu profitieren, insbesondere von der Psychotherapie.

Der Hippocampus wird ständig verändert, um mit dem Erlernen von Neuem mitzuhalten, während die Amygdala Bedrohungen als Vorlage für die Zukunft aufnimmt und speichert. Da die Amygdala anhaltende dendritische Veränderungen aufweist, sind wir nicht in der Lage, schmerzvolle oder traumatische Assoziationen, die in ihr gespeichert sind und die viele von uns dazu führt, eine Neigung zu Angst und Furcht zu haben, zu löschen. Die Ängste und Phobien zu überwinden scheint

Informationen von neu herabsteigenden neuronalen Verbindungen vom Kortex zur Amygdala zu erfordern. Man nimmt an, dass diese Verbindungen die Amygdala davon abhalten, das sympathische Nervensystem und die Erfahrungen zu reizen, die wir mit Angst, Furcht und Panik assoziieren.

Ein Beleg für die Kraft des Kortex, die Amygdala zu hemmen, stellt deren gegenseitige Aktivierungsmuster dar – stärkere kortikale Aktivierung führt zu schwächerer Aktivierung der Amygdala und vice versa. Das Ausmaß der Furcht und Angst ist auch positiv mit der Aktivierung der Amygdala verbunden und korreliert negativ mit der Größe und Responsivität [= Ansprechbarkeit, A. d. Ü.] des orbitomedialen präfrontalen Kortex (OMPFC). Man nimmt heute an, dass das extinktive Lernen* genau innerhalb dieser absteigenden Netzwerke vom OMPFC zum Kernzentrum der Amygdala erinnert wird und seinen hemmenden Einfluss ausübt. Indem es Angst ohne Schaden erfährt, lernt unser Gehirn, die Art und Weise zu ändern, wie es auf die gefürchteten Stimuli reagiert. Dies ist das System, das während einer erfolgreichen Psychotherapie aufgebaut wird.

Angst und Depression werden mit einer Verminderung der Top-down-Kontrolle der Anzeichen von Bedrohung beziehungsweise negativen Emotionen assoziiert. Dies könnten einige der Gründe sein, warum unsere problemlösenden Fähigkeiten durch Angst schwinden, während die Vorbereitung auf eine Situation unsere Ängste häufig mindert. Und obwohl jene von uns mit einer stärkeren attentionalen Kontrolle immer noch die Neigung haben, sich an der Bedrohung zu orientieren, werden wir mehr Top-down-Kontrolle ausüben, sobald wir uns des Reizes bewusst werden. Im Großen und Ganzen gesehen sind Stress, Angst und Furcht allesamt Feinde des Lernens. Sie stören die kortikale Verarbeitung, das Problemlösen und die zugrunde liegenden biochemischen Prozesse der Neuroplastizität. Was immer Therapeuten auch tun können,

---

* „Extinktion", engl. „extinction", nennt man in den behavioristischen Lerntheorien einen Lernprozess, nach dem die bedingte bzw. instrumentelle Reaktion nicht mehr gezeigt wird. Es handelt sich weder um Vergessen noch um Verlernen, sondern um ein *zusätzliches* Lernen, das die Wirkung des bedingten Reizes *vorübergehend* und *kontextabhängig* außer Kraft setzt, A. d. Ü.

um Angst und Stress bei sich selbst und ihren Klienten zu reduzieren, wird positive Veränderungen verstärken. Klienten in ihrem optimalen neuroplastischen Bereich zu halten ist ein Kernelement in der Therapie.

12

Trauma verstehen und behandeln

Wie wenig doch im Geist der Angst verrichtet werden kann.

FLORENCE NIGHTINGALE

Stress und Trauma sind miteinander verbundene Phänomene, die in verschiedenen Schweregraden vorkommen. Um Trauma zu verstehen, müssen Sie zunächst die Bedeutung von Stress begreifen. Doch das Spektrum von Stress und Trauma weist keine klaren Trennlinien auf. Jeder von uns hat einen Punkt, an dem die Angst die Linie zur Furcht und dann zum Terror überquert. Von der Erkundung des Lärms im Nachbarraum über die Beobachtung, wie jemand durch das Fenster einsteigt, oder von der Angst, eine wichtige Vorstellung zu vermasseln bis zur Bestätigung unserer Angst im Gesichtsausdruck unseres Chefs – unser Geist und unser Körper mobilisieren eine Reihe von Überlebensreaktionen.

Wenn Sie spüren, wie ein primitiverer Teil Ihres Gehirns die Kontrolle übernimmt, würden Sie richtig liegen. Diese alten Reaktionen, von unseren reptilischen Vorfahren bewahrt, waren für ein weitaus einfacheres Gehirn und für kürzere Zeitperioden bestimmt. Wie bereits in vorangehenden Kapiteln besprochen, besteht eines der großen Probleme, welche die Evolution geschaffen hat, darin, dass sie dieses einfache System in ein überaus komplexes Gehirn eingebettet hat, das seinerseits wiederum in eine überaus komplexe soziale Struktur eingebunden ist – stellen Sie sich einen Fünfjährigen vor, der den öffentlichen Nahverkehr leitet.

Jeder biologische Organismus verfügt über eine Reihe von Barrieren, um die Beziehung zwischen Innen- und Außenwelt zu steuern. Unsere Haut trennt uns von unserer physischen Umgebung, während sie unsere Körpertemperatur reguliert, giftige Substanzen abhält und jene Dinge hereinlässt, die wir zum Überleben benötigen. Im Inneren unseres Körpers beherbergt unser Verdauungstrakt riesige Kolonien an Bakterien, die es uns erlauben, die Nahrung zu verdauen. Nahrung passiert unsere Gedärme, aber die Bakterien werden zurückgehalten. Oberflächenmembranen wie diese sind in unserem Körper und quer durch das Tierreich auf verschiedene Art und Weise geformt.

In einer ähnlichen Art und Weise hängt unser psychologisches, emotionales und soziales Überleben von einer Reihe von Membranen ab, die Psychotherapeuten als Abwehrmechanismen und Sozialpsychologen als Verzerrungen bezeichnen. Wie unsere Haut vermitteln diese Verteidigungsmaßnahmen und Entstellungen die Art und Weise und die Menge an Informationen, denen Zugang zur bewussten Wahrnehmung gestattet wird. Sie dienen dem Überleben, indem sie die Angst regulieren, den negativen Einfluss von Fehlern mindern und uns erlauben, Gedanken, Gefühle und Verhaltensweisen zu schaffen, die das Durchhaltevermögen angesichts schwieriger Lebensumstände unterstützen. Jedermanns Abwehrmaßnahmen schwanken, wie das Immunsystem, in ihrer Stärke. Einige von uns sind gesund, robust und emotional belastbar. Andere wiederum werden häufiger krank, erfahren Schmerz und Verlust auf eine viel zu direkte Art und Weise und werden auf Schritt und Tritt von kleinen Verletzungen umgeworfen.

Obgleich einige Menschen stressresistent und emotional sehr stark sind, ist es wichtig, nicht zu vergessen, dass niemand gegen Traumata völlig immun ist. Jedermanns Verteidigungsmaßnahmen haben eine Belastungsgrenze, an der Stress und Angst unsere Abwehr überrennen und aus Stress Terror wird. Dies führt uns zum Begriff der Reizschranke (*stimulus barrier*) – der psychologischen Version der Haut. Freuds Definition des Traumas als eines Überschreitens der Reizschranke faszinierte mich immer schon. Ich verstand, dass er unsere Psychologie mit der Biologie verbinden wollte, aber es fiel mir schwer, darin mehr als eine Metapher zu erkennen.

Übrigens ...

Seien Sie nicht überrascht, dass unser Körper auf Kritik, Zurückweisung und soziale Beschämung auf die gleiche Art und Weise reagiert, wie er es bei physischer Bedrohung tut – dies liegt in der Tatsache begründet, dass unsere sich erst spät entwickelten sozialen Systeme den bereits vorhandenen Strukturen, die dem physischen Überleben galten, aufgepfropft wurden. Die ist auch der Grund dafür, dass Schmerzmittel und Entzündungshemmer den Schmerz sozialer Ausgrenzung mindern – die neuronalen Systeme des Geistes, des Körpers und andere sind miteinander verknüpft.

Trauma: Das Überschreiten der Reizschranke

Es gibt nur sehr wenige Monster, welche die Angst, die wir vor ihnen haben, rechtfertigen.

ANDRÉ GIDE

Warum werden manche negativen Erfahrungen erfolgreich verarbeitet und rasch vergessen, während andere zu Symptomen von PTSD* führen? Was ist unsere Reizschranke und wie wird sie überschritten? Mit anderen Worten, was sind die Wirkmechanismen des Traumas? Nach vielen Jahren der Arbeit mit traumatisierten Klienten und des Studiums des Gehirns ergaben sich langsam Antworten auf diese Fragen.

* engl. Abkürzung für „posttraumatic stress disorder“ = dt. „posttraumatische Belastungsstörung“ (PTBS), A. d. Ü.

Die Reizschranken können als eine Reihe homöostatischer Prozesse des Gehirns, des Geistes und der Beziehung verstanden werden, die uns erlauben, den Stress zu steuern, während sie neuronal integriert bleiben, dessen bewusst, was geschieht, und verbunden mit unseren Nächsten. Der Kortex behält die Kontrolle, die bewusste Wahrnehmung dauert fort und die Verhaltensweisen sind in eine fortlaufende Geschichte eingeflochten. Die Reizschranke wird dann überschritten, wenn sich neuronale Systeme voneinander trennen, wenn die Kontinuität des Bewusstseins durch Vermeidung, Verleugnung und Gedächtnisverlust ersetzt wird und unsere Fähigkeit, mit anderen verbunden zu bleiben, bruchstückhaft wird.

Neurowissenschaftliche Ecke:
Die neurobiologischen Folgen des Traumas

1. Die Ausführungsfunktionen und die Verarbeitung von Erinnerungen werden von der Amygdala übernommen.
2. Die kortikalen Ausführungsfunktionen der Frontal- und Scheitellappen werden aktiv gehemmt.
3. Die Neurobiologie der Kampf-Flucht-Reaktion treibt den Körper, den Geist und die Emotionen an.
4. Links frontal gelegene Gehirnregionen, die Sprache und Geschichtenerzählen kontrollieren, sind gehemmt.
5. Soziale Gehirnsysteme sind unterbrochen und/oder gehemmt.
6. Die Informationsverarbeitung tendiert zur Vergangenheit und zum Aufspüren von Bedrohung.
7. Die chronische Bedrohung stört das sympathisch-parasympathische Gleichgewicht.

Im Großen und Ganzen heißt das, dass unsere Fähigkeit, unser physisches und soziales Umfeld auf eine flexible und zusammenhängende Art und Weise zu steuern, unterminiert worden ist. Dies ist die Folge einer Dissoziation unseres neurobiologischen Funktionierens aufgrund der Auswirkungen überwältigenden Stresses. Das heißt, wir – und unser Gehirn – rasten aus. Die Hemmung der kortikalen Regionen, welche die bewusste Wahrnehmung koordinieren, lassen das traumatisierte Individuum in einem Meer von fragmentierten und überwältigenden Emotionen, Empfindungen und angsteinflößenden Gedanken ertrinken.

Übrigens ...

Der Versuch des DSM*, Trauma zu definieren, ist hilfreich, aber weit davon entfernt, ausreichend zu sein. Die Komplexitäten menschlicher Erfahrungen werden aufgrund der Reduktion auf Kategorien und Definitionen seitens der APA (American Psychological Association), AMA (American Medical Association) und pharmakologischer Firmen verfehlt. Gehen Sie deshalb jenseits der Definitionen zu den Lebenserfahrungen Ihrer Klienten, um zu beurteilen, ob sie eine traumatische Erfahrung gemacht haben oder nicht und unter deren Folgen leiden.

* Das Kürzel „DSM“ steht für „Diagnostic and Statistical Manual of Mental Disorders“ = dt. „Diagnostischer und statistischer Leitfaden psychischer Störungen“, und ist ein Klassifizierungssystem in der Psychiatrie, A. d. Ü.

Posttraumatische Belastungsstörung

Für den, der Angst hat, raschelt es überall.

SOPHOKLES

Trauma kann zu einer Reihe von zwischenmenschlichen, physiologischen und psychologischen Reaktionen führen, die während der gesamten schriftlichen Überlieferung beobachtet wurden. Kampferfahrungen, der Verlust eines Kindes und Naturkatastrophen sind mit Änderungen im Verhalten, der Persönlichkeit und der Beziehungen in der ganzen Weltliteratur verknüpft worden. Trauma verursacht eine Reihe vorhersehbarer Symptome, die dazu neigen, nach der Auflösung der bedrohlichen Situation allmählich abzunehmen. Dieser Prozess der natürlichen Heilung ist eine Kombination aus dem Vergehen der Zeit, der sozialen Unterstützung, der physiologischen Wiederherstellung und des Wiederaufbaus gesunder psychologischer Abwehrmaßnahmen.

Manchmal verursachen anhaltende Angst, Furcht und Terror ernste Störungen bei der Integration der kognitiven, sensorischen und emotionalen Verarbeitung. Als allgemeine Regel gilt: Je früher das Trauma eintritt und je schwerer und längerfristiger es ist, umso negativer und weitreichender sind dessen Folgen. Ein anhaltendes ungelöstes Trauma kann zu Symptomen einer Posttraumatischen Belastungsstörung (PTBS) führen. PTBS weist vier Gruppen von Symptomen auf: soziale Zersplitterung, Übererregung, Intrusion* und Vermeidung, welche die sieben zuvor genannten physiologischen Prozesse widerspiegeln.

Soziale Zersplitterung resultiert aus einer Unterbrechung der Einstimmung, Resonanz und Empathie als Folge der Hemmung des neuronalen Systems, das für die soziale Verbindung und Selbstwahrnehmung zuständig ist. Symptome sozialer Zersplitterung umfassen Schwierigkeiten mit

---

* Als „Intrusion“ wird das Wiedererinnern und Wiedererleben von psychotraumatischen Ereignissen in der Psychotraumatologie verstanden. Intrusionen umfassen Bilder, Flashbacks und Albträume, A. d. Ü.

Intimität, mit der Emotionsregulation in engen Beziehungen und Brüche in der persönlichen Identität. Dies führt dazu, dass die Klienten nicht in der Lage sind, von den heilenden Faktoren, die sie in persönlichen Beziehungen erlangt haben, zu profitieren, und macht den Aufbau einer therapeutischen Beziehung noch schwerer.

Übererregung spiegelt eine durch Stress verursachte Überaktivierung der Amygdala und des autonomen Nervensystems wider und führt zu einem übertriebenen Schreckreflex [bzw. einer sog. „Schreckreaktion", A. d. Ü.], zu Unruhe, Angst und Reizbarkeit. Ein Gefühl für diese Erfahrung vermittelt uns die Nervosität, die wir empfinden, wenn wir zu viel Koffein getrunken haben. Eines der Schlüsselelemente bei der Behandlung besteht darin, Strategien und Techniken einzubeziehen, um die Erregung durch Aktivitäten wie Biofeedback und Entspannungsübungen zu verringern.

Intrusionen tauchen auf, wenn implizite traumatische Erinnerungen in die bewusste Wahrnehmung einbrechen und so erfahren werden, als ob sie in der Gegenwart stattfinden würden. Intrusionen können sich auch in Albträumen oder Flashbacks manifestieren. Ein Kriegsveteran könnte bei der Fehlzündung eines Automotors in Deckung gehen oder ein Vergewaltigungsopfer könnte eine Panikattacke bekommen, während sie mit ihrem Mann schläft, ausgelöst durch einen sensorischen oder emotionalen Reiz. Psychoedukation* über die Speicherungssysteme von Erinnerungen können wichtig sein, um einen kognitiven Rahmen für das Verständnis dieser „irrationalen Reaktionen" zu schaffen.

Vermeidung ist der Versuch, sich gegen Gefahren zu verteidigen, indem man den Kontakt mit der Welt begrenzt, sich von anderen Menschen zurückzieht und das Spektrum der Gedanken und Gefühle einengt. Vermeidung kann auch die Form der Leugnung, der Repression, der Dissoziation und der Amnesie annehmen. Ein Fokus der Therapie besteht stets darin, den gefürchteten Reiz kommen zu lassen, nachdem man neue Fertigkeiten im Umgang mit physiologischer Angst und Erregung entwickelt hat.

---

* Als „Psychoedukation" wird eine systematische und strukturierte Vermittlung von Wissen bezeichnet, das wissenschaftlich fundiert ist und sich auf Gesundheitsinformationen zu psychischen Erkrankungen bezieht, A. d. Ü.

In Kombination erfahren, führen diese vier Gruppen von Symptomen in einen Kreislauf aus Aktivierung und Betäubung, die das Gedächtnis des Körpers für das Trauma und die fortwährende Schikanierung (*victimization*) widerspiegeln. Anstatt den Körper zu mobilisieren, die äußeren Bedrohungen zu bewältigen, lösen traumatische Erinnerungen kontinuierlich emotionale Reaktionen aus. Die Unfähigkeit, intime Beziehungen zu haben, stoppt den Hauptwirkmechanismus der Traumaheilung und hält das Opfer in einer isolierten und angsteinflößenden Innenwelt gefangen.

Die Neurochemie der PTBS

Nicht den Tod sollte man fürchten, sondern dass man nie beginnen wird, zu leben.

MARCUS AURELIUS

Akuter Stress und Trauma führen zu vorhersagbaren Mustern biochemischer Veränderungen, die Teil der körperlichen Mobilisierung sind, gegen die Bedrohung anzukämpfen. Deshalb ist es wichtig, sich sowohl dessen bewusst zu sein, was in unserem Körper vor sich geht, wenn wir uns bedroht fühlen, als auch unsere Klienten darüber zu unterrichten. Viele Menschen erkennen nicht, dass diese biochemischen Veränderungen eine derart starke Wirkung auf ihre Erfahrungen ausüben. Diese Wissenslücke macht Opfer anfälliger dafür, ihre Symptome als Charakterschwächen oder als übernatürliche Ursachen anzusehen. Dieses Wissen wird die Fähigkeit Ihres Klienten, sich an der Therapie zu beteiligen und von ihr zu profitieren, positiv beeinflussen.

Obwohl eine genaue Kenntnis der Biochemie nicht wichtig ist, aktiviert die Tatsache, dass wir ein Erklärungsmodell dafür haben, was wir erfahren, kortikale Prozesse, die helfen, die Amygdala zu hemmen. Eine rationale Erklärung dafür zu haben, was im Gehirn und im Geist Ihrer

Klienten geschieht, und sie ihnen zu vermitteln, ist eine Schlüsselkomponente eines Amygdala-Flüsterers.

Angst löst einen Anstieg bestimmter biochemischer und Neurohormone aus, um unsere Energie zu steigern, unsere Wachheit zu erhöhen und uns für Schmerz unempfindlicher zu machen. Dieses System, ein Überbleibsel unserer primitiven Verwandten, ist zu einer schnellen Aktivierung bestimmt, um eine lebensbedrohliche Situation zu bewältigen, die in ein paar Minuten vorbei sein wird. Wenn Stress und Trauma fortdauern oder chronisch werden, führen diese biochemischen Veränderungen zu längerfristigen Veränderungen, die alle Aspekte des Lebens prägen. Jede der drei neurochemischen Substanzen spielt ihre eigene Rolle in der Reaktion auf Stress und trägt auf verschiedene Weisen zu den langfristigen Auswirkungen der PTBS bei.

Neurowissenschaftliche Ecke: Die Neuroplastizität der PTBS

Die erhöhten Noradrenalinspiegel, die sich bei der PTBS ergeben, bereiten uns auf die Kampf-oder-Flucht-Reaktion vor und verstärken die biologische Verschlüsselung traumatischer Erinnerung. Höhere längerfristige Noradrenalinspiegel führen zu einem Anstieg der Erregung, Angst, Reizbarkeit und zu einer erhöhten oder unregulierten Schreckreaktion. Abgesehen davon, dass die Schreckreaktion stärker ist, ist sie auch gewöhnungsresistenter als Reaktion auf nachfolgende schwächere und neue Stressoren. Ständig in Schreckreaktion zu sein, erhöht beim Opfer die Erfahrung der Welt als eines verstörenden und gefährlichen Ortes, ein gutes Beispiel für eine Rückkopplungsschleife zwischen physiologischen und psychologischen Prozessen.

Niedrige Serotoninspiegel, die man bei der PTBS entdeckt hat, korrelieren mit Reizbarkeit, Angst, Aggression und Depression. Serotonin ist ein Neurotransmitter, der mit einem Gefühl der Verbundenheit mit anderen, mit Sicherheit und mit Wohlergehen verknüpft ist. Niedrigere Spiegel sind mit Trennung, Hunger und Gefahr verbunden.

Niedrigere Serotoninspiegel wurden bei traumatisierten Menschen und Tieren gefunden, nachdem sie einem unausweichlichen Schock ausgesetzt waren. Chronisch niedrige Serotoninspiegel gehen mit höherer Reizbarkeit, Depression, Suizidalität, Erregung und Gewalt einher.

Hohe Dopaminspiegel, die bei der PTBS auftreten können, korrelieren mit Hypervigilanz*, Paranoia und Wahrnehmungsstörungen bei jenen unter Stress. Symptome sozialen Rückzugs und die Vermeidung von neuen und ungewohnten Situationen (Neophobie) werden von diesen biochemischen Veränderungen geformt.

Erhöhte Spiegel körpereigener Opioide, die als Analgetica zur Schmerzlinderung in Kampf-oder-Flucht-Situationen dienen, können einen zutiefst negativen Einfluss auf das kognitive Funktionieren, das Gedächtnis und die Realitätsprüfung haben. Höhere Opioidspiegel können zu emotionaler Abstumpfung, Dissoziation, Depersonalisation** und Derealistion*** führen, die alle für ein Gefühl der Distanz von dem traumatisierten Körper sorgen. Trotzdem wirken sich diese Prozesse schädlich aus, wenn sie als Abwehrmaßnahmen gebraucht werden, indem sie unsere Fähigkeit, sich am Alltagsleben zu beteiligen, zunichtemachen.

---

* Unter „Hypervigilanz", engl. „hypervigilance", versteht man in der Psychologie eine „erhöhte Wachsamkeit", A. d. Ü.

** Unter „Depersonalisation" bzw. „Depersonalisierung", engl. „depersonalization", versteht man den Verlust bzw. die Veränderung des ursprünglichen Persönlichkeitsgefühls, A. d. Ü.

*** „Derealisation" bzw. „Derealisationserleben", engl. „derealization", wird eine zeitweilige oder dauerhafte abnorme oder verfremdete Wahrnehmung der Umwelt bezeichnet, A. d. Ü.

Anhaltend hohe Glucocorticoidspiegel haben einen katastrophalen Effekt auf das Nervensystem und werden für Gedächtnisstörungen in Verbindung mit einem verminderten hippocampalen Volumen verantwortlich gemacht. Glucocorticoide opfern die langfristige Konservierung und Homöostase dem kurzzeitigen Überleben. Chronisch hohe Pegel üben negative Wirkungen auf die Gehirnstruktur und das Immunsystem aus, was in erhöhtem Maße zu Lernschwäche und zu körperlicher Krankheit führt, welche die Erfahrung der Opfer, zerbrechliche und verletzliche Individuen zu sein, verstärkt.

Diese biochemischen Veränderungen werden von einer Symptomatik begleitet, wie sie uns in Gestalt von emotionalem Kontrollverlust, sozialem Rückzug und verminderter Anpassungsfähigkeit entgegentritt. Diese und andere negative Auswirkungen des Traumas führen insgesamt zu Funktionsstörungen in vielen Bereichen des Lebens. Der Einfluss des Traumas hängt von einer komplexen Interaktion der physischen und psychologischen Entwicklungsstufen, auf denen es auftaucht, der Dauer und dem Grad des Traumas und der Gegenwärtigkeit der Verletzungen oder vergangener Traumata ab. Der Einfluss chronisch gewordenen Traumas reicht tief in die Persönlichkeitsstruktur hinein und verbirgt sich hinter anderen Symptomen, was eine Identifikation, Diagnose und Behandlung schwer macht.

Einer der zugrunde liegenden Wirkmechanismen erfolgreicher Psychotherapie mit Stress- und Traumaopfern besteht darin, diese biochemischen Prozesse zu verändern. Auf welche Art und Weise Sie auch die Erregung verringern, sie führt zu einer Senkung all dieser fünf Biochemikalien. Ziehen Sie in Erwägung, Biofeedback und Entspannungsübungen auf Tonträgern als Teil Ihres Behandlungsplans einzusetzen und Aktivitäten zu unterstützen, die dem gleichen Zweck dienen – Yoga, Musizieren oder was auch immer sich für einen bestimmten Klienten eignet.

Die Erinnerung und die neuronale Reintegration

Angst ist ein Rauschen, das mich davon abhält, mich selbst zu hören.

SAMUEL BUTLER

Gedächtnis und Bewusstsein sind derart miteinander verwoben, dass viele den Eindruck haben, dass das Bewusstsein ein evolutionäres Nebenprodukt der Ausweitung unseres aktiven Gedächtnisses ist. Das heißt, dass das, was wir Bewusstsein nennen, die Aktualisierung des Kurzzeitgedächtnisses, durchsetzt von Erinnerungen aus der Vergangenheit, ist. Dies würde das Problem lösen, sich eine gute Definition von Bewusstsein, abgesehen von dem, was wir schon wissen, einfallen zu lassen. Und wer weiß, das Bewusstsein könnte einfach ein Auswuchs vieler miteinander verknüpfter Gedächtnissysteme sein, der die Illusion eines Beobachters schafft. Das ist aber eine viel zu große Frage, als dass ich sie in Angriff nehmen könnte.

Was wir jedoch wissen, ist, dass wir über eine Vielzahl von Gedächtnissystemen verfügen, sowohl bewusste als auch unbewusste, die sich in einer mehr oder weniger integrierten Art und Weise miteinander verbinden, um die Beurteilung, die Steuerung und das Lernen zu unterstützen. Wir wissen auch, dass, wenn wir Angst haben und die Erregung zu stark wird, es zu einer Dissoziation [bzw. Abspaltung, A. d. Ü.] der bewussten und unbewussten Gedächtnissysteme kommt (eine allzu starke Vereinfachung, die aber für den Augenblick ausreicht). Diese Trennung ist seit den frühen Tagen der Hypnose, der Assistenzzeit Freuds bei Charcot in Paris, bevor er die Psychoanalyse schuf, bekannt und von Experimentalpsychologen seit vielen Jahrzehnten zur Genüge studiert worden.

Die Fragen der Psychotherapeuten galten schon immer der Art und Weise, wie man dissoziierte Gedächtnissysteme wieder miteinander verbinden kann. Frühe Regressionstheorien und später die Urschreitherapie machten Platz für wohlüberlegte Interventionen, die sich auf eine ausgewogene Mischung aus entdecken, verarbeiten und unterstützen fokussierten. Freuds Ziel der Erweiterung der bewussten Wahrnehmung stellte weiterhin den Schlüssel dar, mit dem man auf vielen Wegen ins Schloss gelangte.

Eine interessante Strategie, um sich Zugang zu den Gedächtnissystemen zu verschaffen und diese zu integrieren, besteht in einer Art von Therapie, die man Eye Movement Desensitization and Reprogramming [bzw. Reprocessing, A. d. Ü.] (EMDR)* nennt. Wie viele andere Behandlungsformen auch besteht die EMDR darin, den Klienten seinen angsterfüllten Erinnerungen auf eine strukturierte, empfindsame und fürsorgliche Art und Weise auszusetzen. Aber anders als andere Methoden fügt sie eine Reihe von Augenbewegungen oder andere Formen der sensorischen Stimulation dem Prozess hinzu. Ich lehnte sie lange Zeit ab, weil sie mir irgendwie trendig vorkam, und ich dachte, dass es sich für einen Profi nicht ziemen würde, mit dem Finger vor dem Gesicht des Klienten herumzufuchteln. Ich hatte auch ein seltsames und sektenhaftes Gefühl, das mich von der ganzen Sache abhielt. In den Jahrzehnten meiner Therapietätigkeit habe ich Hunderte von Moden kommen und gehen sehen, und ich wartete darauf, dass auch diese verschwinden würde. Sie ging jedoch nicht nur nicht vorbei, sondern Ärzte, die ich wertschätzte, begannen, positive Dinge darüber zu sagen.

Als ich anfing, EMDR als eine legitime Behandlungsmethode anzusehen, lernte ich, dass, von den Augenbewegungen einmal abgesehen, sie ein Grundparadigma der Konfrontationstherapie zu sein schien, vergleichbar mit dem, was mir in systematischer Desensibilisierung beigebracht worden war.

So ging ich mit einer grundsätzlichen Frage an EMDR heran: Fügen die Augen- und Fingerbewegungen oder andere sensorische Signale den bereits vorhandenen Methoden der Konfrontationstherapie etwas hinzu? Ich teile meine Gedanken und Erfahrungen hier nicht mit, um für EMDR zu werben oder den Fokus des Buches im Sinne eines Ratgebers zu verschieben, sondern weil ich glaube, dass meine Erfahrungen mit EMDR eine Einsicht in die Art und Weise, wie jede Therapie funktioniert, vermittelt.

---

* Auf Deutsch etwa „Desensibilisierung und Aufarbeitung durch Augenbewegung", A. d. Ü.

Die Orientierungsreaktion und die Gedächtniskonsolidierung

Das Anzeichen der Angst ist nicht leicht zu beseitigen.

ERNEST GAINES

Eine Fülle von Forschungen weist darauf hin, dass die Art und Weise, in der Informationen und Erinnerungen in den Gehirnen jener verarbeitet werden, die unter PSBS leiden, gestört ist. Wir wissen, dass unsere Klienten dazu neigen, die Spannbreite ihrer Verhaltensweisen, Aktivitäten und Emotionen einzuengen, und zwar aus der Angst heraus, dass diese unerwartet durch etwas Neues ausgelöst werden – ein Symptom, das Neuphobie* heißt.

Wenn nicht traumatisierte Menschen etwas Neues erfahren, versetzt sie eine Gehirnregion namens anteriores Cingulum [= „Gyrus cinguli", A. d. Ü.] in Alarmbereitschaft, aufzupassen und darauf vorbereitet zu sein, auf etwas Unerwartetes zu reagieren und von ihm zu lernen. Es könnte gut oder schlecht sein – wir wissen es nicht –, aber wenn wir keine Angst haben, wiegen die Neugier und der Erkundungsdrang die Angst vor dem Unbekannten auf. Für jene Menschen mit PTBS sind die Schaltkreise, die sie auf Neuigkeiten und neues Lernen vorbereiten, nicht aktiviert. Stattdessen feuern Gehirnregionen, die das autobiografische und somatische Gedächtnis organisieren. Dergestalt ist Neophobie in der Tat eine Angst davor, an den Schmerz und den Terror der Vergangenheit erinnert zu werden. Mit anderen Worten, das Gehirn von PTBS-Opfern wird sowohl im Hinblick auf neues Lernen als auch die Fähigkeit, vergangene Erinnerungen zu aktualisieren, ausgeschaltet.

Unser Gedächtnis und unser motorisches System sind an gemeinsamen evolutionären Prozessen beteiligt gewesen, seit wir Fische waren. Ein Beleg dafür ist die Tatsache, dass, wenn wir die großen Beinmuskeln verwenden,

---

* Als „Neophobie", lat. „neophobia", wird die Angst vor etwas Neuem, vor unbekannten Situationen, neuartigen Dingen oder fremden Menschen bezeichnet, A. d. Ü.

um zu gehen oder zu rennen, sie neuronale Wachstumsfaktoren ausschütten, welche die Blut-Hirn-Schranke* überschreiten und Neuroplastizität und Lernen stimulieren. Diese Verbindung verdankt sich höchstwahrscheinlich der Tatsache, dass unsere Muskeln sich entwickelten, um unserem Gehirn mitzuteilen, aufmerksam zu sein, wenn wir uns bewegen, weil etwas Wichtiges geschieht – warum sollten wir uns ansonsten auch bewegen?

In einer ähnlichen Art und Weise reizen Augenbewegungen von einer Seite zur anderen wahrscheinlich das Gedächtnissystem zur Aktualisierung, da sie, historisch betrachtet, mit der Nahrungssuche und dem Ausschauhalten nach Räubern und Beute verbunden sind. Dies ist wahrscheinlich der Grund dafür, dass schnelle Augenbewegungen (REM) im Schlaf auftreten, während unser Gehirn damit beschäftigt ist, neue Erinnerungen zu konsolidieren. Wir müssen unsere Augen nicht bewegen, um Erinnerungen fester zu verankern; es handelt sich bloß um ein Nebenprodukt aufgrund der koevolutiven Suche nach Nahrung – um eine Orientierungsreaktion in Gestalt der Augenbewegungen – und das Erfordernis, die Karte unseres Territoriums zu aktualisieren.

Da seitliche Augenbewegungen in der Evolutionsgeschichte ihre eigene Bedeutung haben, ist es wahrscheinlich, dass EMDR die Orientierungsreaktion aufgrund vielfältiger sensorischer Arten und Weisen aktivieren kann. Es ist auch wahrscheinlich, dass die Orientierungsreaktion die Neigung im Gehirn der Menschen mit PTBS, angesichts neuer Informationen zum autobiografischen Gedächtnis zurückzukehren, ausbalanciert. Die Orientierungsreaktion mithilfe von Augen- oder Beinbewegungen aktiviert die Gehirnzentren für die Entdeckung von Neuem und ermöglicht eine Gedächtniskonsolidierung. Dies lässt neue Informationen zu und alte Informationen können aktualisiert und verändert werden. Wenn EMDR funktioniert, dann könnte dies, so vermute ich, der Wirkmechanismus sein. Sie könnten sagen, dass EMDR ein Weg ist, das Gehirn der Individuen mit PTBS auszutricksen, neue Erfahrungen in einer Art und Weise zu verarbeiten, die es ihnen gestattet, in der Gegenwart zu leben.

---

* Als „Blut-Hirn-Schranke", engl. „blood-brain barrier", wird die selektive physiologische Barriere zwischen den Flüssigkeitsräumen im Blutkreislauf und im Zentralnervensystem bezeichnet, A. d. Ü.

Neurowissenschaftliche Ecke: Die Orientierungsreaktion

Die Orientierungsreaktion [bzw. der „Orientierungsreflex", A. d. Ü.] ist unsere automatische Antwort auf die Verschiebung unseres Fokus auf etwas, das unsere Aufmerksamkeit anzieht. Dieser primitive Reflex wird bei allen Tieren als eine Anpassungsreaktion an ihre Umgebung beobachtet. Als die Gedächtnissysteme sich entwickelten, wurden sie wahrscheinlich mit der Orientierungsreaktion vernetzt, um dem Gehirn zu signalisieren, sich bereit zu machen, neue Informationen aufzunehmen. Dies könnte der Schlüssel zum Einfluss der Augenbewegungen und anderer sensorischer Stimulation bei der EMDR sein.

Als wichtige Ergänzung sei angemerkt, dass Sie, so denke ich, keine PTBS haben müssen, um von der EMDR zu profitieren. Ich sage das, weil ich denke, dass alle von uns angsteinflößende Erfahrungen gehabt haben, die wir unterdrückten, sie aber immer noch das optimale Funktionieren in gewissen Bereichen unseres Lebens stören. Dies ist keine vage Theorie, sondern beruht auf so mancher persönlichen Erfahrung.

Sich auf EMDR einlassen

Die Ängste einer Person nehmen ab, wenn die Gefahr in Reichweite ist.

SENECA

Vor ein paar Jahren lud mich Francine Shapiro, die Gründerin von EMDR, freundlich dazu ein, an einer EMDR-Ausbildung teilzunehmen, um mehr von der ganzen Sache zu lernen. Ich überstand die Vorlesungen, die ziemlich genau dem entsprachen, was ich in ihren Büchern gelesen hatte. Alles hatte den Anschein von Standardwissen und akzeptierter Kognitiver Verhaltenstherapie, mit dem Zusatz der sensorischen Stimulation. Es gab keine Theorie dafür, weshalb die Augenbewegungen der Behandlung halfen, außer dass sie einen klinischen Nutzen zu haben schienen. Das war für mich in Ordnung – eine Unzahl von Behandlungen wurde jahrhundertelang durchgeführt, ohne dass man verstand, wie sie funktionieren. Am Ende der Vorlesungen war ich immer noch skeptisch, ob die Augenbewegungen der grundlegenden Konfrontationstherapie, die sie umrahmten, etwas hinzufügten.

Unsere allgemeinen Anweisungen bestanden darin, uns eine problematische Situation vorzustellen und dabei eine Reihe von 24 bis 36 Augenbewegungen einzuflechten, zusammen mit sanft ermutigenden Worten, die eine etwas passive Haltung gegenüber den Erfahrungen des Klienten vermittelten, so als ob wir uns einen Film ansehen würden. Phrasen wie „Achten Sie einfach darauf" oder „Denken Sie einfach daran" wurden als Ausdrücke sanfter Anleitung und Ermutigung verwendet. Die Grundannahme schien darin zu bestehen, dass durch die Beseitigung des Negativen Platz für das Positive geschaffen würde. Sobald Sie aufhören, Ihr Trauma zu leben, beginnen Sie, Ihr Leben zu leben.

Bevor die Sitzungen begannen, wurden wir angewiesen, uns Zeit und Wahrnehmung als Szenen vorzustellen, die man aus einem Zug betrachtet, und zu beobachten zu lernen, was an uns vorbeizieht. Die Augenbewegungen signalisieren dem Gehirn, sich auf die Gegenwart zu fokussieren, und wir wurden davor gewarnt, die Gesprächstherapie anzuwenden.

Statt Interpretationen aufgrund psychodynamischer Prozesse vorzunehmen, soll der EMDR-Therapeut dem Heilungsprozess des Gehirns und des Geistes vertrauen.

Nach dem Mittagessen teilten wir uns in Gruppen zu je vier Teilnehmern auf, um die EMDR-Behandlung, die wir in den Vorlesungen am Morgen gelernt hatten, auch zu praktizieren. Unsere Aufgabe bestand darin, gemeinsam das Protokoll in der Art und Weise eines Ringversuchs (*round robin fashion*) durchzugehen, um erste Praxiserfahrungen zu machen. Das Protokoll umfasste das schrittweise Durchgehen der zu stellenden Fragen, die Festlegung der Ziele, auf die es sich zu konzentrieren galt, und die Führung unserer „Klienten" durch die Augenbewegungen. Als Klienten in Zweiergruppen sollten wir uns einige beunruhigende Sachen in unserem Leben einfallen lassen, die wir bearbeiten wollten. Für mich ungewöhnlich, fielen mir nicht gleich ein halbes Dutzend von Dingen ein, die mich ärgerten. Ich war ein wenig überrascht, weil ich mich schon immer in Aufruhr fühlte. Ich überlegte mir, dass sich all die Jahre der Therapie allmählich auszuzahlen begannen.

Da ich meiner Partnerin zu Diensten sein wollte, strengte ich mich an, mir etwas einfallen zu lassen, mit dem sie arbeiten könnte. Schließlich bin ich doch dazu angetrieben worden, ein guter Junge zu sein. Als ich meinen Geist durchsuchte, bemerkte ich, dass mir ein monatliches Fakultätstreffen bevorstand, und sofort stellte sich bei dem Gedanken daran eine negative emotionale Reaktion bei mir ein. Ich finde diese Dinge fast immer langweilig und ärgerlich, oftmals schwer zu erdulden und manchmal regelrecht schmerzvoll. Ich fand sofort heraus, dass dies etwas war, womit ich arbeiten könnte, dass ich einige Emotionen damit verband und dass es etwas bringen könnte – wenn nicht von Bedeutung für mich, so wäre es zumindest eine gute Übung für meine Partnerin.

Mein erster Schritt bestand darin, mir einiger Gedanken und Gefühle bewusst zu werden, die unter der Oberfläche jener, die ich bereits geschildert hatte, mit diesem Fakultätstreffen verbunden waren. So stellte ich mir vor, an den Sitzungen teilzunehmen und über meine Erfahrungen dabei nachzudenken. Ich regte mich sofort auf, wurde ärgerlich und wollte fliehen. Warum störten mich diese Treffen so sehr? Schließlich sind sie ein Teil meines Berufes. Es sind lediglich ein paar Stunden pro Monat und ich mag jeden der Teilnehmenden an der Sitzung. Jahrzehntelang ärgerte mich die Tatsache, dass sie schwach besucht waren und sehr wenig einbrachten. Wenn ich viel Arbeit mitbringe, kann ich die gleiche Menge wie im Büro verrichten. Objektiv betrachtet, gab es keinen guten Grund für mich, derart negativ auf diese Treffen zu reagieren. Doch meine Angst, meine Aufregung und meine Fluchtimpulse waren nicht zu leugnen. Hier nun meine Erfahrungen mit EMDR:

1. Als ich mir erlaubte, mich in die Gefühle, die ich bei den Treffen hatte, zu versenken, und sah, was sich ergab, begann ich mich zusehends ängstlich zu fühlen. Als ich über den Grund dafür nachdachte, fiel mir ein, dass niemand mich dort haben wollte. Sie dachten, dass ich ein störender, selbstbezogener Narr war, der alle Aufmerksamkeit auf sich ziehen wollte. Als ich die Übung fortsetzte, bemerkte ich andere Gedanken, die an die Oberfläche kamen, wie „Sie wünschen, ich wäre nicht dort", „Sie nehmen nichts, was ich sage, ernst", „Sie halten mich für ein nerviges Kind".

Augenbewegungen

2. Als ich über meine Erfahrung bei diesen Treffen objektiver nachdachte, bemerkte ich, dass meine negativen Emotionen zu den Verhaltensweisen beigetragen haben könnten, die diese Ängste Wirklichkeit werden ließen. Um meine Angst zu bewältigen, muss ich mich selbst ablenken, indem ich Arbeit mitbringe oder indem ich die gleichen Verteidigungsmaßnahmen ergreife, die ich als Kind benutzte, um für mich zu sorgen: Humor, Hyperaktivität, Rückzug und Vermeidung.

Augenbewegungen

3. Als ich beschreibe und mir vorstelle, am Fakultätstreffen teilzunehmen, komme ich stärker mit meinen Körperempfindungen und Emotionen in Kontakt. Ich erlaube mir, tiefer in diese Gefühle zu gehen,

ich bemerke, dass die Szene in meinem Geist zu einer anderen aus meiner Kindheit wechselt. Obgleich der Kontext und die Figuren unterschiedlich waren, bildeten die Gefühle das Fakultätstreffen perfekt ab. Jetzt verspüre ich das gleiche Gefühl in meinem Körper und genau die gleichen Emotionen, doch ich beschwöre nicht länger eine Szene herauf. Ich sehe mir diesen sich in meinem Kopf abspielenden Film an.

Ich befinde mich im Wohnzimmer im Haus meiner Großeltern irgendwann in den 1950er-Jahren. Ich sitze auf einem Sofa gegenüber von meiner Mutter, meiner Großmutter und meinem Großvater, während sie mich aufmerksam anschauen. In ihren Gesichtern spiegeln sich Begeisterung, Interesse und Liebe wider, und sie scheinen sehr interessiert daran, was ich zu sagen habe. Ich bin mir irgendwie bewusst, dass ich den tiefen Schmerz, den sie teilen, lindere. Meine nachträgliche Analyse ist folgende: Ich bin das magische Kind, das kam, um sie von ihren Depressionen und ihrer Verzweiflung zu retten – die Geburt eines obligatorischen Betreuers. Meine Verbindung zu ihnen fühlt sich wie Glückseligkeit an. Ich spüre, dass ich die Freude bringe.

Augenbewegungen

4. Als die dritte Folge von Augenbewegungen abgeschlossen wird, gehe ich gespannt zu jenem besonderen Gefühl zurück, alle Blicke auf mir zu spüren. Dieses Mal kommen Lärm aus der Ferne und das Geräusch von Schritten beim Betreten des Hauses hinzu. Es ist mein Vater in seinen Mittzwanzigern, voller Testosteron, Reizbarkeit und Wut. Sein Kopf und sein Gesicht sind viel größer als jene der anderen drei und seine Miene gleicht halb einem wütenden Löwen und halb einer hungrigen Hyäne. Er schleicht sich hinter meine Mutter und meine Großeltern, während er mich nicht aus den Augen lässt. Ich habe Angst; ich weiß, dass er mich hasst und wünscht, ich wäre tot – er will mich auffressen. Als sie sich umdrehen, um ihn anzusehen, lächelt er mich an. Als sie sich mir wieder zuwenden, wird seine Miene wieder furchterregend. Meine Therapeutin und ich sind von

der emotionalen Kraft dieses Bildes überrascht, aber es passt sicherlich zur Geschichte unserer Beziehung. Er ermutigte mich dazu, mich als Soldat bei der Armee während des Vietnamkriegs zu verpflichten.

Augenbewegungen

5. Zurück im Haus meiner Großeltern sitze ich meiner Mutter und meinen Großeltern gegenüber und beobachte, wie mein Vater sich hinter sie schleicht. Ich fühle, wie ich zögere, zu den angsteinflößenden Emotionen zurückzugehen, und versuche, objektiver darüber nachzudenken. Als ich ihn hin und her gehen sehe, denke ich darüber nach, wie wenig Aufmerksamkeit seine Eltern und seine Frau ihm im Vergleich zu mir zollen. Ich denke, dass er immer noch ein junger Mann ist, der seinen Vater braucht, der immer sehr hart zu ihm war – aber der mir seine ganze Aufmerksamkeit schenkt. Als mir diese Gedanken innerhalb der Szene kamen, hatte ich das Gefühl, als ob sowohl mein kindliches Selbst als auch mein erwachsenes Selbst zusammensitzen würden. Tatsächlich erklärte der Therapeut in mir, was geschah, und teilte mir, ohne es sagen zu müssen, mit, dass der Hass meines Vaters gar nicht mir galt.

Es war genau an diesem Punkt, dass ich einen Unterschied in dieser Behandlungsform zu erfahren begann. Meine Erfahrung der fünften Sitzung glich weniger der Verrichtung der Therapiearbeit selbst als dem Beobachten des Therapiegeschehens. Es ähnelte meiner Erfahrung des Schreibens: Sobald ich in meinem Geist eine Figur entwickelt habe, wechsele ich die Perspektive; ich denke nicht mehr darüber nach, was sie als Nächstes tun sollte, sondern übersetze das, was ich sie vor meinem geistigen Auge tun sehe – ein Prozess, der mit der sanften Aufforderung, „Achten Sie einfach darauf" oder „Denken Sie einfach daran", die EMDR-Leute während der Sitzungen verwenden, reflektiert wird.

Augenbewegungen

6. Als ich zur Szene zurückkehrte, bemerkte ich, dass dieses Mal der Kopf meines Vaters kleiner war und dass sein Gesicht jetzt tatsächlich seines war. Sein Ausdruck war nicht mehr bedrohlich, sondern traurig, niedergeschlagen und verzweifelt. Ich bemerkte auch, dass ich mich als Empfänger all dieser Beachtung auf seine Kosten nicht mehr so gut fühlte. In der Tat hatte es den Anschein, dass die Aufmerksamkeit, die mir zuteilwurde, eine Art und Weise war, ihn zu bestrafen. Ich bin schnell in dieses Szenario hineingewachsen. Ich war nicht mehr das Kind, das Aufmerksamkeit aufsaugte, sondern geriet darüber in Verlegenheit, bei diesem destruktiven Familienszenario bereitwillig mitzumachen. Ich war in diesem Familiendrama gefangen und wir mussten alle dafür bezahlen. Irgendwo gegen Ende dieser Sequenz wandte ich mich an meinen Großvater, zeigte auf meinen Vater und sagte: „Dein Sohn braucht dich.“

Zwei Dinge bei dieser Erfahrung waren recht überzeugend. Das erste bestand darin, dass ich, statt mich damit abzumühen, meine Erinnerungen zu überdenken und zu ordnen, den Eindruck hatte, als sähe ich diese inneren Geschehnisse auf einem Bildschirm sich abspielen. Die sechs Stufen dieser Erfahrung, die ich beschreibe, entfalteten sich vor mir, als wäre ich ein Zeuge statt der Hauptfigur, sehr mit einem Traumzustand vergleichbar. Der zweite überzeugende Aspekt der Erfahrung war, dass mich beim Fakultätstreffen in der nächsten Woche die extremen Emotionen, die mich in der Vergangenheit geplagt hatten, nicht mehr belasteten. Das Treffen war genauso langweilig und unproduktiv wie immer, aber frei von dem Ballast, den ich stets mit mir hineinbrachte. Die Ergebnisse beeindruckten mich – EMDR hatte mir ein neues Fenster in die Welt der Erinnerungen geöffnet.

Während wir dazu neigen, über das Gedächtnis im Sinne eines wohlorganisierten Aktenschrankes auf einer Computer-Festplatte zu denken, ist die Wirklichkeit viel komplexer, die eine lange und komplizierte Geschichte des Gehirns, des Körpers und der sozialen Bezogenheit widerspiegelt. Ein genaueres Bild für das menschliche Gedächtnis könnte das eines individuellen Puzzles sein, dessen Teile querfeldein aufgrund einer ziemlich komplexen, nichtlinearen Formel gespeichert sind, die wir noch nicht entschlüsselt haben. Wir verfügen desgleichen über viele Gedächtnissysteme, die entweder integriert oder dissoziiert werden können. Als Folge eines Traumas können Gedächtnissysteme voneinander getrennt werden, was zur Dissoziation führt.

Trauma: Das „Geschenk", das sich weiterverschenkt

Die Menschen sind nicht Gefangene des Schicksals,
sondern nur Gefangene ihres eigenen Geistes.

FRANKLIN D. ROOSEVELT

Wir alle kennen die Redensarten „Was dich nicht umbringt, macht dich stärker" und „Zeit heilt alle Wunden". Diese Volksweisheiten beschwören Bilder von schweren und traumatischen Erfahrungen herauf, die, sobald sie überwunden sind, zu höheren Graden des physischen und emotionalen Wohlbefindens führen. Obgleich Irrungen und Wirrungen mit Sicherheit wichtige Lernerfahrungen sein können, können sie desgleichen langdauernden biologischen und psychologischen Schaden anrichten. Trauma kann chronische biologische, psychologische und soziale Verletzungen hervorrufen, die das Funktionieren auf allen Ebenen beeinträchtigen können. Beispielsweise im Falle von chronischem und schwerem Trauma: „Was dich nicht umbringt, kann dich schwächer machen". Fragen Sie bloß die Verwandten von Kriegsveteranen, Holocaust-Überlebenden oder Opfern von sexuellem Kindsmissbrauchen.

Unglücklicherweise ist Trauma ein „Geschenk", das sich weiterverschenkt. Je mehr traumatische Erfahrungen Sie gemacht haben, desto größer ist die Wahrscheinlichkeit, dass Sie wieder traumatisiert werden. Und je mehr Traumata Sie erfahren haben, desto größer ist die Wahrscheinlichkeit, dass Sie im Anschluss an ein Trauma eine PTBS entwickeln. Erhöhter Stress als Folge von Trauma schwächt das Immunsystem und erhöht die Wahrscheinlichkeit, dass traumatisierte Individuen unter physischen Krankheiten leiden werden. All diese Entdeckungen erweisen sich vor allem dann als wahr, wenn Sie ein Trauma früh und über eine lang anhaltende Zeitperiode erlitten haben. Trauma zu verstehen und zu heilen stellt einen wichtigen Fokus unserer Arbeit dar, einen, den wir weiterhin ausweiten und vertiefen müssen.

13

Komplexes Trauma: Eine Entwicklungsperspektive

Am anderen Tag hörte ich jemanden an mein Fenster klopfen.
Ich wäre lieber tot gewesen, als das zu hören.

EIN ZEHNJÄHRIGES ENTFÜHRUNGSOPFER

Für die Allgemeinheit ist die Idee des Traumas mit Bildern aus den 22-Uhr-Nachrichten verbunden: Unfälle, Angriffe, Krieg, Terrorismus und Naturkatastrophen – die Erfolg versprechenden Aufnahmen (*money shots*) jeder Nachrichtensendung. Auf dem Gebiet der psychischen Gesundheit galt lange Zeit der gleiche Fokus. Von den Opfern von Industrieunfällen Europas im 19. Jahrhundert bis zu den Tausenden von verstörten Veteranen der beiden Weltkriege, unser Denken über Trauma wurde durch die Auswirkungen traumatischer Erfahrungen auf gut funktionierende Erwachsene geformt. Aus ersichtlichen Gründen fällt es uns schwerer, an traumatisierte Kinder zu denken – vor allem in den Händen jener, die eigentlich dafür da sind, sie zu lieben und zu beschützen.

Obgleich wir die Kindheit gern als eine Zeit der Unschuld und Sicherheit betrachten, wachsen viele Kinder mit Stress und Trauma auf. Bis in die 1990er-Jahre wurden Operationen an Kleinkindern ohne Anästhesie vorgenommen und immer noch beschneiden weniger als 25 Prozent der Ärzte Neugeborene ohne jede Art von Betäubung. Diese Praktiken scheinen ein Überbleibsel von Glaubensinhalten zu sein, dass Neugeborene entweder keinen Schmerz erfahren oder sich nicht an ihn erinnern. Physische oder mentale Krankheit bei Eltern, häusliche Gewalt, Armut und viele andere Faktoren können desgleichen Quellen anhaltenden Stresses und Traumas sein.

Für ein Kleinkind kann die Trennung von den Eltern, der Blick in die Augen einer depressiven Mutter oder das Leben in einem stressvollen Haushalt auch traumatisch sein. Für einen afroamerikanischen Jugendlichen kommen institutionalisierte Vorurteile und Hoffnungslosigkeit im Hinblick auf eine bessere Zukunft desgleichen dafür infrage. Und wie steht es um einen älteren Witwer, der seinen Hund verliert, den er und seine Frau vor vielen Jahren gemeinsam adoptiert hatten? Unter dem Strich gibt es keine objektiven Kriterien für das, was Stress oder Trauma ausmacht. Das Vorhandensein eines Traumas muss von Fall zu Fall mit offenem Geist und Herzen geprüft werden.

Sehr früher Stress

Das Schicksal wählt unsere Verwandten aus, wir unsere Freunde.

JACQUES DELILLE

Als ein Anpassungsorgan beginnt das Gehirn während der Schwangerschaft für die Welt geformt zu werden, die zu betreten es sich vorbereitet. Während die Entwicklung des Stammhirns auf der Programmierung in unserer DNA beruht, hängt die Entwicklung des limbischen und kortikalen Gehirns weitgehend von dem Einfluss von Erfahrungen auf die Genexpression ab. Das heißt, Erfahrung formt unser Gehirn, um die Anpassung und das Überleben zu verbessern, unabhängig von der jeweiligen Umgebung, auf die uns unsere Mutter mithilfe von Botschaften vorbereitet.

Ein Beispiel dafür ist die Art und Weise, wie der Stress einer Mutter das Gehirn ihres ungeborenen Kindes über ihre gemeinsame Biochemie formt.

Mütterlicher Stress sagt dem Fötusgehirn, dass die Welt ein gefährlicher Ort ist. Obgleich dies dem Baby hilft, sich auf eine gefährliche Welt vorzubereiten, macht es das Kind empfänglicher für Angst – Immunsuppression* und Lernschwierigkeiten aus all den in den beiden letzten Kapiteln besprochenen Gründen. Ein trauriges Beispiel dieser Übertragung zwischen den Generationen ist die Tatsache, dass Kinder von traumatisierten Eltern eine erhöhte Prävalenz für PTBS haben, höchstwahrscheinlich weil sie von Anfang an darauf vorbereitet wurden, die Welt als einen gefährlichen und unzuverlässigen Ort zu erfahren.

Ein anderes Beispiel ist die postpartale Depression [auch als „Wochenbettdepression“ bekannt, A. d. Ü.], die für Babys und Kinder eine extrem stressvolle Herausforderung darstellt. Schließlich ist das Überleben der Kleinkinder von ihren Müttern abhängig und eine ernüchterte, verlangsamte und emotionslose Mutter ist ein großes Überlebensrisiko. Depressive Mütter sind häufiger wütend auf ihre Kinder und lösen sich von ihnen, schlagen sie wahrscheinlich öfter und verbringen weniger Zeit damit, sich emotional auf sie einzustimmen. Obgleich wir diese Kinder nicht als traumatisiert im ursprünglichen Sinne des Wortes betrachten würden, wird der Verlust der mütterlichen Resonanz, des Engagements und der Vitalität insgesamt von einem total abhängigen Baby als lebensbedrohlich erfahren.

Es überrascht daher nicht, dass Kleinkinder von depressiven Müttern selbst viele Anzeichen von Depression aufweisen, einschließlich einer verstärkten Aktivität des rechtsfrontalen Kortex und eines hohen Noradrenalinspiegels, des Herzschlages und des Cortisolspiegels. Genau wie ihre depressiven Mütter zeigen auch diese Kleinkinder weniger interaktive Verhaltensweisen, die für ihre gesunde neuronale und soziale Entwicklung von vitaler Bedeutung sind.

---

* „Immunsuppression“, engl. „immune suppression“, bezeichnet einen Vorgang, der immunologische Prozesse unterdrückt, A. d. Ü.

Komplexe posttraumatische Belastungsstörung

Ein Kind versteht die Angst und den Schmerz und den Hass, die sie mit sich bringt.

NADINE GORDIMER

Die Auswirkungen von frühem und schwerem Trauma sind extrem weitverbreitet, verheerend und schwer zu behandeln. Aufgrund der Bedeutung eines sicheren Kontextes und entsprechender Bindung bei der frühen Formung des Gehirns beeinträchtigt das Trauma in der Kindheit die gesunde Entwicklung des zentralen Nervensystems. Es erscheint logisch, dass die verheerendsten Formen des Traumas jene sind, die von Betreuern verursacht werden. Körperlicher und sexueller Missbrauch durch Eltern traumatisiert Kinder nicht nur, sondern beraubt sie auch heilender Interaktionen und eines sicheren Hafens. Die große Bandbreite der Auswirkungen, die mit der Erfahrung frühen ungelösten Traumas verbunden sind, führen zur Komplexen PTBS.

Definition: Komplexe PTBS

Die Komplexe PTBS taucht im Zusammenhang mit frühem, anhaltendem und unausweichlichem Trauma auf, oftmals durch Eltern oder Betreuer. Es wird komplex genannt aufgrund seiner Auswirkungen auf die physiologische, psychologische und soziale Entwicklung des Kindes. Die dauerhaften Persönlichkeitsmerkmale und Bewältigungsstrategien, die in diesen Situationen auftauchen, neigen dazu, die positive Anpassung zu verringern und die Verletzlichkeit des Individuums für künftiges Trauma zu erhöhen. Dies kann sich im Eingehen von missbräuchlichen Beziehungen, in einem schwachen Urteilsvermögen oder in einem Mangel an angemessenem Selbstschutz manifestieren.

Im Wesentlichen entwickeln sich die Persönlichkeit und der Charakter der Kinder mit Komplexer PTBS im Schatten des Traumas und sie scheinen niemals den Entwicklungs- und Evolutionssprung von der Amygdala hin zur kortikalen Ausführungsfunktion zu machen. Sie leben ihr Leben in einer am Überleben orientierten, auf die Amygdala zentrierten Art und Weise und sind weniger mit den einvernehmlichen Realitäten des Gruppengeistes verbunden. Sie sind im Wesentlichen eine primitivere Version moderner Menschen – doch sie haben die Aufgabe, mit anderen zusammenzuleben, deren Gehirn in einer grundlegend anderen Art und Weise strukturiert ist.

Bei einem Erwachsenen löst eine Gefahr, unter normalen Umständen, eine Kampf-oder-Flucht-Reaktion aus. Die Bedrohung wird abgewehrt und die Kampf-Flucht-Reaktion flaut ab. Kinder sind nicht gut dafür ausgerüstet, um mit Gefahr auf diese Art und Weise umzugehen. Kämpfen und Fliehen könnten tatsächlich unangebracht sein, weil ihr Überleben von ihren Nächsten abhängt. Wenn ein Kind ein von einem Betreuer zugefügtes Trauma erfährt oder vergeblich nach Hilfe ruft, wechselt es von Angst und Übererregung zu psychologischer und neurologischer Betäubung und Dissoziation. Kinder hängen von einer sicheren Bindung zu Erwachsenen ab, um ihre Ängste regulieren zu lernen, indem sie von der Amygdala zur kortikalen Kontrolle wechseln.

Haken Sie nicht einfach die aufgezählten Punkte in der Berichterstattung ab: „Alle wichtigen Entwicklungsstufen wurden rechtzeitig erreicht." Finden Sie etwas über das Umfeld heraus, in dem die Klienten sich entwickelten – die Wochenbettdepression einer Mutter, der gewaltsame Tod einer Großmutter, die Arbeitslosigkeit eines Vaters. Faktoren wie diese, die für die psychologische Entwicklung von entscheidender Bedeutung sind, können, falls sie übergangen werden, zu jahrelanger Verwirrung in der Therapie führen. Mit einer sicheren Bindung ist das Kind in der Lage, den Elter als sicheren Hafen zu nutzen, und es zu vermeiden, autonome Aktivierung als Reaktion auf Stress zu erfahren. Eine sichere Bindung in der therapeutischen Beziehung erlaubt es einem Klienten, sich den Herausforderungen in der Therapie zu stellen, indem er diese zu einem „sicheren Notfall" macht, bei dem er lernen und wachsen kann.

Dissoziation erlaubt dem traumatisierten Individuum, dem Trauma durch eine Vielzahl von biologischen und psychologischen Prozessen zu entfliehen. Derealisations- und Depersonalisationsreaktionen erlauben es dem Opfer, die Wirklichkeit seiner Situation zu vermeiden oder sie als unbeteiligter Beobachter zu betrachten. Übererregung und Dissoziation in der Kindheit bilden ein inneres biopsychosoziales Umfeld, das wie geschaffen für die Errichtung von Grenzen zwischen verschiedenen emotionalen Zuständen und Erfahrungen ist. Zwangsstörungen in Bezug auf Essen und Spielen, somatoforme Störungen, bei denen Emotionen in physische Symptome umgewandelt werden, und Borderline-Persönlichkeitsstörungen (BPS) spiegeln alle Variationen komplexer Anpassungen an frühes Trauma wider.

Die Borderline-Persönlichkeitsstörung als frühes Bindungstrauma

Mein ganzes Leben lang hat sich mein Herz nach etwas gesehnt, das ich nicht benennen kann.

ANDRÉ BRETON

Es ist populär, über die Legitimität und den Nutzen der Diagnose BPS zu streiten. Spiegelt sie einen echten pathologischen Prozess wider oder ein kulturell eingebettetes Vorurteil gegenüber Frauen? Ungeachtet der zugrunde liegenden Realität sind die mit der Diagnose BPS verbundenen Symptome äußerst interessant vom Standpunkt der frühen Bindung und der Gehirnentwicklung. Erwachsene, welche die Diagnose BPS gestellt bekommen, berichten von stärkeren Kindheitstraumata, körperlichem und emotionalem Missbrauch und geringerer elterlicher Fürsorge als jene mit anderen psychiatrischen Diagnosen.

Eine Reihe von Ärzten plädierte dafür, dass das, was wir als BPS bezeichnen, eine Entwicklungsfolge von frühem, anhaltendem und ungelöstem

Trauma ist. Dr. Bessel van der Kolk brachte ein stichhaltiges Argument für die Idee vor, dass BPS, Somatoforme Störung, Dissoziative Identitätsstörung und Alexithymie [dt. „Gefühlsblindheit" bzw. „Gefühlskälte", A. d. Ü.] verschiedene Ausdrucksformen früher traumatischer Erfahrungen sind. Klienten mit diesen Diagnosen neigen dazu, schwierige Lebensgeschichten zu teilen und unter Angst, Identitätsstörungen, Gefühlsblockaden und schwerer emotionaler und kognitiver Dysregulation zu leiden, vergleichbar mit jener der PTBS.

Der Grad der Symptomstärke im Erwachsenenalter scheint mit der Schwere und der Chronizität von Stress, Missbrauch und Trauma während der Kindheit zu korrelieren. Die unter Dissoziation Leidenden verwenden die imaginativen Fähigkeiten der Frontallappen dazu, die Erfahrung emotionalen Schmerzes abzuschalten, indem sie alternative Erfahrungen, Welten und Identitäten schaffen. Jene mit PTBS leiden unter der schwankenden Dysregulation emotionaler Erregung aufgrund bewusster oder unbewusster Assoziationen.

Bei der Erinnerung von Kindheitstraumata zeigte sich, dass es erwachsenen Frauen mit BPS nicht gelang, die präfrontalen und anterioren Cingulum-Regionen zu aktivieren, wie jene mit PTBS. Somatisierer und Alexithymiker weisen eine Trennung zwischen der kognitiven und emotionalen Verarbeitung zwischen der linken und rechten Hirnrinde auf. Alexithymie bei Erwachsenen korreliert damit, als Kind unerwünscht gewesen zu sein, und Bindungsmuster neigen dazu, unsicher zu sein, entweder vermeidend-abweisend oder zerstreut und ängstlich.

Ursachen des Bindungstraumas können körperlicher oder sexueller Missbrauch, Vernachlässigung oder tiefe Disharmonien zwischen Elter und Kind sein. Gefühlsstörungen zeigten sich auch in überdurchschnittlichem Maße bei diesen Patienten und ihren Eltern, wahrscheinlich ein Faktor, der zu den Schwierigkeiten in der Emotionsregulation führt. Was immer auch der Grund dafür sein mag, das Kind ist unfähig, andere bei der Entwicklung einer sicheren Bindung zu nutzen und überwältigende Angst und Furcht zu steuern. Die Folge ist, dass die wirkliche oder vorgestellte Verlassenheit einen Zustand des Terrors auslöst, vergleichbar mit Experimenten an allen jungen Primaten, wenn sie von der Mutter verlassen wurden.

Was wir im Leben der Klienten mit BPS beobachten, das scheint die Folge einer Störung der Entwicklung und Integration des sozialen Gehirns und anderer neuronaler Systeme zu sein, welche die Emotionsregulation, die zwischenmenschliche Erfahrung und das exekutive Funktionieren beeinträchtigen. Es ist sehr wahrscheinlich, dass die Symptome der BPS das Ergebnis einer Interaktion zwischen ihrer angeborenen Neurobiologie und den Auswirkungen von Lebenserfahrungen auf ihr Gehirn, ihren Verstand und ihren Geist ist. Die Erforschung des Anpassungsprozesses des Gehirns an frühes interpersonelles Trauma könnte einen Weg aufzeigen, BPS zu verstehen, der diese schmerzhafte und kräftezehrende soziale Störung besser zu behandeln helfen wird.

Das Borderline-Gehirn

Das Leben ohne Liebe ist wie ein Baum ohne Blüten.

KHALIL GIBRAN

Es gibt umfangreiche Belege für abnorme neuronale Entwicklungen im Gehirn von BPS-Klienten, die sein kognitives, emotionales und zwischenmenschliches Funktionieren beeinflussen. Diese Klienten weisen Unregelmäßigkeiten in Bezug auf die Höhe, die Aktivierungsmuster und die neurochemischen Pegel in allen Hirnregionen auf, einschließlich des Hippocampus, der Amygdala und der linken, kreisförmigen, mittleren und des rechten anterioren Cingulums. Wie zu erwarten, finden sich die Unterschiede zwischen dem Gehirn von Borderline-Patienten und Nicht-Patienten in den Netzwerken des sozialen Gehirns und in jenen, die mit der Regulation von Impulsen, Emotionen und sozialen Beziehungen verknüpft sind.

Neurowissenschaftliche Ecke: Patienten mit BPS Darstellung der Volumenreduktion

Gehirnregion	*Entsprechende Funktion*
Frontale und präfrontale Hirnlappen	Exekutives Funktionieren und Affektregulation
Amygdala	Affekterkennung und Angst vor Verlassenheit
Hippocampus	Realitätstest und Konsolidierung des Kurzzeitgedächtnisses
Anteriores Cingulum	Integration von kognitiver und emotionaler Verarbeitung
Posteriores Cingulum	Sensorische Verarbeitung
Parietaler Kortex (rechts)	Exekutive Verarbeitung und Körpergewahrsein
Corpus callosum (Frauen)	Integration von Kognition und Emotion

Im Ruhezustand weist das Gehirn von Borderline-Patienten einen verminderten Stoffwechsel in dem Präfrontalen und dem anterioren Cingulum auf und zeigt eine Übererregung bei der Messung des Herzschlags, der Hautleitfähigkeit und des Schmerzempfindens. Doch wenn den gleichen Personen Bilder von emotional negativen Situationen gezeigt werden, weisen sie eine größere Aktivität in der Amygdala, im präfrontalen, temporalen und occipetalen Kortex und dem Gyrus fusiformis* auf. Gleichzeitig vermindert der Hippocampus, der für die Realitätsprüfung, das Lernen von Neuem und die Amygdala-Modulation erforderlich ist, seine Aktivität.

Besonders bemerkenswert sind Defizite bei der visuellen Verarbeitung und dem visuellen Gedächtnis angesichts der starken Verbindungen zwischen der Amygdala und dem visuellen Kortex. Dies könnte der Grund dafür sein, weshalb es eine so große Komorbidität [= „Begleiterkrankung“, A. d. Ü.] bei BPS und Dysmorphophobie** gibt. Die Amygdala-Aktivierung und ihre Verbindungen zu den primären visuellen Hirnregionen könnten die wesentliche Wahrnehmung von Gesichtern und Körpern, sowohl der eigenen wie auch anderer, verzerren. Diese Klienten weisen eine höhere Aktivität der Amygdala und des visuellen Netzwerkes bei der Verarbeitung negativer emotionaler Reize als normal auf. Mit anderen Worten, sie aktivieren die primitiven Netzwerke stärker, wenn sie mit negativen Reizen konfrontiert werden. Das vom zwischenmenschlichen Verrat verursachte Trauma scheint in ihrem Geist besonders hervorstechend zu sein, und sie neigen dazu, die Welt als eher bösartig und sich selbst als vom Unglück verfolgte Leidende zu sehen.

Traditionelle neuropsychologische Tests zeigen Defizite bei den exekutiven Funktionen, der Aufmerksamkeit und einer Reihe kognitiver Prozesse, ähnlich wie bei Patienten mit neurologischen Schäden an den Frontal- und Temporallappen. Dies darf nicht vergessen werden, denn die Behandlung muss, um diesen kognitiven Einschränkungen Rechnung zu tragen, entsprechend modifiziert werden. Wie bei anderen Klienten mit PTBS sind intrusive Emotionen dafür verantwortlich, dass sie viele IQ-Punkte unter ihrer Kapazität bleiben. Obgleich sie ohne Stress sehr intelligent sein könnten, nehmen ihre kognitiven Fähigkeiten unter

* Der „Gyrus fusiformis“ ist eine Gehirnwindung der Großhirnrinde des Schläfenlappens, A. d. Ü.

** Bei „Dysmorphophobie“, engl. „body dysmorphic disorder“, handelt es sich um eine Störung bei der Wahrnehmung des eigenen Leibes, A. d. Ü.

Stress ab. Die Folge sind wiederholte Behandlungsfehler, negative Übertragungsreaktionen und Brüche bei der Einstimmung aufeinander. Ein wesentlicher Grund für den Erfolg der Dialektischen Verhaltenstherapie liegt darin, dass sie die Klienten in einer Art und Weise stützt, welche die Defizite bei der kognitiven und emotionalen Verarbeitung, die für die Störung von zentraler Bedeutung sind, kompensiert.

Das soziale Gehirn des Borderliners

Manchmal fühle ich, dass mein ganzes Leben eine große Ablehnung war.

MARILYN MONROE

Die Forschung hat ergeben, dass Klienten mit BPS dazu neigen, glückliche Gesichter richtig zu „lesen", aber neutrale und negative zu missdeuten oder dabei zu übertreiben. Sie werden wahrscheinlich eher Ekel und Überraschung sehen und Ausdrücke von Angst in den Gesichtern anderer übersehen. Daher besteht eine Tendenz, sowohl neutrale Informationen negativ zu verzerren als auch persönlich zu nehmen, ein Hauptgrund dafür, dass diese Fehler beim Lesen von Gesichtsausdrücken mit Feindseligkeit, Argwohn und Angriff korrelieren. Dies könnte der Grund dafür sein, dass wir an diesen Individuen, wenn neutrale oder negative Emotionen damit verknüpft sind, so viele Defizite beim Lösen sozialer Probleme beobachten.

Klienten mit BPS sind hoch sensibel für Zurückweisungen aller Art, was sich durch eine stärkere Aktivierung der Amygdala im Allgemeinen dokumentiert. Sie weisen auch eine stärkere Aktivierung des anterioren Cingulums auf, wenn sie Bilder von Menschen sehen, die stressvollen Situationen alleine ausgesetzt oder sozial ausgeschlossen sind. Erinnerungen der Verlassenheit sind mit einer erhöhten beidseitigen Aktivierung im dorsolateralen Präfrontallappen verknüpft und einer verringerten Aktivierung des rechten anterioren Cingulums.

Die unstillbare Sehnsucht bei Borderline-Individuen beruht zum Teil auf der mangelnden Fähigkeit, sich auf einer primitiven, instinktiven Stufe betreut zu fühlen. Solch ein Defizit könnte durch angeborene genetische Variablen verursacht sein – wie etwa Serotonin-Mangel oder Oxytocin-Aktivierung oder erfahrungsabhängige Formung der Schaltkreise des basalen Vorderhirns während früher Bindungsbeziehungen. Diese Entdeckungen lassen vermuten, dass sich ihr Gehirn in hoher Alarmbereitschaft hinsichtlich drohender Gefahr befindet und es eintreffende Informationen missdeutet und verzerrt, während gleichzeitig die Hemmung, die Realitätsprüfung und die emotionale Kontrolle abnehmen. All diese entsprechen den Kämpfen von Klienten mit traditioneller PTBS.

Wenn Klienten mit BPS negative Gefühle erfahren, dann sind sie überwältigt und nicht in der Lage, die bewusste kortikale Verarbeitung einzusetzen, die gebraucht wird, um die Angemessenheit ihrer Reaktionen zu überprüfen oder irgendwelche Probleme, vor die sie sich gestellt sehen, zu lösen. Sie verlieren die Perspektive, die Fähigkeit, sich daran zu erinnern, dass sie sich jemals gut gefühlt haben, oder die Vorstellung, dass sie sich jemals wieder gut fühlen könnten. Überwältigende Angst und Perspektivlosigkeit schaffen in Kombination eine Erfahrung, dass ihr eigenes Leben in Gefahr ist.

Klienten mit BPS weisen eine niedrige Serotonin-Synthese und eine verminderte Serotonin-Regulation in ihren präfrontalen, temporalen und parietalen Hirnlappen [= Stirn-, Schläfen- und Scheitellappen des Gehirns, A. d. Ü.] auf. Diese Entdeckungen korrelieren mit der verstärkten Impulsivität, Depression, der Schwierigkeit, sich zu beruhigen, und einer verminderten emotionalen Hemmung, die man bei diesen Patienten beobachten kann. Sie zeigen auch erhöhte oder instabile Noradrenalinspiegel, die durch die unregulierte Aktivität der Amygdala ausgelöst werden. Eine Vielzahl von Neurotransmittersystemen innerhalb des sozialen Gehirns, einschließlich Serotonin, Noradrenalin, Dopamin und GABA*,

* GABA ist die engl. Abkürzung für den Neurotransmitter „γ-Aminobuttersäure" (aus Gamma-aminobutyric acid), A. d. Ü.

genauso wie Unregelmäßigkeiten der vagalen Regulation*, sind höchstwahrscheinlich bei der gefühls- und verhaltensmäßigen Instabilität involviert.

Wie jene unter PTBS Leidenden, so sind auch Klienten mit BPS oft ängstlich, übererregt und für Depressionen anfällig. Jugendliche mit BPS und PTBS hatten kleinere Hypophysen, was mit einer chronischen Unregelmäßigkeit der Erregung und der Reaktionen auf Stress einhergehen könnte. Im Großen und Ganzen belegt die Forschung sowohl Überaktivität als auch den Mangel an eigener Feedback-Regulation auf das Hypothalamus-Hypophysen-Adrenalin-System.

Kein sicherer Ort

Je mehr man urteilt, desto weniger liebt man.

HONORÉ DE BALZAC

Wenn der Rest von uns sich ausruht, tagträumt oder über seine Erfahrungen nachdenkt, weisen Menschen mit BPS einen Hypermetabolismus [= erhöhter Stoffwechsel, A. d. Ü.] im Motorkortex, im anterioren Cingulum, im Schläfenpol, im linken oberen Parietalgyrus und im rechten oberen Frontalgyrus auf. Sie zeigen auch eine verringerte Aktivität in den Frontallappen, eine verringerte frontal-limbische Konnektivität, Defizite in der kortikalen Hemmung und Unregelmäßigkeiten in der kritischen Netzwerk-Konnektivität. Defizite im Stoffwechsel werden auch in den Lappen des Precuneus parietalis und den hinteren Cingulum-Regionen beobachtet, die zur inneren Erfahrung des Selbst und des autobiografischen Gedächtnisses beitragen.

---

* Die „vagale Regulation" bezieht sich auf den „Nervus vagus", den größten Nerv des Parasympathicus, der an der Regulation fast aller inneren Organe beteiligt ist, A. d. Ü.

Alles in allem legen diese Daten und die Berichte unserer Klienten die Vermutung nahe, dass sie einen sicheren inneren Ort vermissen, an den sie sich zurückziehen können. Tatsächlich könnte Entspannung sie mit einer Flut unerträglich schmerzhafter Gedanken und Emotionen überfluten. Obwohl sie in der Lage sind, ihre Erfahrungen zu mentalisieren*, sind ihre Gedanken oftmals durch negative und angsteinflößende Informationen verzerrt. Diese Patienten berichten häufig von wachsender Angst und Furcht, bis zu dem Punkt, wo sie aus der Haut fahren. Sie weisen häufig riskante Verhaltensweisen, Drogenmissbrauch und selbstverletzendes Verhalten auf bei dem Versuch, ihrem Schmerz und ihrer Angst zu entfliehen. Die Unfähigkeit, allein zu sein, könnte der Tatsache geschuldet sein, dass diese Klienten sich auf andere Menschen verlassen müssen, die sie von ihren Innenwelten ablenken, was ihre Verlassenheitspanik auslöst.

Definition: Verlassenheitspanik

Verlassenheitspanik bei einem Erwachsenen mit BPS kann man sich wie einen Flashback** von Emotionen eines Kleinkindes vorstellen, das seine Mutter nicht finden kann. Es ist von Furcht, Panik und Angst um sein Leben überwältigt. Es gibt keine Zuflucht, weil die Angst von innen kommt; dennoch ist das Verlangen, zu fliehen, überwältigend. Diese Erfahrungen und das selbstverletzende Verhalten, das sie auslösen, sind in subkortikalen und rechtshirnigen Regionen gespeichert.

---

* „Mentalisierung", engl. „mentalizing", bedeutet in der Psychologie die Fähigkeit, das eigene Verhalten oder das anderer Menschen durch Zuschreibung mentaler Zustände zu interpretieren, A. d. Ü.

** Der psychologische Fachbegriff „flashback", engl. wörtl. „blitz(artig) zurück", bedeutet singngemäß soviel wie „Wiedererleben" oder „Nachhallerinnerung", A. d. Ü.

Für Klienten mit Borderline-typischen Verhaltensweisen lösen Anzeichen von Verlassenheit einen posttraumatischen Flashback von lebensbedrohlichem Ausmaß aus. Die Patienten werden von Angst erfüllt und überwältigt und versuchen verzweifelt, ihren Schmerz mit allen möglichen Mitteln zu unterbinden. Dies ist ein Grund dafür, dass sie eine Katastrophenreaktion* auf Trennung zeigen und eine so große Angst vor dem Alleinsein haben. Für den Therapeuten besteht das auffälligste Anzeichen dafür, es mit einer Borderline-Persönlichkeit zu tun haben, darin, sich angegriffen zu fühlen, nicht zu genügen und sich in emotionaler Gefahr zu befinden – denn dies ist genau das, was der Klient fühlt. Hier kann Ihre Gegenübertragung ein nützliches Hilfsmittel sein. Unsere Reaktionen auf solche Klienten könnten den besten Einblick in die emotional chaotische Welt ihrer frühen Kindheit bieten.

Eines der wichtigen Hilfsmittel des Psychotherapeuten ist die Interpretation, eine Aussage, die versucht, Unbewusstes bewusst zu machen. Borderline-Klienten zeigen häufig äußerst negative emotionale Reaktionen auf Interpretationen und könnten wütend oder gewalttätig werden oder den Behandlungsraum verlassen. Ihnen fehlt die Fähigkeit, über ihre eigenen Gedanken nachzudenken, was eine Selbstüberwachung [Der engl. Fachausdruck dafür ist „self-monitoring", A. d. Ü.] ihrer emotionalen Zustände fast unmöglich macht. Dekompensation angesichts von Interpretationen könnte einen raschen Wechsel von der frontalen zur subkortikalen (Amygdala) Dominanz widerspiegeln, der sich in einem Sturm der Gefühle und in funktionaler Regression manifestiert.

Der Ansatzpunkt in diesen Situationen besteht, wie bei anderen posttraumatischen Reaktionen auch, darin, das neuronale Ensemble auszuweiten, um Systeme, die mit der bewussten Verarbeitung und der Hemmung zwischen der linken und rechten Gehirnhälfte verknüpft sind, einzuschließen.

Eine warmherzige menschliche Verbindung aufzubauen dient dazu, die Amygdala-Aktivierung und die Panik zu verringern, was wiederum

* Als „Katastrophenreaktion", engl. „catastrophic reaction", bezeichnet man in der Psychologie die durch ein plötzliches, radikales Ereignis ausgelöste und in kritischen Situationen auftretende Reaktion, A. d. Ü.

die Aktivierung der linkshirnigen Verarbeitung erlaubt. Meine Gegenwart und Fähigkeit, auf die Gefühle des Klienten, aller Ablenkungen zum Trotz, fokussiert zu bleiben, wirken beruhigend. Sobald diese Einstimmung stattgefunden hat, besteht das Ziel darin, die linksfrontalen neuronalen Netzwerke mithilfe der Sprache zu aktivieren, was die Selbstreflexion ermöglicht sowie die Hemmung subkortikaler und rechtshirniger Netzwerke zur gleichen Zeit. Die Hinzufügung dieser Netzwerke zum Ensemble des Flashbacks erlaubt die Erfahrung „kortikalisiert" zu sein und schließlich unter bewusste Kontrolle gebracht zu werden. Ohne die Beteiligung dieser Netzwerke ist der Klient nur ein passives Opfer impliziter Erinnerungen.

Die menschliche Verbindung macht drei wichtige und zusammenhängende Vorgänge möglich: (1) eine Verringerung der Erregung und Panik mithilfe der Verbindung; (2) die Aktivierung linksfrontaler Netzwerke über die Sprache, was dazu dient, die subkortikale und rechtshirnige Affekterregung zu hemmen; (3) die therapeutische Interaktion fungiert hier als Ergänzung der kortikalen Komponente zu einem hauptsächlich subkortikalen Prozess.

Selbstekel

Ich denke, jeder kämpft mit der Selbstliebe.

PHILIP SEYMOUR HOFFMAN

Eng verbunden mit der Verlassenheitsangst ist die Erfahrung der Urscham (Kapitel 8). Im Wesentlichen ist die Urscham die bewusste Elaboration* von Verlassenheitserfahrungen. Jede reale oder imaginierte Geringschätzung aktiviert die Erinnerung an Verlassenheit und Todesangst, die sich zum zentralen Lebensthema entwickelt. Die Wertlosigkeit und

* Der Begriff „Elaboration", dt. Ausarbeitung", bezeichnet in der Psychologie die vertiefte Informationsverarbeitung, A. d. Ü.

die Unvermeidbarkeit der Verlassenheit und des Todes werden tief verstanden, sind absolut wahr und tragischerweise gewiss. Es ist ein Satz, der noch nachvollzogen werden muss: ein in der Todeszelle zugebrachtes Leben, immer wachsam, den Klang des klappernden Schlüssels im Schloss zu hören.

Klienten mit BPS scheinen die Urscham auf einer intensiveren Stufe zu erfahren als andere. Die Selbstwahrnehmung löst ein Gefühl des Selbstekels aus, das sie dazu führt, sich selbst als widerliche, erbärmliche Verlierer zu bezeichnen. Sie halten sich häufig von anderen fern, weil sie sich nicht vorstellen können, dass andere sie nicht auf die gleiche Art und Weise sehen, wie sie es selbst tun.

Die psychodynamische Interpretation dieses Selbstekels beruht auf einer Internalisierung* der Art und Weise, wie sie erfahren haben, wie ihre Eltern sie erfuhren. Es könnte auch einen Bezug zur frühen Entwicklung des sozialen Gehirns geben, insbesondere zur Insula [dt. = „Inselrinde", A. d. Ü.] und zum anterioren Cingulum, das unser Ekelgefühl in Bezug auf die Nahrungsaufnahme kontrolliert. Vielleicht war die erste Erfahrung der Mutter für diese Klienten mit Ekel verbunden. Dies würde mit Sicherheit die tiefe emotionale Verbindung zwischen Nahrung und Familie, besonders der Mutter, widerspiegeln.

* Als „Internalisierung" bezeichnet man in den Sozialwissenschaften die Aneignung und Verinnerlichung gesellschaftlicher Werte, Sitten, Normen und sozialer Rollen im Rahmen der Sozialisation und der Erziehung, A. d. Ü.

Neurowissenschaftliche Ecke:
Die Insula und das anteriore Cingulum

Körperkarten gleich verbinden die Insula Cortex und das anteriore Cingulum primitive Körperzustände mit der Erfahrung und dem Ausdruck von Emotion, Verhalten und Kognition und sind daran beteiligt, die Bandbreite der Emotionen von Ekel bis Liebe zu vermitteln. Die Insula beteiligt sich an der Organisation und Erfahrung unseres wesentlichen Selbstempfindens im Raum und unserer Fähigkeit, zwischen uns und anderen zu unterscheiden. Interessanterweise werden sowohl die Insula als auch das anteriore Cingulum aktiviert, wenn Personen gefragt werden, sich an Verhaltensweisen zu erinnern, derer sie sich geschämt haben.

Ekel ist eine sehr primitive Emotion, von der Evolution gebildet, um uns reflexartig vor potenzieller Gefahr zurücktreten zu lassen – in der Regel vor Nahrungsvergiftung, Blut und körperlichem Schaden. Die Würge- und Brechreflexe werden ausgelöst, um giftige Stoffe aus unserem Körper zu entfernen und betreffen Leichen und Blut, die uns zur Achtsamkeit vor potenziellen Räubern wie auch toxischen Mikroorganismen gemahnen. Im Großen und Ganzen ist die Emotion des Ekels eine der Vermeidung und des Ausstoßes, entweder aus dem Körper oder aus unserem persönlichen Raum.

Es besteht die Möglichkeit, dass die frühe Erfahrung von Borderline-Individuen dazu führen könnte, das Selbstempfinden mit Ekel zu verbinden, und zwar aufgrund des Gefühls, verstoßen oder verlassen worden zu sein, oder angesichts des Ekelblicks im Gesicht eines Betreuers, vergleichbar einer Reaktion auf vergiftete oder verdorbene Nahrung. Eine Studie fand heraus, dass Frauen mit der Diagnose BPS oder PTBS eine größere „Ekelempfindlichkeit“ besaßen und einen Hang dazu hatten, sich vor ihrem Selbstbild zu ekeln. Wenn Frauen mit BPS Kindheitserinnerungen wachriefen, neigten sie auch dazu, Gesichtsausdrücke des Ekels zu zeigen.

Angesichts ihrer Rollen bei der Emotion und der frühen Entwicklung könnten die Insula und das anteriore Cingulum von zentraler Bedeutung im Hinblick auf unsere Fähigkeit sein, uns auf uns selbst und auf andere zu beziehen. Im Kontext sicherer Bindung könnten Gefühle der Liebe und positive Körperzustände mit der Gestaltung der Selbstwahrnehmung verknüpft werden. Wenn das Kleinkind Vernachlässigungs- oder Missbrauchserfahrungen macht oder Ekel oder Verzweiflung in den Augen von Betreuern erblickt, könnten Ekel und Zurückweisung mit der Selbsterfahrung assoziiert werden. Für diese Individuen, die mit Sicherheit dafür prädestiniert sind, Urscham zu entwickeln, würde die Selbstwahrnehmung Verzweiflung, Wut und Selbsthass auslösen.

Aufgrund all dieser (klinischen) Forschungsergebnisse ist es durchaus möglich, dass das, was wir als Bordeline-Persönlichkeitsstörung bezeichnen, eine Form der PTBS ist, die von gestörten frühen Bindungserfahrungen ausgelöst wurde. Für diese Individuen bestimmen die primitiven Leitungssysteme rund um die Amygdala weiterhin ihre Erfahrungen und die Führung ihres Lebensweges. Diese Art und Weise des Daseins mag perfekt zum Stammesleben unserer frühen Geschichte gepasst haben, eignet sich aber nicht länger dafür, um die komplexen sozialen und kognitiven Herausforderungen des modernen Lebens zu bewältigen. Die Opfer frühen Bindungstraumas auf diese Art und Weise zu verstehen könnte zu einer menschlicheren und weniger kritischen Wahrnehmung dessen führen, was wir Borderline-Persönlichkeitsstörung nennen, und zu Behandlungsmethoden, die ihren Kämpfen besser entsprechen.

14

Die Kraft kohärenter Erzählungen

Ein Angriff auf unsere Fähigkeit, Geschichten zu erzählen, ist nicht nur Zensur – es ist ein Verbrechen gegen unsere Natur als menschliche Wesen.

SALMAN RUSHDIE

Menschen versammelten sich bereits in grauer Vorzeit, um sich Geschichten zu erzählen. Dieser Impuls, sich zu versammeln und zu schwatzen, diente dazu, die Kultur zu erhalten und sie über Individuen, Generationen und Kulturen hinweg zu vermitteln. Seien es Geschichten von Vorfahren, Strategien erfolgreichen Jagens oder nur, um Zeit mit Freunden und Familie zu verbringen, die Stammesgeschichten dienten dazu, die Beziehungen zu stärken, das Gruppenverhalten zu koordinieren und die Entwicklung abstrakten Denkens voranzubringen.

Daher entwickelte sich unser soziales Gehirn mit dem Erzählen von Geschichten, den Erzählstrukturen und den Geschichten von Heldenreisen, die immer noch auf der ganzen Welt erzählt werden. Geschichten sind für die menschliche Erfahrung tatsächlich derart gegenwärtig, dass wir ihre Existenz kaum bemerken. Denken Sie nur an die Energie, die wir fürs Tratschen mithilfe jedes neuen Kommunikationsmediums aufbringen. Dieser ständige Informationsaustausch macht wahrscheinlich einen Großteil unserer Anpassungsfähigkeit aus, die es dem *Homo habilis* [= dt. der „geschickte/fähige/begabte Mensch“, A. d. Ü.] erlaubte, dramatische Klimaveränderungen zu überleben, während viele andere Linien der Primatenevolution ausgelöscht wurden.

Als ein Ausdrucksmedium persönlicher Erfahrungen und geteilter Werte verbinden Geschichten Familien, Stämme und Nationen miteinander, schaffen Kultur und vernetzen uns zu einem Gruppengeist. Diese Verbindungen unterstützen wiederum die Funktionsweise und das Wohlergehen jedes einzelnen Gehirns. Es ist kein Zufall, dass das Geschichtenerzählen ein Eckpfeiler dessen ist, was wir als Sprechkur bezeichnen – die Psychotherapie. Höchstwahrscheinlich war unser Gehirn nur in der Lage, so komplex zu werden, wie es ist, weil es die Kraft der Geschichten nutzte, sowohl unser Gehirn als auch die sozialen Gruppen zu integrieren.

Kultur und Identität

Das Universum besteht aus Geschichten, nicht aus Atomen.

MURIEL RUKEYSER

Geschichten sind ein zentraler Aspekt individueller Identität, und in vielerlei Hinsicht läuft es darauf hinaus, dass wir die Geschichten leben, die wir von uns selbst und die andere über uns erzählen. Sie schildern unsere Erfahrungen, Stärken und Erwartungen genauso wie unsere vergangenen Fehler und negativen Selbstzuschreibungen. Als Kinder sagt man uns, wer wir sind, was wichtig für uns ist und zu was wir durch unsere Familien fähig sind. Wir tragen dann diese Geschichte hinaus in die Welt und machen sie weiterhin mithilfe von Lehrern, Gleichaltrigen und kulturellem Input öffentlich. Der Einfluss von Geschichten auf die Bildung der Eigen-Identität macht sie zu mächtigen Werkzeugen bei der Schaffung und Erhaltung des Selbst. Positive Selbsterzählungen verhelfen zu emotionaler Sicherheit, während negative die geringe Selbstachtung, die Angst und den Pessimismus aufrechterhalten. Dergestalt werden unsere Geschichten zu Blaupausen für unsere Zukunft.

Jede Kultur verfügt über Geschichten, Mythen und Fabeln, die vor dem geschriebenen Wort entstanden und durch das Erzählen und das Singen von Liedern geteilt wurden. Die vedische Lieddichtung des alten Indien wurde auswendig gelernt, gesungen und von einer Klasse von Gelehrten, die sich um den Erhalt alter Weisheit kümmerte, weitergegeben. Die Sammlung und der Fortschritt des Wissens hingen völlig von dem Drang ab, Geschichten zu hören und zu erzählen, und der Fähigkeit des Gehirns, sich daran zu erinnern. Dies ist wahrscheinlich der Grund dafür, dass wir über eine grenzenlose Kapazität verfügen, uns Geschichten und Lieder zu merken, während es uns oftmals schwerfällt, uns daran zu erinnern, was wir zu Mittag gegessen haben. Das liegt daran, dass Geschichten in historischer Perspektive weitaus wichtiger für unser Überleben waren, als uns an bestimmte Details zu erinnern.

Es war schon immer die Aufgabe der Älteren, Geschichten zu erzählen und sie an die jüngeren Mitglieder des Stammes weiterzureichen. Ein wunderbarer Einblick in diese weit zurückliegende Geschichte spiegelt sich in der Art und Weise wider, wie Alte und Kinder sich auf Geschichten beziehen. Wenn Menschen älter werden, neigen sie dazu, länger zurückliegende Geschichten zu erzählen, als ob die ferne Vergangenheit mit dem Alter zusehends an Bedeutung gewinnen würde. Nun denken Sie einmal daran, wer die gleichen Geschichten immer wieder und wieder in genau der gleichen Art und Weise hören will. Tatsächlich werden sie Sie sogar korrigieren, wenn Sie ein Wort oder eine Tatsache falsch verwenden. Wenn Sie auf kleine Kinder getippt haben, liegen Sie richtig. Sie verlangen, dass Sie ihnen die gleiche Geschichte jeden Abend über Tage, Wochen oder Monate erzählen, bevor sie bereit sind, zu einer anderen überzugehen. Kinder machen auf natürliche Art und Weise das, was die alten indischen Gelehrten zu ihrem Lebenswerk machten – sich an alte Weisheiten zu erinnern.

Was wir wahrscheinlich bei diesen parallelen Prozessen beobachten, ist ein vorprogrammierter Prozess bei Erwachsenen wie Kindern, nämlich die Geschichten, das Wissen und die Weisheit über Generationen hinweg weiterzuvermitteln. Dieser Impuls nahe zu Beginn und zum Ende des Lebens, Geschichten wiederholt zu erzählen und zu hören, scheint ein Schloss-Schlüssel-Mechanismus generationsübergreifenden Wissenstransfers zu sein.

Hemisphärische und interpersonelle Integration

Wenn Geschichte in Form von Geschichten gelehrt werden würde, würde sie niemals vergessen werden.

RUDYARD KIPLING

Als sich das menschliche Gehirn entwickelte, entstand eine wachsende Zahl spezialisierter neuronaler Netzwerke, um die riesige Informationsmenge zu bewältigen, die für die komplexen sozialen Interaktionen, das abstrakte Denken und die Imagination erforderlich ist. Diese wachsende Bürokratie neuronaler Netzwerke integriert, im Gleichgewicht und glatt am Laufen zu halten wurde zu einer immer größeren Herausforderung. Die zunehmende Komplexität, die schließlich das Entstehen des Geschichtenerzählens ermöglichte, half auch beim glatten Ablauf der neuronalen Führungssysteme.

Die Struktur jeder Geschichte enthält zwei Grundelemente: Das erste umfasst eine Reihe von Ereignissen, die auf dem Zeitverlauf gründet, und das zweite stellt eine gleichsam emotionale Erfahrung dar, welche der Geschichte Bedeutung verleiht. Um eine gute Geschichte zu erzählen, müssen die lineare sprachliche Verarbeitung der linken Gehirnhälfte und die Zentren in der rechten Gehirnhälfte, die sensorische und emotionale Informationen verarbeiten, integriert werden. Daher versorgt eine kohärente und bedeutsame Geschichte das exekutive Gehirn mit der besten Vorlage und Strategie für die Übersicht und Koordination der Funktionen des Gehirns und des Geistes über die beiden Gehirnhälften hinweg. Tatsächlich steht die Verständlichkeit unserer Geschichten in Bezug zur Qualität unserer Bindungen, unserem Selbstwertgefühl und der emotionalen Regulation.

Geschichten integrieren und verbinden unsere Gehirnhälften nicht nur, sie verbinden uns auch miteinander. Haben Sie jemals bemerkt, was in Diskussionsrunden geschieht, wenn Sie vom Sprechen über Fakten zum Erzählen einer persönlichen, emotionalen Geschichte überwechseln? Es kommt zum Blickkontakt, die Ablenkungen nehmen ab und eine Reihe von Ausdrücken auf den Gesichtern der Zuhörer spiegeln die Emotionen innerhalb der Geschichte wider. Geschichten zuzuhören ist eine Form des Lernens, die auf eine Zeit lange vor der Erfindung des Lesens, Schreibens oder der Arithmetik zurückgeht und alle Elemente zur Stimulation der Neuroplastizität und des Lernens umfasst.

Emotionale Regulation

Erinnerung ist die Art und Weise, wie wir uns selbst unsere Geschichten erzählen – und wie wir anderen Menschen eine etwas andere Version unserer Geschichten erzählen.

ALICE MUNRO

Während der ersten 18 Lebensmonate durchläuft die rechte Gehirnhälfte eine empfindliche Entwicklungsperiode, in der die physischen und emotionalen Aspekte interpersoneller Erfahrung Form anzunehmen beginnen. Diese frühen Erfahrungen, die von entscheidender Bedeutung für unsere künftigen Beziehungen und die emotionale Gesundheit sind, werden in Systemen des unbewussten, impliziten Gedächtnisses gespeichert. Wenn die linke Gehirnhälfte in ihre empfindliche Periode Mitte des zweiten Lebensjahres tritt, beginnt die gesprochene Sprache Form anzunehmen und integriert sich mit den emotionalen Aspekten der Kommunikation, die in der rechten Gehirnhälfte bereits organisiert sind. Während die Sprachzentren heranreifen, werden Worte zusammengefügt, um sinnvolle Sätze zu bilden.

Bei Vier- bis Fünfjährigen ist das Gehirn bis zu dem Punkt herangereift, an dem Worte und Gefühle beginnen, sich auf eine sinnvolle Art und Weise miteinander zu verbinden. Gefühle in Worte zu fassen und sie als eine Komponente fortlaufender Erfahrung zu benutzen, trägt zu der Fähigkeit bei, Angst und Furcht zu regulieren. Gefühle in Worte zu fassen und sie mit anderen zu teilen, ist eine Fähigkeit, die von den Fertigkeiten unserer Nächsten geformt und geprägt wird. Eltern, die mit ihren Kindern nicht über Gefühle sprechen, berauben sie einer wertvollen Quelle emotionaler Regulation.

Eine bewusste Geschichte unserer Erfahrung zu haben, hilft uns zu erinnern, woher wir kamen, wer wir sind und wohin wir gehen werden. Mit anderen Worten, unsere Geschichten verankern uns in der Gegenwart, im Fluss unserer Entwicklung, und weisen uns eine Richtung für die Zukunft. Diese lineare Blaupause hilft uns, das Gefühl zu vermeiden, uns in einer äußeren Gegenwart verloren vorzukommen, während sie unsere durch die Ungewissheit ausgelöste Angst verringert. Im Gehirn aktivieren die an der Schaffung einer Geschichte beteiligten kognitiven Prozesse das Funktionieren der Frontallappen, das die Amygdala-Aktivität verringert. Über eine Geschichte zu verfügen, die ein Gefühl der Kontrolle vermittelt, versetzt uns vor allem in einen Geisteszustand, der uns darauf vorbereitet, zu denken, während er unsere Angst und Furcht reduziert. Zu glauben, man sei eine wirkmächtige Person, stimuliert die Aktivität der Frontallappen, die einen zu einer wirkmächtigeren Person machen. Hinter dem positiven Denken steckt tatsächlich viel Kraft.

Ihre Klienten über deren Erfahrungen Tagebuch führen oder Berichte schreiben zu lassen, unterstützt die gleiche emotionale Top-down-Regulation, wie wenn sie ihre Geschichten anderen erzählen würden. Tagebuch zu schreiben, verstärkt das Gefühl des Wohlergehens und verringert Dinge wie körperliche Symptome, Arztbesuche und mangelnde Arbeit. Unsere Gedanken und Gefühle mithilfe von Geschichten und dem Schreiben eines Tagebuchs in Worte zu fassen regt, so wird auch angenommen, die präfrontalen kortikalen Regionen an, welche die Amygdala-Aktivität hemmen. Diese Veränderungen in der neuronalen Aktivität führen zu einer Flut positiver physiologischer, verhaltensmäßiger und emotionaler Auswirkungen, wie etwa die Verstärkung der immunologischen Gesundheit (stärkere Reaktionen der T-Helferzellen*, stärkere Aktivität natürlicher Killerzellen und erhöhte Spiegel von Hepatitis-B-Antikörpern) sowie eine Senkung der Herzschlagzahl.

---

* Als „T-Helferzellen" bezeichnet man eine Gruppe der T-Lymphozyten im Blut, die eine Helferfunktion ausüben, A. d. Ü.

Sichere Bindung und integrierte Geschichten

Geschichten sind in Familien kolossal wichtig ...
Sie zu kennen ist ein Beweis, dazuzugehören.

SALMAN RUSHIE

Das gemeinsame Kreieren von Geschichten beginnt im Elter-Kind-Gespräch während des ersten Jahres und setzt sich zeitlebens fort. Wenn verbale Interaktionen Bezüge zu Empfindungen, Gefühlen, Verhaltensweisen und Wissen einschließen, bieten sie ein Medium, durch welches das Gehirn des Kindes in die Lage versetzt wird, verschiedene Erfahrungsaspekte und eine Reihe unterschiedlicher neuronaler Netzwerke, die sie verarbeiten, zu integrieren. Beispielsweise verbessert die optimale Organisation des autobiografischen Gedächtnisses, welches den Input einer Vielzahl von neuronalen Netzwerken umfasst, die Selbstwahrnehmung, während es unsere Fähigkeit verstärkt, Probleme zu lösen, Stress zu bewältigen und unsere Verbindung zu anderen aufrechtzuerhalten.

Von den primitiven Stämmen bis zu den modernen Familien stehen gemeinsam erschaffene Geschichten im Zentrum menschlicher Gruppen. Gruppenzugehörigkeit durch das Erzählen geteilter Geschichten strukturiert die Erinnerungen, bettet sie in einen sozialen Kontext ein und hilft dabei, Gefühle, Handlungen und andere mit dem Selbst zu verknüpfen. Wie bereits früher erwähnt, kann das Wiederholen von Geschichten auch Kindern dazu verhelfen, das Erinnerungsvermögen zu entwickeln und zu trainieren, und es beeinflusst und formt ihre Erinnerungen durch Beziehungen. Dieses gegenseitige Formen der Erinnerungen zwischen Kindern und Erwachsenen kann positive wie negative Folgen zeitigen. Positive Folgen beinhalten das Kommunizieren der Bedeutung genauer Erinnerung, das Vermitteln kultureller Werte und das Formen des Selbstbildes des Kindes. Negative Folgen beinhalten das Einflechten der Traumata und Vorurteile der Betreuer in die Geschichten der Kinder.

Wenn Betreuer nicht in der Lage sind, bestimmte Emotionen zu tolerieren, werden diese Emotionen aus ihren Geschichten ausgeschlossen oder in verzerrte, aber akzeptablere Formen gebracht. Auf diese Art und Weise werden die Geschichten der Kinder die unbewusste Textauswahl der Eltern widerspiegeln. Was immer auch aus den Geschichten für die Kinder ausgeschlossen wird, wird in den darauffolgenden Jahren für sie schwerer zu verarbeiten und zu verstehen sein. Dies ist ein Wirkmechanismus, durch den wir unsere ungelösten Probleme an unsere Kinder weiterreichen. Im Extremfall können Eltern von ihren Emotionen derart überwältigt werden, dass ihre Geschichten sprunghaft und zusammenhanglos werden. Es scheint auch eine ursächliche Beziehung zwischen der Komplexität der Geschichte eines Kindes, der Art und Weise seines Selbstgesprächs und seiner Bindungssicherheit zu geben.

Sicher gebundene Kinder führen im Kleinkindesalter generell Selbstgespräche und machen im Alter von sechs Jahren spontanere selbstreflexive Bemerkungen. Sie neigen dazu, Kommentare über ihren Denkprozess und ihre Fähigkeit, sich an Dinge aus ihrer Geschichte zu erinnern, abzugeben. Diese Geistesprozesse, die unsicheren Kindern häufig fehlen, spiegeln den Einsatz von Geschichten bei der Entwicklung der Eigen-Identität und Metakognition wider. Erwartungsgemäß sind Kinder, die missbraucht wurden, in der Regel unsicher gebunden und weniger in der Lage, über ihr Denken nachzudenken oder sich der Selbstreflexion hinzugeben. Dies lässt vermuten, dass die Fähigkeit, über sich selbst und seine Gedanken zu reflektieren, eine Rolle bei der emotionalen Regulation, der Erinnerungsintegration und dem exekutiven Funktionieren spielt.

Die Fähigkeit zu sein

Hüte dich vor der Unproduktivität eines geschäftigen Lebens.

SOKRATES

Viele Männer, mit denen ich gearbeitet habe, wachen in der Mitte ihres Lebens mit dem Gefühl auf, sich selbst fremd geworden zu sein. Häufig haben sie ihr Leben damit verbracht, den Erwartungen anderer zu genügen, sich aber nie die Zeit genommen, ihre eigenen Wünsche, Leidenschaften oder Interessen zu erkunden. Vielleicht ist dies ein Teil der Midlife-Crisis, aber mir scheint, es geht tiefer. Es ist nicht die Erkenntnis, dass Sie nicht mehr jung sind; es ist die Erkenntnis, dass Sie sich nicht mehr lebendig fühlen. Es könnte sein, dass man Sie für die medizinische oder juristische Fakultät vorgesehen hatte, als Sie zwölf Jahre alt waren, und Sie Ihre Interessen für Musik oder die Künste niemals wahrgenommen haben. Oder Sie haben in Ihren frühen 20ern geheiratet und Kinder bekommen und es gab niemals Zeit, Geld oder Raum, um bewusst über das nachzudenken, was jenseits der Betreuung anderer Menschen wichtig sein könnte.

Vor Jahren plante ich einen Urlaub mit einer Gruppe von Freunden auf Moorea, einer kleinen, wenige Meilen südlich von Tahiti gelegenen Insel. Wir begannen im Januar darüber zu reden und im Mai hatten wir unsere Reisen für August gebucht. Als die Zeit nahte, sprang ein Begleiter nach dem anderen ab. Ich zog selbst in Erwägung, die Reise zu stornieren, aber ich brauchte Ferien. So kam es, dass ich am 1. August allein den neunstündigen Flug antrat.

Um dieser Geschichte Sinn und Bedeutung zu geben, müssen Sie wissen, dass ich bis zu diesem Punkt in meinem Leben nie ein guter oder bereitwilliger Urlauber war. Ich arbeitete für gewöhnlich sieben Tage die Woche an einem oder dem anderen Projekt und maß die Qualität meines Lebens an den Leistungen. Wenn ich nicht mit Klienten arbeitete, reparierte ich das Haus, schrieb, las oder war in irgendeiner anderen Art und Weise produktiv. Der einzige Zeitpunkt, an dem ich realisierte, dass ich vergessen hatte, mir eine Auszeit zu geben, war, als ich ein unnachgiebiges Kopfweh bekam, das mir die Notwendigkeit einer Pause signalisierte.

Als ich in Tahiti aus dem Flugzeug stieg, nahm ich ein Taxi zum Dock und bestieg eine Fähre nach Moorea. Sobald ich auf Moorea war, brachte mich ein Bus, der die Insel umrundete, bis vor mein Hotel. Ich meldete mich an, fand meine kleine Hütte am Strand, packte meine Sachen aus, zog meine Badehose an und setzte mich auf die Sonnenterrasse, um auf den Ozean zu starren. Nach 30 Sekunden begann ich zappelig zu werden und fragte mich, was zu tun sei. Ich ging zur Rezeption, um mir einen Tipp geben zu lassen, und die Mädchen waren sich alle einig, dass ein Rundgang durch die Ananas-Fabrik bei Weitem das Interessanteste wäre. Tatsächlich war es die einzige Touristenattraktion auf der Insel. So ging ich also hin, sah, wie die Ananasse verarbeitet und verpackt wurden, und war eine halbe Stunde später zurück im Hotel. Also ging ich wieder zurück zu meiner Hütte und setzte mich erneut auf die Terrasse, um mich zu entspannen und auf den Ozean zu blicken.

Ich war um vier Uhr morgens auf Tahiti gelandet, kam gegen sieben Uhr in Moorea an, war gegen neun Uhr in der Ananas-Fabrik und gegen elf Uhr wieder zurück im Hotel. Es war ein sehr langer Tag gewesen und ich musste immer noch eine Zeit lang aufs Mittagessen warten. Ich hatte das Gefühl, in einer verzerrenden Zeitzone zu sein, in der jede Minute eine Stunde dauerte. Nach ein paar weiteren Minuten (Stunden) des Entspannens glaubte ich, verrückt zu werden, und ging zur Bar hinüber, um mir einen Mai-Tai mit einem Schirmchen darin zu besorgen. Meine Verzweiflung spürend, dürfte der Barkeeper einen extra Schuss Alkohol hinzugefügt haben, denn der Drink ließ mich sofort schläfrig werden. Ein paar Stunden später, mit einem Sonnenbrand und einer anderen Art von Kopfweh erwachend, bemühte ich mich, wieder zur Besinnung zu kommen. Ich erkannte, dass zu Hause die Tage nur so an mir vorbeirauschten, als ich versuchte, meine Aufgabenliste abzuarbeiten. In meinem Alltag hatte es den Anschein, als käme das Frühstück alle zehn Minuten. Es war jetzt fast 13 Uhr am Tag meiner Ankunft und der Tag fühlte sich wie eine Ewigkeit an. Ich hatte das Gefühl, bereits genug Ferien gemacht zu haben, vielen Dank. Was würde ich in den nächsten drei Wochen nur tun?

Ein Vorteil des Therapeuten-Daseins ist es, dass man sich in Zeiten wie diesen schließlich daran erinnert, dass man über ein Unbewusstes verfügt. Als Nächstes erinnert man sich daran, dass, wenn man sich so fühlt, als würde man den Verstand verlieren, Emotionen auftauchen, die man nicht versteht. Dann betrachtet man die Gefühle, assoziiert frei und öffnet sich für alles, was einem einfällt.

Angesichts dieses Hausmittels assoziierte ich zuerst meine Kindheit und ich fing an, mich daran zu erinnern, wie langsam die Zeit zu vergehen schien. Ich erinnerte mich daran, wie lang die Sommerferien zu sein schienen, wie lange mir die Zeit zwischen Thanksgiving* und Weihnachten vorkam und wie endlos die Sonntagnachmittage mit Verwandtschaftsbesuchen zu sein schienen. Ich kehrte zum gegenwärtigen Moment zurück und erkannte, dass sich die drei Wochen, die ich vor mir hatte, wie eine Zeitverschwendung anfühlten. Und ich begann wahrzunehmen, dass Zeit eine Sache des emotionalen Präsentseins ist. Ein Teil des Preises, den ich dafür zahlte, so „produktiv" zu sein, bestand darin, dass ich vergessen hatte, wie es ist, zu sein. Es sollte sich herausstellen, dass ich mich so gut in meinem Urlaub unterhielt, dass ich im nächsten Jahr wiederkam.

Die Heldenreise

Ein Held ist ein gewöhnlicher Mensch, der die Kraft findet, sich mit Ausdauer und Beharrlichkeit in einer ausweglos scheinenden Lage zurechtzufinden.

CHRISTOPHER REEVE

Was macht eine gute Geschichte aus und warum fühlen wir uns dazu gedrängt, uns Filme wie *Pretty Woman* oder *A Few Good Men* immer

* „Thanksgiving" ist ein in den USA am vierten Donnerstag des Monats November gefeiertes Erntedankfest, A. d. Ü.

wieder anzuschauen? Es gibt eine Formel dafür und jede Klasse von Drehbuchautoren kann sie Ihnen beibringen. Jede Geschichte braucht einen Helden, mit dem sich die Zuschauer identifizieren können, einen guten Helden, der sich gleichzeitig vor eine äußere Herausforderung gestellt sieht und mit einer inneren Wunde zu kämpfen hat, die ihm ständige Schmerzen verursacht. Für beide von Richard Gere und Tom Cruise gespielten Charaktere rührte dieser Schmerz von einer Entfremdung gegenüber ihren Vätern her – ein häufiges Dilemma männlicher Jugendlicher, die sich vor die Herausforderung gestellt sehen, ohne die Führung und die Unterstützung eines fürsorglichen Vaters erwachsen zu werden. Es verwundert nicht, dass dies auch meine Geschichte ist und wahrscheinlich meine Faszination für beide Filme erklärt. Die Herausforderung für Gere besteht darin, sich seiner Verletzlichkeit zu stellen, während es für Cruise heißt, dem Ruf seines Vaters gerecht zu werden. Hat Gere den Mumm, sich in Julia Roberts zu verlieben? Hat Cruise das Zeug dazu, in direkte Konfrontation mit Jack Nicholson zu gehen?

Zunächst vermeidet der Held die Herausforderung oder er ist ihr nicht gewachsen, was ihn an seiner Fähigkeit, erfolgreich zu sein, zweifeln lässt. Die Herausforderung wird ständig infrage gestellt und sogar abgewiesen, bevor sie schließlich angenommen wird. Während der Reise lässt der Held alte Selbstbeschreibungen hinter sich und reist in unerforschtes Territorium, bevor er seine eigene Bedeutung und seinen Platz in der Welt entdeckt. Es finden einige innere Wandlungen statt, die es ihm erlauben, sich seinen Dämonen zu stellen, seine weltliche Herausforderung zu bestehen und eine neue und erweiterte Erwachsenen-Identität zu festigen, die nun vormals nicht integrierte Gedanken, Verhaltensweisen und Emotionen einschließt.

Diese narrative Struktur, die man in allen Geschichten der Welt und zu allen Zeiten findet, wurde von Joseph Campbell auch der Heldenmythos genannt. Er ist ein zentrales Thema antiker Mythologie, zeitgenössischer Literatur und der meisten Kindergeschichten. Er ist die Geschichte des Jugendlichen, der sich in Richtung Erwachsenenalter vorkämpft, die Überwindung von Angst und Trauma und die persönliche Wandlung und Erlösung. Die Universalität dieser Geschichte ist wahrscheinlich die

Folge der Gemeinsamkeit der Gehirnevolution, geteilter entwicklungsmäßiger Herausforderungen und der grundlegenden emotionalen Ähnlichkeiten in der menschlichen Entwicklung. Trotz unserer kulturellen Unterschiede teilen alle Menschen den Kampf um Wachstum, Überleben und Verwirklichung. Im Folgenden stelle ich einige gemeinsame Aspekte der Heldenreise detaillierter dar.

Schlüsselaspekte der Heldenreise

Die Reise beginnt

Der Held muss sich einer äußeren Herausforderung stellen und seine innere Gebrochenheit heilen.

Um diese Ziele zu erreichen, muss er eine Reise zu neuen und unbekannten Orten antreten.

Die Reise verspricht Wachstum und Erlösung.

Die Herausforderung

Die gegenwärtige Lage und das derzeitige Selbst reichen nicht aus und können dich nicht retten.

Du musst dich jenseits der sicheren und vertrauten Grenzen deines Lebens und deiner Glaubensinhalte hinauswagen.

Vergangene Rollen werden abgelegt, um das zu finden, was nur anderswo gefunden werden kann.

Den Anführer finden

Der Anführer anerkennt und respektiert die Gebrochenheit und Scham, die im Schatten des Helden lauern.

Der Anführer sieht über die Begrenzungen des Helden hinaus.

Der Anführer unterbreitet eine Einladung und eine Herausforderung, die Heldenreise anzutreten.

Sich an den Anführer binden

Der Anführer hat etwas und glaubt, dass der Held es auch haben kann.

Der Held erkennt, dass der Anführer etwas Reales in der Welt und in ihm sieht.

Der Held beginnt allmählich, die Vision des Anführers zu teilen.

Die heldische Entdeckung

Grenzen existieren nur im Geist.

Sich der Angst und dem Schmerz zu stellen sind Tore zu neuen Welten.

Kraft wird in der Verwundbarkeit entdeckt; Freiheit wird im Einsatz gefunden.

C.G. Jung sagte, dass die Antworten auf unsere wichtigsten Fragen im Schatten zu finden sind. Der Schatten ist die Lagerstätte unseres Schmerzes und unserer Scham – die Schrecken unserer Familien und die Dämonen unseres Innenlebens. Weil Sie den Schatten nicht zur Gänze bannen können, müssen Sie lernen, eine Beziehung zu ihm aufzubauen. Wenn der Schatten anerkannt und in die therapeutische Beziehung eingeschlossen wird, wandelt sich der Therapeut von einer Informationsquelle zu einem Anführer auf dem Weg zur Weisheit. Weisheit ist eine mit Leidenschaft geteilte Art des Wissens und in einer Art und Weise geformt, die dem Suchenden hilft, zu heilen und zu wachsen. Ein wenig anders ausgedrückt, Weisheit ist Wissen im Dienste anderer.

Damit Therapeuten zu Anführern werden, müssen sie mit ihrem eigenen Schatten vertraut sein, was ihnen erlaubt, die inneren Dämonen ihrer Klienten zu identifizieren, sich ihnen zu nähern und sie zu konfrontieren. Wie Schamanen müssen auch Therapeuten eine klare Vision haben, sodass der Klient zu glauben beginnen kann, dass sie etwas Reales sehen, was sie teilen können. Die Botschaft lautet: „Ich weiß etwas, das du nicht kennst, das du nicht hast, aber ich habe die Pflicht, es mit dir zu teilen und dir auf deiner Reise zu helfen." Manchmal müssen Therapeuten ihren Klienten Geschichten über das erzählen, was möglich ist, Geschichten, die uns mit dem Unbewussten verbinden, unseren Stammesgeschichten und der potenziellen Zukunft. Diese Geschichten können zum Fahrplan für eine bessere Zukunft werden.

Therapeuten müssen in der Lage sein, Schmerz, Leiden, Hypokrisie und den Mangel an Fairness in der Welt anzuerkennen. Sie müssen sich ihnen selbst gestellt haben und auf der anderen Seite herausgekommen sein, mit ihrem eigenen Verständnis von Zweck und Bedeutung, um für andere ein Anführer zu sein. Therapeuten müssen auch ihren eigenen Schatten anerkennen und ihn zum Teil der Therapie machen. Ein Therapeut lädt Klienten dazu ein, eine Reise außerhalb der engen Grenzen ihres Lebens in eine neue Welt jenseits der Grenzen ihrer Nachbarschaft, Familie, Kultur und gegenwärtigen Lebensgeschichte zu unternehmen.

Jeder hat eine Geschichte. Ohne Selbsterkenntnis ist unsere Geschichte eine einfache Abfolge von Ereignissen und deren Beurteilungen durch uns. Psychotherapie ist ein metakognitiver Aussichtspunkt mit der Möglichkeit, unserer Geschichte Selbsterkenntnis hinzuzufügen. Dieses Stück objektive Distanz verleiht uns die Fähigkeit, über unsere Geschichte nachzudenken, unsere Entscheidungen zu reflektieren und in Erwägung zu ziehen, einige der Folgen zu bearbeiten. Manchmal müssen Sie einige Vorschläge im Hinblick auf alternative Erzählbögen und Folgen machen, um sie beginnen zu lassen. Würde sich meine Familie wirklich von mir distanzieren, wenn ich meinen eigenen Träumen folgen würde? Würde es meinen Vater umbringen, wenn ich ihm die Wahrheit über mich selbst erzählen würde? Gibt es eine Möglichkeit, dass ich erfolgreich und glücklich sein könnte?

Als Therapeuten hoffen wir, dass wir unsere Klienten zu der Erkenntnis führen, dass sie mehr als eine Figur in einer Geschichte sind, die von äußeren Umständen bestimmt wird. Oftmals wurde ein Großteil der Geschichte eines Klienten ihm unbewusst von den vorangegangenen

Generationen seiner Familie auferlegt. Was es besonders schwer macht, dies zu bearbeiten, ist die Tatsache, dass viel von diesen Ursprüngen unbewusst ist. Wir würden unseren Klienten liebend gern einflößen, dass sie ihre eigenen Entscheidungen treffen können, ihren Leidenschaften folgen und der Autor einer neuen Geschichte werden – ihrer Geschichte. Der narrative Prozess erlaubt es uns, die Geschichte vom Selbst zu trennen. Es ist so, als ob man sein Hemd ausziehen würde, um einen Riss zu flicken, um es dann wieder anzuziehen. Wenn wir die Fähigkeit entwickelt haben, unsere Geschichten zu untersuchen und sie als eine Option unter vielen anzusehen, haben wir auch die Fähigkeit erlangt, unser Leben aufzubereiten und zu verändern.

15

Schmerz ist unvermeidlich, Leiden nicht zwingend

Wir werden von einem Leiden nur geheilt, indem wir es bis zum Letzten auskosten.

MARCEL PROUST

Schmerz und Leben sind eins. Es gibt den Schmerz des Gebärens und den Schmerz der Einsicht, dass Sie Ihr Kind nicht vor Schmerz schützen können. Später kommt der Schmerz des Altwerdens, Sterbens und Zurücklassens Ihrer Kinder hinzu. Und dies ist noch der günstigste Fall. Wie wir mit dem Schmerz des Lebens umgehen, ist ein Spiegelbild unserer Innenwelt, unserer Resilienz und ein Kernelement unseres Charakters.

Nachdem er durch seine ersten Begegnungen mit Krankheit, Alter und Tod traumatisiert worden war, wurde er mutlos und verließ sein Haus auf der Suche nach einem Lehrer. Er war zu der Überzeugung gekommen, dass Leben Leiden war und suchte nach einem Weg der Befreiung. Was er vor zweieinhalbtausend Jahren entdeckte, wird heute von der modernen Wissenschaft wiederentdeckt: Obwohl Schmerz unvermeidlich ist, ist Leiden ein Produkt des Geistes. Dies bedeutet, dass wir unseren Geist dazu benutzen können, die Art und Weise zu verändern, wie wir unser Leben erfahren. Mit meinen Worten, wir können unseren Geist einsetzen, um unser Gehirn zu verändern.

Nicht viele von uns sind auf dem Weg, erleuchtete Wesen zu werden. Ich habe gewiss nicht vor, meinen Flachbildfernseher und die Eiscreme um der Wahrheitssuche willen aufzugeben. Trotzdem gibt es Aspekte der Lehren des Buddha, von denen wir in der Bequemlichkeit unseres privilegierten Lebens profitieren können. Meiner Ansicht nach ist das Wichtigste, dass der Schmerz, obwohl unvermeidlich, auch vergänglich ist. Wir können mit Fassung tragen und warten, bis er vorbeigeht. Ich erinnere mich, das World Trade Center brennen zu sehen und mich zu fragen, ob mein ältester Freund in seinem Büro im obersten Stockwerk gefangen war. Aber ich wusste auch, dass – selbst wenn ich durch das, was ich sah, traumatisiert würde, ich mir sogar vorstellte, wie mein Freund am Rauch erstickt und anderen dabei hilft, die Ruhe zu bewahren –, das Leben weitergehen würde, die Menschen vergessen würden und eine neue Generation kommen würde, welche die Twin Towers nie als festes Inventar ihres täglichen Horizonts hatte.

Was der Buddha uns lehrte, ist der Umstand, dass, lange nachdem der Schmerz nachgelassen hat, das Leiden zu einer Gewohnheit des Gehirns und zu einem Programm des Geistes werden kann. Wir sind dazu fähig, uns an unsere Verluste, an unseren Groll und unsere Kränkungen zu binden, und wir verwandeln den vergänglichen Schmerz in eine lebenslange Verletzung. Dies ist eine Einsicht, die von jeder Therapeutengeneration, jenseits aller Schulrichtungen, immer wieder entdeckt werden muss. Während es also keinen Zweifel daran gibt, dass das Leben viel Schmerz umfasst, muss es nicht zu einem unendlichen Leiden führen. Ich kann das selbst belegen, weil, obwohl meine Kindheit von beträchtlichem Leiden gekennzeichnet war, es mein Erwachsenenleben nicht ist – wenngleich es auch dort viel Schmerz gab.

Niagarafälle

Doch wenn Gedanken die Sprache korrumpieren können, dann kann auch die Sprache die Gedanken korrumpieren.

GEORGE ORWELL

Als kleiner Junge in den 1960er-Jahren bemerkte ich, dass meine Großeltern nie zusammen Urlaub machten. Ich fragte meine Großmutter, warum, und sie sagte mir, dass mein Großvater sie seit dem Zweiten Weltkrieg, als sie ihm etwas gesagt hatte, das seine Gefühlte verletzte, nicht mehr gefragt hätte, mit ihm Ferien zu machen. Das weckte meine Neugier, denn mein Großvater war ein harter Bursche, fuhr einen großen Lastwagen und schleppte Badewannen aus Eisen die Treppen hinauf – ich konnte mir nicht vorstellen, dass meine süße kleine Großmutter seine Gefühle verletzte. Hier nun die Geschichte, wie sie mir erzählt wurde.

Als eine Jugendliche in den 1920er-Jahren ging meine Großmutter mit ihren Freundinnen zu einer Varieté-Vorstellung und hörte einen Witz, den sie ziemlich lustig fand. Eine Person fragte die andere: „Möchtest du für ein Wochenende zu den Niagarafällen reisen?" Und die andere antwortete: „Läuft's an diesem Ort immer noch?" Trotz der Tatsache, dass meine Großmutter nicht der Typ war, der Witze erzählte, fand sie diesen besonders lustig, und er nistete sich in einer Ecke ihres Gehirns für den späteren Gebrauch ein.

Schnellvorlauf – ein oder zwei Jahrzehnte später: Meine Großeltern und ihre Kinder (unter ihnen mein Vater) sitzen am Abendtisch. Mein Großvater verbrachte seine Tage damit, Schiffe, die aus dem Krieg im Nordatlantik zurückkamen, zu säubern und zu reparieren. Ich kann mir gut vorstellen, wie wenig Geld sie hatten und wie viel Überwindung es ihn kostete, ihr die unerwartete Frage zu stellen: „Möchtest du für einen kleinen Urlaub zu den Niagarafällen reisen?" – Eine wunderbare Geste seinerseits.

Die Worte „Niagarafälle" lösten im Geist meiner Großmutter die Erinnerung an diesen Witz aus und sie entgegnete meinem Großvater die Pointe: „Läuft's an diesem Ort immer noch?" Ich nehme an, dass sie dies auf die gleiche sarkastische und trockene Art und Weise vorbrachte, wie es der routinierte Komiker all die Jahre zuvor auch getan hatte. Meine Großmutter erwartete einen herzhaften Lacher, um danach die Reise zu besprechen – sie wäre so gern hingefahren. Zu ihrer Überraschung bestand die Reaktion meines Großvaters darin, sich herabgesetzt und beschämt zu fühlen. Er stand vom Tisch auf und ging zu Bett. Keiner von ihnen brachte es jemals wieder zur Sprache, noch machten sie jemals dort oder überhaupt Urlaub. Sie verfügten weder über den Mut, sich ihren Gefühlen zu stellen, noch über die Fertigkeiten, darüber zu reden.

Was hat also diese traurige kleine Geschichte aus der Vergangenheit meiner Familie mit Schmerz und Leiden zu tun? Ich denke, sie ist ein ausgezeichnetes Beispiel dafür, wie ein Augenblick des Schmerzes zu einem lebenslangen Leiden werden kann. Der augenblickliche Schmerz meines Großvaters wurde von ihrem jeweiligen Gehirn und Geist zu einer lebenslangen Distanz innerhalb ihrer Beziehung umgewandelt. Wäre der Schmerz ausgedrückt, wäre die Aussage meiner Großmutter erklärt, wären Entschuldigungen ausgesprochen worden, hätten sie einen schönen Urlaub und eine bessere Beziehung gehabt. Da aber ihr Gehirn Angst und Rückzug auslöste, wurde nichts besprochen und es wurde ihrem Geist überlassen, die Absichten der jeweils anderen Person zu konstruieren, entsprechend ihren Geschichten von Verlust und Zurückweisung. Ich vermute, dass in allen Beziehungen kleine Desaster wie dieses stattfinden, die die Intimität und Freude verringern.

Das Pferd besteigen, das einen abwarf

Du selbst verdienst, genauso wie jeder andere Mensch im Universum,
deine Liebe und Zuneigung.

DER BUDDHA

Als ich aufwuchs, war „Das Pferd besteigen, das einen abwarf" ein Kürzel für sich den Ängsten stellen und nicht zulassen, dass sie dein Leben leiten und begrenzen. All die Jahre später las ich, dass eine kraftvolle Entsprechung therapeutischen Erfolgs die Verringerung der Angst ist – die gleiche Sache. Der Weg, sich nicht von der Angst kontrollieren zu lassen, besteht darin, sich dem zu nähern, wovor man sich ängstigt, um seine Amygdala und das sympathische Nervensystem gleichsam umzuschulen, damit sie angesichts dessen, was sie mit Gefahr verbunden haben, nicht aktiviert werden. In einem entsprechenden Prozess besteht der Weg, den Schmerz zu bekämpfen, aus einer Kombination von Wut und Verletzlichkeit, die beiden Dinge, welche die Scham uns vermeiden lässt.

Der Weg, das Leiden zu verringern, besteht darin, sich dem Schmerz zu nähern und eine Art und Weise des Verständnisses zu schaffen und ihn mit anderen zu teilen. Wenn Sie den Herausforderungen, vor denen Sie sich fürchten, aus dem Weg gehen und einen weiteren Tag überleben, werden sich die Ängste nur noch tiefer in Ihrem Nervensystem verwurzeln. Anders ausgedrückt, der Rückzug verstärkt sich in Ihrem Gehirn als eine allumfassende Überlebensstrategie. Dies ist die Essenz der Konfrontationstherapie (*exposure therapy*). Dies ist der Grund dafür, dass es den Klienten besser geht, wenn sie in der Lage sind, sich dem zu nähern, was sie ängstigt. Diese Mut-Experimente, sowohl in als auch außerhalb der Therapie, sind ein zentraler Wirkmechanismus zur Veränderung des Gehirns.

Was hätten meine Großeltern also während des Zweiten Weltkriegs tun können, um ein halbes Jahrhundert unguter Gefühle abzuwenden? Mein Großvater hätte sagen können, dass er von der Reise begeistert war und von seiner Frau erwartete, genauso begeistert und glücklich zu sein. Er hätte auch sagen können, dass der unerwartete Witz seine Gefühle verletzte. Meine Großmutter hätte sich entschuldigen können, die Geschichte aus ihrer Mädchenzeit erzählen können, ihm einen Klaps auf seinen Kopf geben können (wie sie es immer tat) und sagen können, dass sie liebend gerne eine Reise zu den Niagarafällen machen würde. Natürlich mangelte es beiden an einer Sprache für ihre Gefühle und negative Emotionen lösten nur noch stärkere Abwehrmaßnahmen, Angriffe oder dramatische Rückzüge aus.

Wenn dem Schmerz hingegen mit emotionaler Taubheit begegnet wird, weitet er sich auf alle Emotionen aus und macht das Leben weitaus weniger erfreulich. Wenn der Schmerz betäubt wird, werden alle Gefühle betäubt und man bleibt mit einer toten Beziehung und einem abgestorbenen Leben zurück, sodass die Anwendungen der Botschaft des Buddha auf die Therapie klar sind:

1. Verwandeln Sie Ihre Vermeidung von Angst und Furcht in Neugier. Seien Sie ein Emotionsdetektiv und finden Sie heraus, was unter der Angst steckt. Wenn wir eine oder zwei Schichten tiefer gehen, unter die Wut, den Groll und die Scham, werden wir früher oder später zu einer Angst vor Verlassenheit gelangen. Erkennen Sie, dass unser Gehirn unseren Geist mit allen möglichen Informationen versorgt – von dem ein Großteil aus Falschinformationen besteht. Es liegt an uns, das Gute vom Schlechten unterscheiden zu lernen. Doch bedenken Sie, manchmal ist eine Zigarre nur eine Zigarre.

2. Gehen Sie an zerstörte Orte. Umarmen Sie den Schmerz lieber früher als später; gehen Sie zu ihm, lassen Sie sich von ihm überschwemmen, fühlen Sie die Trauer, jammern Sie, schreien Sie und sagen Sie, was Sie auf dem Herzen haben. Werden Sie gut darin, sich dem Schmerz zu nähern, und lernen Sie so früh im Leben wie möglich, dass Sie überleben werden. Ich weiß, dies mag nicht eingängig erscheinen, aber unsere Intuitionen wie unsere Gedanken sind fehlbar.

3. Werden Sie wütend! Erlauben Sie sich selbst, so wütend zu werden, wie Sie es auf Ihr Gehirn sind, weil es sie mit Falschinformationen versorgt hat. Wenn Sie über ein Gehirn und einen Geist verfügen, die

Ihnen unentwegt mitteilen, dass Sie minderwertig, wertlos und nicht liebenswert sind, sagen Sie ihnen, dass sie Leine ziehen sollen. Lernen Sie die Arten und Weisen kennen, auf denen Ihr Gehirn Schmerz in Leiden verwandelt, und bestehen Sie darauf, dass es aufhört. Wenn Ihr Gehirn und Ihr Geist nicht Ihre Freunde sind, hören Sie auf, Ihren Ratschlag anzunehmen.

4. Teilen Sie Ihre Gefühle in einer Ihnen möglichst respektvollen Art und Weise. Wenn Ihre Gefühle andere, noch lebende Menschen betreffen, besteht die Gelegenheit, die Beziehung zu retten oder aufzubauen. Beginnen Sie, sich zu öffnen. Es wird schwer, natürlich, und Sie werden es nicht perfekt machen. Es gibt keine zu erzielende Perfektion und keinen endgültigen Ruhepunkt. Beziehungen sind der endlose Fluss einer Energie, die sich auf das unsichtbare Meer zubewegt.

Was stimmt mit mir nicht?

Vorsicht vor falschem Wissen; es ist gefährlicher als Unwissenheit.

GEORGE BERNARD SHAW

Stan kam zu unserem ersten Treffen und war startklar. Als er sich hinsetzte, legte er gleich los: „Hey Doc, kennen Sie den vom Frosch und dem Topf mit kochendem Wasser?" Bevor ich antworten konnte, fuhr Stan fort: „Wenn Sie einen Frosch ins kochende Wasser werfen, bekommt er Panik und springt heraus – kluger Frosch! Doch wenn Sie einen Frosch ins kalte Wasser tun und die Temperatur langsam erhöhen, dann haben Sie ein Abendessen – wenn Sie Frösche mögen. Ich glaube, das liegt daran, dass der Frosch die kleinen Veränderungen nicht bemerkt, und bevor er es tut, ist er tot." Er grinste über sein ganzes breites Gesicht.

Ich hatte mit Stan eine Woche zuvor gesprochen, als er darüber klagte, sich verloren zu fühlen. Er unterschied dies sorgsam von einer Depression, die er früh in seinem Leben erfahren hatte. Mit 60 Jahren war er verheiratet, hatte drei Kinder und eine erfolgreiche Finanzberatungspraxis und „auf dem Papier" (wie er sich ausdrückte) ein gutes Leben. Es gab nichts Besonderes, was er als Ursache für sein Unbehagen hätte herausstreichen können – er liebte seine Frau; seinen Kindern ging es gut; er hatte ein paar gute Freunde, die er regelmäßig traf – aber aus irgendeinem Grund schien ihm nichts mehr davon etwas zu bedeuten. „Ich denke, ich bin der Frosch. Ich habe das Gefühl, dass ich vergessen habe, etwas Wichtigem Aufmerksamkeit zu schenken, und dann vergaß ich, mich daran zu erinnern. Ich durchforste das, was mein Leben bewegte, doch der Funke ist weg."

Wir saßen schweigend zusammen, als ich das, was er sagte, mich überschwemmen ließ. Ich begann, seine „Verlorenheit" körperlich zu spüren, die in meiner Brust zu einer Leere anwuchs, ein Gefühl der Entleerung, gefolgt von Traurigkeit – ich hatte das Gefühl, in meinem Stuhl dahinzuschmelzen. Stan schaute mir ins Gesicht, sah meine Traurigkeit und ging tiefer. „Ich fühle mich schuldig, wenn ich dies sage, aber trotz all dem, was ich habe, fühle ich immer noch, dass etwas fehlt: Ich fühle mich nicht undankbar, nur verloren." Nun brachte ich meine ersten Worte heraus: „Hatten Sie diese Art von Gefühl jemals zuvor?" Ich konnte es an seinen Augen ablesen, dass er den Raum mental verlassen hatte und eine Szene aus seiner Vergangenheit beobachtete.

Stan schien sich meiner Gegenwart plötzlich bewusst zu werden und war beschämt, mich allein gelassen zu haben. Er begann, seine Reise zu beschreiben. „Als Sie mich danach fragten, ob ich dieses Gefühl zuvor hatte, wurde ich in eine Zeit zurückgeworfen, da mein Vater uns verlassen hatte, als ich sieben war. Ich stand in der Nähe eines Bücherregals und hörte meiner Mutter zu, wie sie ihn durch das Telefon anschrie. Ich verstand nicht genau, was vor sich ging oder was es bedeutete, aber ich erinnere mich an ein Gefühl, als ob ich im Raum schweben würde. Ich weiß, dass es verrückt klingt, aber ich glaube, ich fühlte mich so, als ob wir alle sterben müssten. Ich fühlte mich so, als ob ich in einen Traum verfallen war."

Es hatte nicht den Anschein, dass Stan hätte gerettet werden müssen, so saß ich also bei ihm und sah die Emotionswellen über sein Gesicht ziehen. Ich fixierte mich auf seine Gefühle; ich wollte ihn wissen lassen, dass ich ihn bei dieser Reise begleitete und er sich keine Sorgen darüber machen müsste, auf mich aufzupassen. Als ich dasaß, dachte ich über Stans Gefühl nach, dass seine Mutter und seine Geschwister aufgrund der Abwesenheit seines Vaters sterben würden. Stan erkannte nicht, dass, während für seine Familie wahrscheinlich keine Gefahr bestand, das Verlassenwerden vom Vater für die meisten Menschen in der Vorgeschichte den Tod für ihre Frau und Kinder bedeutet hätte. Ich fragte mich, ob all die jungen Primaten diese Erinnerung in den primitiven Regionen ihres Gehirns bewahren würden.

„Eine 50 Jahre alte Erinnerung hat immer noch Macht über mich", dachte er laut nach. „Aber wie kann das etwas mit dem zu tun haben, was ich jetzt fühle? Ist es nicht bloß ein Zufall?" „Möglich", sagte ich. „Kommt Zeit, kommt Rat. Sehen wir mal, ob Sie irgendwelche anderen Erinnerungen oder Assoziationen in Bezug auf dieses Gefühl der Verlorenheit haben. Erlauben Sie sich nur alle Gedanken, die Ihnen einfallen, und teilen Sie sie mir mit, wenn Sie bereit sind." Wie wir so zusammensaßen, konnte ich bemerken, dass Stan in seinem Geist nach Erinnerungen suchte, als ein Ruck durch seinen Körper ging. „Ein anderes Mal passierte es, als ich mit meiner Freundin Schluss machte, bevor ich an die Ostküste ging, um meinen Magister zu machen. Ich wusste, dass wir nicht besonders gut zusammenpassten, und ich wollte gewiss keine Fernbeziehung haben, aber ich erinnere mich daran, wie ich übers Land fuhr und glaubte, ans Ende der Welt und darüber hinaus zu fahren, mit dem gleichen Gefühl der Leere."

„Beide Erfahrungen, die Sie beschreiben, beinhalten Verlassenheit und Verlust. Bei der ersten verließ Sie Ihr Vater. Bei der zweiten verließen Sie eine Freundin. Wie lange waren sie zusammen?" „Sechs Jahre, drei Monate und siebzehn Tage – ich erinnere mich immer noch daran." Stan fügte stolz hinzu: „Ich erinnere mich auch daran, dass, obwohl ich mit ihr Schluss gemacht hatte, ich mich betrogen fühlte, als ich die Schule wechselte, als wenn sie mich verlassen hätte. Ich vermute, ich wollte, dass sie um die Beziehung kämpfte und mich nicht gehen ließ." Ich überlegte eine Weile und sagte schließlich: „Vielleicht spielt es keine Rolle, wer wen verlässt; das Kind in uns fühlt sich immer verlassen, wenn Bindungen zerbrechen."

Ein paar Sitzungen später kam er mit einer Entdeckung in die Praxis, die zu teilen, er Angst hatte. Er hatte abermals eine starke Gefühlserfahrung der Verlassenheit gemacht. Er hatte allein in seinem Sessel um Mitternacht vor dem Fernseher gesessen, als ihm wieder das Bild, ans Ende der Welt und darüber hinaus zu fahren, kam. „Ich fragte mich immer wieder, warum jetzt, warum jetzt, warum habe ich wieder dieses Gefühl – und dann dämmerte es mir." Stan hatte den Tag damit zugebracht, seiner jüngsten Tochter dabei zu helfen, sich für die Abreise zum College fertig zu machen – er half ihr beim Packen, konsultierte Straßenkarten, um ihre Fahrt zu planen, suchte nach Rastplätzen auf ihrem 400 Meilen langen Weg an die Küste Kaliforniens. Es war das Letzte seiner drei Kinder, welches das Haus verließ – seine 30 Jahre alte Rolle, Tag für Tag Vater zu sein, sollte bald vorbei sein.

Stan schien traurig darüber zu sein, den Grund für seine Leere erkannt zu haben. „Ich hätte nie gedacht, dass es etwas mit Crissies Abreise zum College zu tun hat. Es ging mir gut, als ihre beiden älteren Brüder das Haus um der Schule willen verließen, ich bin stolz auf sie, dass sie ein großes College besucht. Es ist eine völlig natürliche Sache. Was ich für ein Durcheinander in meinem Kopf habe!" Ich versicherte ihm, dass in seinem Geist nichts durcheinander war, abgesehen von der Tatsache, dass – neben dem Umstand, traumatisiert worden zu sein, als sein Vater ihn verließ – sein Gehirn auf natürliche Art und Weise auf Verlust reagierte. Ich sagte ihm: „Selbst wenn Trennungen unserem rationalen Geist sinnvoll erscheinen, wird unser primitives Gehirn immer noch verletzt – das ist keine Krankheit; das ist bloß die Art und Weise, wie wir ticken. Darüber hinaus wechseln Sie eine Rolle, die Sie die letzten drei Jahrzehnte Tag für Tag gespielt haben. Ihre Kinder waren Ihr emotionales Zentrum für die Hälfte Ihres Erwachsenenlebens. Sie müssen mit einer Reaktion rechnen." „Es gibt aber noch etwas", sagte Stan. „Als wir, meine Frau und ich, uns mehr auf die Kinder fokussierten, ließen wir unsere Beziehung ausklingen. Ich bin mir nicht einmal sicher, ob wir uns noch kennen oder mögen, und ich fürchte, dass, sobald Crissie weg ist, sie keinen Grund mehr hat, bei mir zu bleiben." Die erste Phase der Therapie ging zu Ende und die zweite stand vor ihrem Beginn.

Endlich und unendlich

Erinnere dich an deine Träume und kämpfe für sie.

PAULO COELHO

Psychotherapie ist keine Raketenwissenschaft – sie ist weitaus komplexer. Raketenwissenschaftler genießen die Vorteile, sich nicht um die Signale ihres Körpers zu kümmern, ihre Gefühle abzuschalten und ihre persönlichen Pläne zu vergessen. Sie verfügen über den Luxus, sich auf ungewöhnliche Prozesse zu konzentrieren und sich dabei der linearen Logik zu bedienen. Sie müssen sich keine Sorgen darüber machen, dass ihre Emotionen die Prinzipien der Physik und Mathematik beeinflussen. Diese Parameter bestimmen sowohl die Leistungen als auch die Begrenzungen rein wissenschaftlicher Forschungen und Erklärungen.

Eine hinreichende Psychotherapie erfordert von uns, dass wir uns dem Inneren zuwenden und uns für die Begrenzungen unseres Wissens öffnen und die natürlich auftauchenden Verzerrungen unseres Geistes und unseres Gehirns begreifen. Wir benutzen die Wissenschaft, aber sie ist nur einer von vielen Bezugsrahmen, auf den sich Therapeuten Stunde um Stunde beziehen müssen.

Wir können einander nicht vor dem Schmerz des Lebens schützen. Es gibt so viele Zeiten im Leben, da einem die Worte fehlen – in Krankenhäusern, bei Bestattungen und sogar in Cafés, wenn wir mit der Dunkelheit von Krankheit, Alter und Tod konfrontiert werden. Manchmal finden wir uns in diesen Gefilden tiefer und schwieriger Emotionen wieder, wo wir eine Terra inkognita betreten, wo die Standardaussagen und Klischees hohl klingen, wo die Straßen keinen Namen haben.

Und wenn ich dorthin gehe, dann nehme ich dich mit. Mehr kann ich nicht tun.

U2

Über den Autor

Louis Cozolino, PhD, ist Autor, Professor und praktizierender Psychologe in Los Angeles, Kalifornien. Als studierter Philosoph, Theologe und klinischer Psychologe an der Harvard und der UCLA [= Kürzel für „University of California Los Angeles", A. d. Ü.] hat er darüber hinaus in den Bereichen Neurowissenschaft, der Neuropsychiatrie und Erziehung gearbeitet und publiziert. Seine klinischen Interessen gelten der Heilung von dysfunktionalen Familien, Kindheitstraumata und Kopfverletzungen, indem er eine Kombination aus psychodynamischer Systemtheorie und Neurobiologie verwendet.

Louis hält weltweit Vorträge über Bindungstheorie, Gehirnentwicklung, Evolution und die Synthese aus Neurowissenschaft und Psychotherapie. Neben *Warum Psychotherapie wirkt* ist er Autor von *The Neuroscience of Psychotherapy (2. Aufl.), The Making of a Therapist, The Neuroscience of Human Relationships (2. Aufl.), The Healthy Aging Brain, The Social Neuroscience of Education* und *Attachment-Based Teaching* [Im Arbor Verlag auf Deutsch unter dem Titel *Bindungsorientierter Unterricht. Wie eine Schulklasse zu einer Stammesgemeinschaft zusammenwächst* 2016 erschienen]. Außerdem hat er kleinere Schriften über Kindesmissbrauch, Schizophrenie, Sprache und Kognition verfasst. Seine derzeitigen Interessen gelten der Anwendung der Neurowissenschaft und Evolutionstheorie auf die Erziehung und der Menschenführung. Er ist Herausgeber der Norton-Reihen *Interpersonal Neurobiology* und *Social Neuroscience of Education.*

Danksagungen

Ich möchte gern Deborah Malmud und den Mitarbeitern von W.W. Norton für ihre Begleitung, ihre Unterstützung und ihren großen Einsatz bei der Verwirklichung dieses Buches danken. Ein Dankeschön auch meinen Kollegen an der Pepperdine University, vor allem an Vanessa Davis für ihren begeisterten Beitrag zu diesem Kraftaufwand. Ich möchte meine Dankbarkeit meiner Familie interpersoneller Neurobiologen für ihre Freundlichkeit, ihr Engagement bei der Heilung anderer und ihre gegenseitige Unterstützung zum Ausdruck bringen, unter ihnen Bonnie Badenoch, Bonnie Goldstein, Kyra Haglund, Richard Hill, Pat Ogden, Jaak Panksepp, Debra Pearce-McCall, Allan Schore, Dan Siegel, Marion Solomon, Stan Tatkin und Bessel van der Kolk. Ein ganz besonderer Dank geht an Erin Santos, die mit großer Geduld und Aufmerksamkeit für Details alle Aspekte dieses Buches im Blick hatte, viele wertvolle Ideen dazu beisteuerte und dabei ihr Lächeln nie verlor. Und schließlich danke ich Susan und Sam, die zu Beginn eines jeden Tages mein Herz erfreuten.

Literatur aus dem Arbor Verlag

Daniel Siegel

Handbuch der Interpersonellen Neurobiologie

Ein umfassender Leitfaden zum Verständnis der Funktion von Gehirn und Geist

Was genau ist eigentlich der menschliche Geist? Und was führt zu einem gesunden Geist? Wie entsteht unser Bewusstsein und wodurch wissen wir etwas über das Leben? Und, was vielleicht am wichtigsten ist: Welche Verbindung besteht zwischen dem Geist, dem Gehirn und unseren Beziehungen? Psychologen, Sprachwissenschaftler, Neurowissenschaftler, Philosophen und viele andere haben die Natur des mentalen Lebens erforscht, doch bisher gibt es keinen interdisziplinären Ansatz, um diese Grundfragen wirklich zu beantworten oder gar eine Definition des Geistes zu formulieren.
Daniel Siegel verbindet in seinem Buch viele Wissensbereiche, die zeigen, wie der Geist wirkt. Dazu nutzt er ein Format, das die natürliche Form des Lernens im Gehirn widerspiegelt: Sie können dieses Handbuch auf jeder Seite aufschlagen und einen „Eingangspunkt" finden, durch den Sie auf Ihre Weise das Netz des integrierten Wissens erforschen können. Siegel erklärt uns die komplexen Grundlagen der Interpersonellen Neurobiologie und erläutert uns die persönlichen und beruflichen Anwendungen dieses faszinierenden neuen Ansatzes, um einen gesunden Geist, ein integriertes Gehirn und gute Beziehungen zu entwickeln.

ISBN 978-3-86781-112-5

Louis Cozolino

Das Herz der Psychotherapie

Ein praktischer Begleiter
auf dem Weg therapeutischer Praxis

Was braucht es, um erfolgreich therapeutisch zu arbeiten?
In klaren Worten, erfrischend direkt, gewährt uns Louis Cozolino einzigartige Einblicke in den Geist und das Herz eines erfolgreichen Therapeuten. Ohne Scheu vor den Fallgruben, die das Leben auch für Therapeuten bereithält, geht er dabei auf wesentliche Fragen der täglichen Praxis ein.

- Muss ich selbst vollständig gesund sein, um andere heilen zu können?
- Was soll ich tun, wenn jemand mit einem Problem zu mir kommt,
- mit dem ich nicht umgehen kann?
- Was kann ich tun, wenn es mir schwerfällt, meinem Klienten zuzuhören?
- Was tun, wenn mir ein Klient Angst einflößt?
- Wie kann man mit so komplexen Problemlagen wie Gegenübertragung und Selbstachtung umgehen?
- Wie kann es uns gelingen, als Therapeut nicht zum Helfer zu werden?

Einfühlsam und mit einem feinen Sinn für Humor offenbart Louis Cozolino die Dimensionen der Selbst-Bewusstheit als Schlüssel erfolgreicher therapeutischer Praxis. Doch obwohl das innere Gewahrsein, die emotionale Reife und die ruhige Zentriertheit des Therapeuten von wesentlicher Bedeutung für den Erfolg der Therapie sind, finden diese Qualitäten in der Ausbildungspraxis oftmals noch immer nicht den ihnen gebührenden Platz. Das Herz der Psychotherapie begegnet diesem Trend und dringt so zum Kern wesentlicher Problemlagen vor, denen sich eine Therapeutin oder ein Therapeut in ihrer Arbeit mit Klienten gegenübersehen.
Louis Cozolino ist Professor für Psychologie an der Pepperdine University in Malibu, Kalifornien. Zudem arbeitet er als Psychotherapeut in eigener Praxis. Bekannt geworden ist er durch sein Buch *Die Neurobiologie menschlicher Beziehungen.*

ISBN 978-3-936855-87-6

Susan Pollak, Thomas Pedulla, Ronald Siegel

Gemeinsam sein

Grundlegende Kompetenzen für die achtsamkeitsbasierte Psychotherapie

Immer mehr Therapeuten möchten Achtsamkeit in die Psychotherapie einbeziehen, wissen aber nicht, wie sie beginnen sollen. Dieses leicht fassliche Handbuch bietet eine ideale Einstiegsmöglichkeit. Es ist für Therapeuten jeglicher Ausrichtung, theoretischen Orientierung und unabhängig vom Setting, in dem sie arbeiten, bestimmt. Die Autoren bieten keine Rezepte im Stil eines Kochbuchs, sondern zeigen als Experten, wie man Achtsamkeitsübungen auswählen, anpassen und einsetzen kann, damit sie bei den jeweiligen Patienten wirksam werden – und wie man erkennen kann, welche Techniken möglicherweise kontraindiziert sind. Therapeuten bekommen zudem wertvolle Tipps und Hilfsmittel, wie sie eine persönliche Arbeit mit Achtsamkeit entwickeln können.

Das Buch enthält viele lebendige Fallbeispiele, angeleitete Meditationen und Übungen. Alle sind sowohl für Anfänger als auch erfahrene Meditierende geeignet. Hindernisse, die bei einer achtsamkeitsbasierten Behandlung auftreten können, werden zusammen mit Strategien zu deren Überwindung besprochen. Der Anhang enthält Empfehlungen für die Arbeit mit besonderen therapeutischen Problemen und wird durch eine ausführliche Liste von Hilfsmitteln ergänzt.

Gemeinsam sein ist das praktische Handbuch für alle Therapeuten, die Achtsamkeit sowohl in ihr berufliches als auch persönliches Leben integrieren möchten.

ISBN 978-3-86781-124-8

Christopher Germer, Ronald Siegel & Paul Fulton (Hg.)

Achtsamkeit in der Psychotherapie

Die Anwendung achtsamkeitsbasierter Interventionen in der Psychotherapie findet derzeit schnelle Verbreitung. Hinter dem Titel „Mindfulness Based Cognitive Therapy" (MBCT) verbirgt sich eine neue Strömung, die Psychologen und Psychotherapeutinnen eine solide Grundlage für die klinische Anwendung der jahrtausendealten Achtsamkeitspraxis vermittelt. Mit *Achtsamkeit in der Psychotherapie* legen nun Christopher Germer, Ronald Siegel und Paul Fulton ein Grundlagenwerk zu den wesentlichen Fragen der Achtsamkeitspraxis im klinisch-therapeutischen Kontext vor. *Achtsamkeit in der Psychotherapie* zeigt sehr praxisnah klinische Anwendungsfelder und die Relevanz der Achtsamkeitspraxis auf – über das gesamte Spektrum emotionaler Störungen hinweg. Eine umfassende Erläuterung der Grundbegriffe und des Konzeptes achtsamkeitsbasierter Interventionen machen das Buch zu einem unerlässlichen Werkzeug auf dem Weg der Integration der Achtsamkeitspraxis in die therapeutische Arbeit.

„Ein bahnbrechender Beitrag zum neu entstehenden Feld der achtsamkeitsbasierten Interventionen in Psychologie, Psychiatrie und Medizin."

Jon Kabat-Zinn

ISBN 978-3-936855-71-5

Online

Umfangreiche Informationen zu unseren Themen, ausführliche Leseproben aller unserer Bücher, einen versandkostenfreien Bestellservice und unseren kostenlosen Newsletter. All das und mehr finden Sie auf unserer Website.

www.arbor-verlag.de

Mehr von Louis Cozolino

www.arbor-verlag.de/louis-cozolino

Seminare

Die gemeinnützige *Arbor-Seminare gGmbH* organisiert regelmäßig Seminare und Weiterbildungen mit führenden Vertretern achtsamkeitsbasierter Verfahren. Nähere Informationen finden Sie unter:

www.arbor-seminare.de